박정현의 뷰티 바이블

박정현의 뷰티 바이블

초판 1쇄 | 2014년 10월 1일

지은이 | 박정현
발행인 | 설응도
발행처 | 라의눈

출판등록 | 2014년 1월 13일(제2014-000011호)
주소 | 서울시 서초구 서초중앙로29길 26(반포동) 낙강빌딩 2층
전화 | 02-466-1283
팩스 | 02-466-1301
e-mail | eyeofrabooks@gmail.com

이 책의 저작권은 저자와 출판사에 있습니다.
서면에 의한 저자와 출판사의 허락 없이 책의 전부 또는 일부 내용을 사용할 수 없습니다.

ISBN : 979-11-86039-00-7 13510

* 잘못 만들어진 책은 구입처나 본사에서 교환해 드립니다.
* 책값은 뒤표지에 있습니다.
* 라의눈에서는 독자 여러분의 소중한 아이디어와 원고 투고를 기다리고 있습니다.

에스테틱&스파 전문가를 위한 뷰티의 모든 것 **박정현의**
뷰티 바이블

• 박정현 지음 •

라의눈

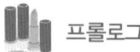 프롤로그

우리의 미래 키워드는
진정성과 따뜻함이다

내 인생의 전환점이 된 에스테틱과의 첫 만남은 1993년이었다. 프랑스 에스테틱 프로페셔널 브랜드 시몬말레를 수입하는 회사에 교육, 마케팅 담당자로 취업을 하면서 시작된 나의 에스테틱 여정은 이제와 생각해보니 세상 끝의 향기를 찾아 떠난 아름다운 모험이었다. 에스테틱 세상에서 내가 찾아낸 인문학의 향기는 그 어떤 직업에서 보다 사람을 소중히 여기는 전인적인holistic 진정성이 있었기 때문이다.

지난 해 출간한 '뷰티마케팅 인문학으로 하라'를 준비하면서 나는 나의 소명에 대해 많은 생각을 하게 되었다. 이제 비로소 그럴 경력도 그럴 나이도 되었다 싶다. 한가지 일에 30년을 바치면 대가가 된다고 하는데 지난 20여 년을 돌아보며 앞으로 나의 10년을 어떻게 채워나가야 하는가에 대한 많은 생각을 하게 된다. 향후 나의 10년은 후배들에게 어떤 모습으로 남아야 하고 무엇을 물려주어야 하는지에 대해 고민하고, 에스테틱&스파의 미래를 조명하는 일에 바쳐야 한다는 사실을 알게 되었다.

2010년에 출간한 '에스테틱&스파 뷰티바이블'은 '왜'라는 질문에 대해 '맥'을 찾는 도전이었다면 뷰티바이블 개정판은 교과서 같은 지식보다 시대를 관통하는 통찰을 선물하는 것이다. 내가 가장 잘할 수 있는 것이 미래를 준비하는 희망의 통찰을 주는 것이라 생각했다. 에스테틱과 스파를 포함하는 뷰티업계의 독자들이 적어도 자신이 하는 일에 대해서 '사람'에 대한 따뜻한 희망을 품을 수 있도록 홀리스틱 케어의 개념을 새롭게 제시하고 싶었다.

나는 언제나 미래형으로 살았다. 미래에 대한 기대와 희망이 없다면 현재가 아무리 화려해도 의미가 없다. 앞으로 에스테틱&스파인으로서의 나의 삶 역시 미래형일 것이다.

뷰티바이블을 오래 기다린 독자들과 이 아름다운 미래형 직업을 사랑하는 모든 분들에게 감사와 사랑을 담아 이 책을 바친다.

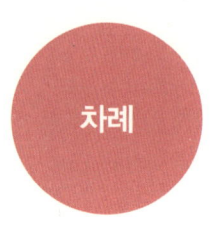

차례

프롤로그   우리의 미래 키워드는 진정성과 따뜻함이다   4

CHAPTER 1
에스테틱&스파,
미래를 준비하라

01 모든 것은 변하고 있다   12
02 에스테틱&스파의 세계적 트렌드, 생애관리   16
03 에스테틱&스파의 인문학 키워드   19

CHAPTER 2
피부 이야기,
피부의 맥(脈)

01 인체를 싸고 있는 포장지, 표피   30
02 수분의 비밀을 간직한 진짜 피부, 진피   43

CHAPTER 3

쉼 없는 순환의 고리, 인체

01 림프, 삶과 죽음의 원천 50

02 순환의 메카, 3차원적 구조물 '근막' 61

03 차세대 기술, CST 두개천골요법 65

CHAPTER 4

풀어야 할 문제들, 그리고 솔루션

01 노화, 그 참을 수 없는 존재의 무게 72

02 생애관리의 최종 목표, 항산화와 Well Ageing 81

03 미완의 과제, 미백 84

04 민감성 피부, 최소가 최선이다 95

05 아토피, 부적절한 피부 상태 100

06 성인 여드름, 정복하기 어려운 악순환 103

CHAPTER 5

꿈을 세일즈하라

01 화장품, 어디까지 왔나 112

02 화장품 성분에 대한 이해 118

03 피부 문제에 따른 케어 131

04 We Sell Hope! 146

05 피부를 분석해 화장품을 처방하라 153

CHAPTER 6
여성의 적, 셀룰라이트

01 에스테틱 체형관리, Body Contouring 162
02 생애관리의 Hot 키워드, 비만과 셀룰라이트 175
03 하체비만은 극복할 수 있다 182
04 진보하고 있는 에스테틱 체형관리 기기 188
05 생체 균형을 잡아주는 밸런싱테라피 194

CHAPTER 7
테라피는 감동이며 힐링이다

01 빛의 힐링, 컬러테라피 206
02 물의 치유효과, 스파-하이드로테라피 221
03 바다의 선물, 탈라소테라피 229
04 기능성 래핑, 드레니지의 미학 240
05 스파의 핵심 역량, 마사지테라피 245
06 마사지는 과학이다, 리포사지 266

CHAPTER 8
발상의 전환이 기회를 가져온다

01 새롭게 태어나는 기분, 릴랙싱 왁싱 272
02 차라리 벗어라! 기능성 파운데이션 277
03 향수 이야기- 향, 또 하나의 나 289

CHAPTER 9

박정현 원장의
희망 메시지

01 브랜드 가치를 높여주는 트렌디 마케팅 4S 298

02 뷰티, 동서양 의료과학과 만나다 302

부록 스마트한 상담을 위한 SAQ(자가 설문지) 모음

　　1. 내게 맞는 향수 고르기 설문지 308

　　2. 첫 방문 고객을 위한 스타일 조사 설문지 312

　　3. 스트레스 강도(코티졸 지수) 설문지 315

　　4. 비만, 체형 관리 시 체질감별을 위한 설문지 317

　　5. 히포크라테스 형태학에 따른 설문지 326

　　6. 피부관리를 위한 설문지 328

에필로그 뷰티테라피스트, 그들이 세상과 소통하게 해주고 싶었다 334

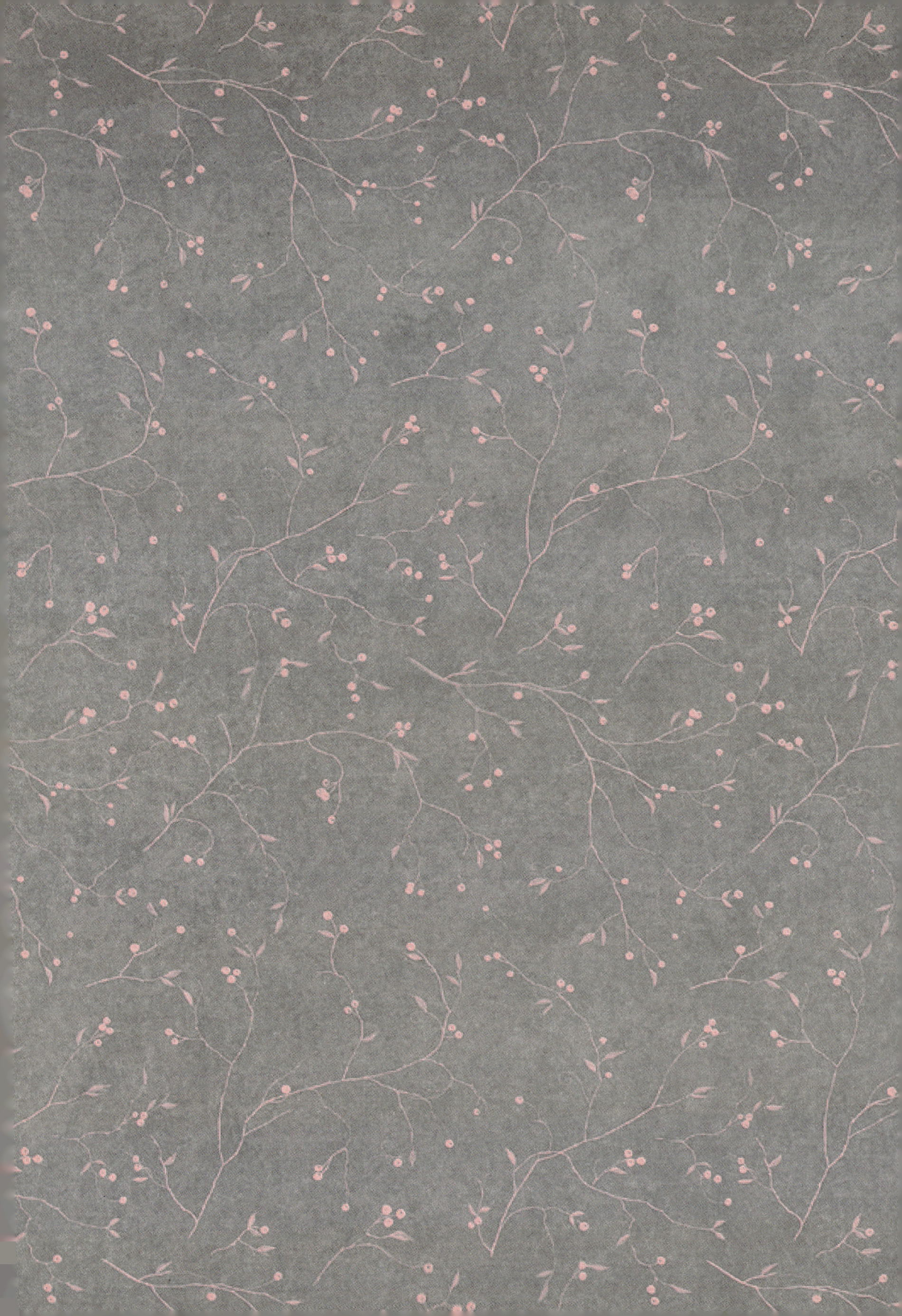

에스테틱&스파,
미래를 준비하라

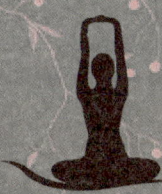

고객의 질문은 정해져 있다.
"내가 얼마를 지불해야 하는가, 얼마 만에 내가 원하는 결과를 얻게 되는가,
그리고 그 사실에 대해 신뢰할 수 있는가"
이 3가지 질문에 대해 명확한 답을 할 수 없다면 미래는 어려울 것이다.

BeautyBible 01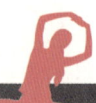

모든 것은
변하고 있다

에스테틱이 "스파"의 개념을 만나면서 그 어느 때보다도 에스테틱의 흐름이 빠르게 변화했다. Well-being이라는 개념이 우리 생활에 파고들면서 에스테틱은 진화했다.

 2000년대에 들어 "물"의 상징이던 서양에서 스파의 개념은 에스테틱의 트렌드가 되었다. 글로벌한 브랜드는 모두 스파 꼬리표를 달고 앞다투어 화장품과 프로그램을 내놓았고 메이저급 글로벌 스파 브랜드의 직영 스파 pilot spa가 대부분 ***스파라는 네이밍으로 새롭게 갈아타면서 기존 고전적인 스파의 의미는 새로운 옷을 입게 된다. 이러한 변신은 아주 큰 의미를 갖는다. 스파가 well-being과 well-ageing의 개념을 갖는 하나의 인류 문화 트렌드가 된 것이다. 그 문화의 개념은 기존의 여성 중심 뷰티 문화를 넘어서는 "사람"에 관한 것이고 "생명"에 관한 것이 된다.

 마케팅의 밴드 웨건 band wagon(동일한 문화를 공유한다는 의미의 마케팅 용어) 효과에 있어서 만큼은 언제나 엄청나게 빠른 유행의 흐름은 갖지만 본질이 어디론가 사라지는 특성을 갖는 우리나라의 경우, 스파의 꼬리표를 단 에스테틱 시장도 이런 본질의 문제에 부딪치게 된다. 에스테틱이 스파와 만나 새 단장을 하고 고급화되는 동안, 우리나라의 수기 마사지

시장은 건식을 주로 하던 24시간 마사지 숍들이 습식마사지를 포용하면서 엄청난 양적 성장을 하게 된다. 에스테틱이 외향적으로만 스파의 문화를 받아들여 고급화를 추구하고 노동의 시간을 줄이고 프로그램을 선택적으로 특화하여 고객을 만나는 동안 틈새시장이 커진 것이다. 이즈음 생계형 사업이던 뷰티산업은 3차 산업의 꽃으로 급성장하게 된다.

우리나라는 지난 10년간 스파의 개념이 양분화되며 극명한 갈림길로 들어선다. 고급이든 고급이 아니든 24시간 영업시간을 프리미엄으로 가지며 마사지를 대중화시킨 타이마사지나 여타 24시간 마사지 숍과 일반 에스테틱이 그것이다. 에스테틱은 양적인 팽창에 비해 에스테틱이 갖는 속성인 "all about beauty"의 서비스도 하지 못하고, 중 대형 마사지 숍이 갖는 시간적 혁신 구조도 갖지 못하면서 불황의 늪에 빠지게 된다. 이후 우리나라에서는 결국 24시간의 영업시간이 가능한 중대형 마사지숍들이 커플 스파라는 "이벤트"적 요소를 가미한 문화의 확산과 함께 확실하게 "스파"로 자리잡고 트렌드를 주도한다. 이제 우리나라에서는 1회성 관리를 편안히 받을 수 있는 곳, 동네 에스테틱이 아닌 도시 전 지역을 포괄적으로 소화하며 심지어는 해외관광객까지도 수용 가능한 특수한 스파의 문화가 생성되었다.

"우리 심심한데 스파나 갈까?" 스파의 대중화

고객이 원하는 다양한 수기테크닉을 해내지 못한다면, 24시간 운영을 하면서 시즈널 이벤트를 소화하지 못한다면 스파라고 할 수 없게 되었다. 이런 트렌드는 서양의 스파 문화와는 아주 다른 모습이다. 서양에서 스파를 이용하는 주 고객층은 35세~60세의 남녀이다. 우리나라는 스파 이용객의 평균연령대가 20대이다. 각종 이벤트로 검색어 1위를 차지하는 것도 커플스파이다. 여기에 몇 년 전부터 시작되어 광풍을 몰고 온 소셜커머스는 스파 이용객의 평균연령대를 더욱 더 낮추고 안티 에이징과 유지 보수의 개념인 에스테틱 문화를 온통 1회성 관리와 이벤트성 문화로 만들어 버렸다. 반면 드라마에 심심치않게 등장하는 "스파"는 대체로 살만한 여성들이 호사를 하는 곳으로 그려져 있다. 호텔스파나 럭셔리 스파가 그것이다.

　본질적으로 에스테틱은 그 규모에 상관없이 프로그램 가격이 저렴할 수 없는 전문적인 스킨케어를 하는 곳이며 여성고객이 오래도록 관계를 유지하며 친밀한 관리를 받아야 하는 곳이라고 생각한다. Care의 의미를 되새겨 본다면 집에서 사용하는 제품과는 다른 전문가용 제품과 프로그램으로 확실한 결과를 줄 수 있어야 하는 것이지 절대로 아무에게나 아무 제품으로나 마사지를 받는 곳이 아니기 때문이다.

　스파의 프로그램은 철저히 관리 시간과 테라피스트의 숙련된 마사지 기술로서 가격이 형성되어야 하고 에스테틱은 철저히 고객의 피부 개선과 화장품의 판매를 통하여 유지보수의 개념이 되어야 하고 여성의 전 생애를 거치는 동안 뷰티케어의 주치의 같은 개념으로 접근해야만 존재의 가치가 있다고 본다.

　이미 2년 전 코스메틱 미래학자들은 "화장품"을 주된 도구로 사용하는 에스테틱이 만일 더모코스메틱(피부에 변화를 줄 수 있는 기능성 화장품)의 기능을 하지 못하는 화장품을 사용하여 피부에 원하는 결과를 주지 못한다면 10년 이내에 모두 사라질 것이라 예견했다. 우리나라의 경우 스킨케어의 상당 부분 고객을 이미 피부과나 성형외과의 의료적 시술에 빼앗긴 상태에서 화장품에 신뢰를 갖는 고객을 찾기가 어려울 뿐만 아니라 전문가용 화장품이 일반화되고 유통질서가 무너지면서 시판화장품에 고객을 빼앗기고 말았다. 집에서도 얼마든지 전문가들이나 쓸만한 기능성 제품을 구매해서 사용할 수 있다 보니 화장품 판매도 어려워진다. 고객이 더 이상 우리를 신뢰하지 않고 전문가로 보지 않기에 고객 장악력이 떨어지고 스킨케어 보다는 마사지 중심의 에스테틱을 운영하게 된다. 하지만 마사지테라피는 에스테틱의 경쟁력이 아니라는 점에서 우리나라의 에스테틱 시장의 미래가 암울한 것이다. 연중 무휴 24시간 운영하고 있는 마사지

테라피 중심의 스파와 경쟁해서 어떻게 이길 수 있겠는가.

이제부터라도 우리는 에스테틱의 전문성에 대해 심각하게 고민을 해보아야 한다. 고객의 질문은 언제나 정해져 있다. '내가 얼마를 지불해야 하는가 그리고 얼마 만에 내가 원하는 결과를 얻게 되는가, 그리고 그 사실에 대해 신뢰할 수 있는가' 이다. 이 3가지 질문에 대해 명확한 답을 할 수 없다면 미래는 어려울 것이다. 에스테틱에서 임상을 내고 관리프로그램을 판매하는데 있어 중요한 핵심은 서비스보다는 "결과"라는 점에 주목해야 한다. 피곤을 풀기 위해 고객이 선택하는 스파는 너무 많다. 그러나 에스테틱은 스킨케어를 하는 곳이며 중장기의 스킨 컨설팅을 통하여 결과를 보장하고 유지와 보수의 개념으로 고객을 오래도록 붙잡아야 한다. 즉 기존고객 중심으로 탄탄하게 운영되어야 하는 것이다. 바로 이것이 에스테틱의 전문성이며 경쟁력이다. 스스로 사업의 본질을 100% 이해하고 있지 못하다면 향후 10년을 버티기는 어려울 것이다.

대한민국 에스테틱의 효자 상품, "안티 셀룰라이트-슬리밍" 프로그램

밀레니엄 시대의 에스테틱 시장에 있어 또 하나의 큰 변화는 안티 셀룰라이트 및 슬리밍 시장의 확산이다. 셀룰라이트가 피부관리라는 점에서 에스테틱 프로그램으로 손색이 없을 뿐만 아니라 한두 번의 관리로는 결과를 보장할 수 없다는 정보의 확산이 잘 되어 있는 덕분에 미래형 프로그램이다.

슬리밍, 다이어트 시장이 급속도로 성장하면서 안티 셀룰라이트-슬리밍 관리를 일찌감치 시작한 에스테틱은 포지셔닝이 잘 되었다. 슬리밍 시장은 앞으로 기능성 제품, 다양한 식품 그리고 과하지 않은 적절한 피트니스와 결합하면서 진정한 스파의 웰빙문화를 받아들인다면 고급시장으로 지속적으로 성장할 수 있을 것으로 보여진다. 다만 슬리밍 시장 역시 에스테틱 프로그램이므로 반드시 고객에게 결과를 주어야 하고 그 결과를 유지할 수 있도록 유지보수 프로그램이 병행되어야 한다. 그것만 할 수 있다면 매우 안정적으로 성장할 것으로 보인다.

Beauty Bible 02

에스테틱&스파의 세계적 트렌드, 생애관리

나는 최근 몇 년간 세계적인 화장품 브랜드나 에스테틱 브랜드의 변화의 추이를 지켜보며 "생애관리-Whole Life Management"에 대한 vision을 생각하게 되었다. 과거에는 35세의 나이부터 50세까지를 에스테틱의 대상 고객으로 보았다면 최근에는 60세 이상의 연령대를 겨냥한 지방 분해 억제 성분이 들어간 제품까지도 출시되고 있다. 인간의 수명이 길어지고, 성형외과적 시술이나 성형에도 시술 가능한 나이가 있기 때문이다. 이는 기능성 화장품이 어디까지 진화할 수 있는가를 보여주는 좋은 예이다. 기능성 화장품이 사람의 피부에 어떤 효과를 줄 것이냐는 철저하게 미래형이다. 물론 모든 점에서 긍정적이지는 않다. 그러나 이것은 인간 수명연장의 필연적 결과이고 받아들일 수 밖에 없는 현실이다. 화장품이 이럴진대 우리에게 문을 두드릴 고객의 연령대는 점점 높아지고 있다.

결과적으로 우리는 고객을 오래도록 우리 곁에 붙잡아둘 이유가 더 많아지는 것이다.

이 점에서 우리가 어떤 자세로 고객의 생애주기를 관리하고 길고 먼 안목으로 사업을 해야 하는지에 대해 주목할 필요가 있다.

우리나라의 아주 특별한 에스테틱 문화의 하나는 웨딩문화이다. 참으로 희한하게도 우리나라는 웨딩과 에스테틱이 뗄래야 뗄 수 없는 문화적 융합 형태로 존재한다. 결혼 전 한번은 반드시 호사를 누리는 이 에스테틱의 요구는 우리가 여성고객을 관리하는 생애주기를 웨딩에서부터 보아야 한다는 결론에 도달하게 된다. 그래서 웨딩부터 산전 산후, 안티에이징, 웰이에징(실버)에 이르도록 여성의 건강과 뷰티를 디자인하고 매니지먼트하는 일을 우리의 일이라고 인식하고 있다면 모든 상황은 달라진다. 이것은 이미 세계적 트렌드이자 우리가 하루빨리 받아들여야 하는 현실이다. 내가 출강하는 성신여자 대학 산업대학원은 몇 년 전 문화산업대학원에서 생애복지대학원으로 이름을 변경했다. 그 중심에 피부 비만학과가 있다. 세계적 트렌드를 읽은 것이고 여성의 생애주기관리에 뷰티가 빠질 수 없다는 뜻일 것이다. 즉, 에스테틱의 새로운 가치로 "whole life beauty management"를 인식해야 한다는 뜻이다.

결혼 전부터 나의 고객이다가 아이를 둘 출산하고도 아직도 나의 고객인 여성들, 결혼하고 몇 년간 외국에 나가 있다가 아이를 출산하고 다시 나를 찾는 고객들, 이런 고객들이 큰 비용을 들이지 않고도 적절한 뷰티관리를 장기적 안목에서 받을 수 있다면 그보다 더 훌륭한 일은 없을 것이다. 나의 은밀한 고민을 상담하고 체형이나 피부에 대한 고민을 함께한 스킨 히스토리를 가지고 있는 에스테틱이 나이들고 세월이 흘러도 없어지지 않고 오래도록 대를 이어 정보가 보관되고 나에 대한 관리가 이루어진다면 얼마나 멋진 일일까. 이미 의료서비스는 생애관리가 깊숙히 진행되고 있다. 우리는 지금부터라도 사업의 본질과 목표를 고객의 생애주기관리에 두고 모든 시스템을 점검할 때가 된 것이다.

에스테틱의 향후 10년, 1%의 핵심가치를 찾아서!

●
미래를 예측할 수 없어 힘들고, 내가 지금 하는 일에 확신이 없고, 에스테틱의 가치를 정의 내리지 못하고 있는 동료와 후배들에게 앞으로 우리가 만들고 지켜나가야 할 에스테틱&스파의 핵심가치에 대한 나의 생각을 전하고 싶다.

 현재 시점에서는 우리와 상관없다고 생각되는 사람들이 차후에는 오래도록 우리들의 고객일 것이다. 결국 사람은 오래 살고 건강하고 아름답게 살기 위해 일하고 돈을 번다. 핵심은 바로 그것이다. 따라서 우리 주변에 뷰티나 스파 혹은 대체의학에 관심이 전혀 없는 사람들일지라도 언젠가는 우리들의 도움을 받을 수 밖에 없는 우리의 가망 고객이라는 점, 그런 사람들에게 줄 수 있는 가치를 가지고 있는 직업이 바로 우리의 직업이라는 것, 이것이 1%의 핵심가치이다.

BeautyBible 03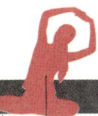

에스테틱&스파의 인문학 키워드

에스테틱의 미래, "더모코스메틱(dermocosmetic)"

밀레니엄 시대, 2000년대에 들어 눈에 띄는 화장품 업계의 변화는 eco문화의 도래, 즉 친환경 이미지가 강한 제품 유기농 제품 천연 화장품 등, 자연친화적 키워드의 등장이라고 볼 수 있겠다. 에스테틱의 본질은 분명 훌륭한 스킨케어 전문 브랜드와 스킨 케어의 노우하우가 만나 시너지 효과를 내는 것이다. 여성의 생애에 중요한 영향을 미치는 에스테틱과 코스메틱은 인류의 라이프스타일 트렌드와 무관하지가 않다. 친환경 제품을 강조하는 것은 비단 화장품뿐만이 아니라 의, 식, 주 전반에 걸쳐 전세계적인 밴드 웨건band wagon을 형성하며 자연친화적인 "스파"문화와 함께 우리 앞에 다가왔다.

기본에 충실해야 하는 에스테틱은 개인적인 생각으로는 변화를 받아들이는데 시간이 걸리는 편이다 이에 반해 에스테틱에서 강력한 도구로 사용하는 코스메틱의 발전 속도로 인해 상당한 문화적 쇼크를 겪는 것만은 사실이다. 이것은 우리나라뿐 아니라 해외에서도 마찬가지이다. 에스테틱이 소규모이며 폐쇄적이고 규방문화인 것은 외국도 마찬가지이기 때문이다. 이러한 에스테틱의 속성상 화장품 트렌드의 급속한 변화는 언제나 에스테티션들에게는 받아들여야 할 숙제이고 고민이다. 그런데 밀레니엄의 시대는 단순히 유행을 주도하고 앞서가고 뒤쳐지고 하는 문제가 아닌 좀더 놀라운 밴드가 형성되는 느낌이다. 온라인의 급격한 보급으로 지구촌이 하나가 되다 보니 내가 선택을 하려고 준비하고 기다리는 시간을 기다려 주지 않는 글로벌 영향력이 형성이 되고 있기 때문이다.

웰빙 열풍 속에 시작된 더모코스메틱의 역사

스파의 전반적인 움직임이 릴랙스, 웰빙, 웰에이징, 에콜로지 등으로 흘러가는 것은 당연한 것이다. 그런데 근자에 들어 에스테틱이 조금 다른 양상을 보이게 된다. 좀더 확실하고 빠르고 복합적인 시너지를 낼 수 있는 "결과"에 집중하는 모습을 보이고 있는 것이다. 전세계적으로 경제 불황이 계속되면서 여성들이 가장 많은 소비를 하게 되는 코스메틱과 에스테틱에서 가장 안전하고 가장 빠르게, 가장 효과적으로 결과를 보장할 수 있는 가치를 원하는 문화가 형성되기 시작했고 2010년대에 들어서는 "더모코스메틱"이 미래학자들이 매우 관심을 갖는 분야가 되었다. 향후 10년 이내에, 확실한 결과를 줄 수 없는 코스메틱 브랜드와 에스테틱은 모두 사라질 것이라는 무서운 전망을 하고 있는 것이다.

2010년대에 들어 더욱 주목해야 할 것은 외향적인 변화는 물론이고 세포학적으로도 균형적인 영양상태를 유지할 수 있는 제품을 소비자가 원한다는 사실이다. 이런 현상의 의미는 단순히 외향적인 웰빙이나 웰에이징에서 벗어나 피부 속 세포의 웰빙과 웰에이징을 생각하고 있다는 점에서 코스메틱의 역사가 다시 쓰이고 있는 것이라 보는 것이다. 소비자 트렌드에 결정적인 영향을 끼치는 것은 화장품에 대해 여성들이 기존에 가지고 있던 모호한 기대가 보다 복합적이고 확실하게 결과를 원하는 것으로 바뀌었을 뿐만이 아니라 그 때문에라도 대중적인 성분이 아닌, 연구결과와 임상에 의한 해답을 내어 놓아야만 살아남을 수 있다는 결론이다. 서정적인 감성에 의해 판매를 하던 화장품이 이제는 고객을 확실하게 설득할 수 없는 "성분"과 그 성분이 효과를 발휘할 "메커니즘"이 없다면 소비자의 마음을 가질 수 없다는 얘기이고 이런 상황에서 화장품이 가장 강력한 무기인 에스테틱에서 어떤 제품을 사용하느냐가 고객을 얻는 핵심가치가 될 수 있다는 결론에 도달하게 되는 것이다. 더구나 시판화장품 브랜드에서 앞다투어 에스테틱형 브랜드, 더모코스메틱을 주장하며 개발에 박차를 가하고 있는 요즈음, 오일 하나로 세상을 이기겠다는 생각으로 고객을 만나서는 안 될 것이다.

2020년 더모코스메틱의 solution

●

그러나 한가지 주목해야 할 점은 과거에 단순히 기능적인 성분, 외적인 기능에만 치중하던 코스메틱의 연구가 결과에만 주목하는 외적인 기능보다 "안전성"과 "윤리성"을 바탕으로 하는 세포 레벨의 기능을 강조하는 쪽으로 발전하고 있다는 것이다. 윤리가 강조되고 안정성이 강조되는 이유는 위험하기 때문이다. 강력한 만큼 위험할 수 있기에 기업의 제조 윤리나 유통 윤리가 매우 중요하게 인식되는 시대인 것이다. 즉 기능은 원하되 그만큼 윤리적으로 안전한가에 대한 의문에 무게를 둔다는 의미이다.

우리나라에 기능성 화장품 법이 있듯이 프랑스에는 더모코스메틱 법이 있다고 한다. 더모코스메틱의 자격을 갖추려면 일단 피부에 임상적 치료나 개선 효과가 있어야 할 것이다. 그런 점에서 일반적인 성분으로는 아무리 제조 공법이 우수하다 할지라도 더모코스메틱 선상에 오르지는 못할 것이다. 주로 바이오 복합물질 bio complex의 개발이 더모코스메틱의 핵심역량이 될 것으로 본다. 뿐만 아니라 더모코스메틱이라 불리려면 반드시 눈에 보이는 효과와 함께 진피의 개선, 나아가 세포의 운동성에 영향을 끼쳐야 함은 물론 이 모든 효과가 세포에 어떠한 부담을 주지 않아야 하는 것이다. 그러기 위해서는 세포까지 도달하는 성분이거나 도달할 수 있도록 단계별 소통이 가능한 성분이어야 할 것이며, 이런 성분이 각 브랜드만의 제조 공법으로 그 효과를 발휘해야 할 것이다. 세포 레벨의 기능적 변화, 그것이 핵심인 시대인 것이다.

성형수술과 시술 그리고 더모코스메틱의 관계

우리가 인정하지 않을 수 없는 well ageing에 대한 거대한 물결은 외과적 성형수술의 변화에서도 읽을 수 있다. 과거에는 40대 이후에나 결심하던 주름 제거술 등 다양한 수술법들이 이제는 시술로 전환되어 30대부터 시작하고, 이런 성형시술들을 반대하는 입장에서도 무시하고 넘어갈 수만은 없다는 사실이다. 고객은 이제 성형수술이냐 시술이냐를 고민하고 있지, 에스테틱이냐 성형수술이냐를 고민하지 않는다. 이런 것을 갑론을박하고 있을 시대가 아니라는 것이다. 따라서 2000년대 더모코스메틱의 시대에는 이러한 성형시술을 생활로 인정하고 성형시술이나 수술과 연계되는 새로운 코스메틱과 에스테틱의 시대를 열지 않으면 안 되는 것이다. 시술을 더욱 효과적으로 유지하고 안전하게 피부를 안티에이징의 세계로 이끌어내는 더모코스메틱의 새로운 물결을 적극적으로 받아들이지 않으면 안 된다. 바야흐로 성형외과적 시술과 코스메틱이 융합하는 시대가 온 것이다.

향후 10년의 핵심 키워드 "Kinetic(kinetique)"

키네틱이 키워드가 된 것은 2012년부터이다 Mintel & Beauty Personal Care.

이 점은 우리가 미래시장을 읽는 데에 매우 중요한 쟁점이 아닐 수 없다. 지질이나 콜라겐 같은 보호 개념의 보습을 주로 하는 화장품에서 식물성분의 흡수력에 의한 항산화 성분의 효과에 이어 화장품을 분자로 접근하며 세포와 세포간의 소통에 대해 연구하는 놀라운 발전이 이루어졌기 때문이다.

운동성을 이야기하는 키네틱은 코스메틱에서는 진피 층에서 세포로의 산소공급과 호흡에 따른 이산화탄소의 배출에 대한 적절한 양의 조절을 의미한다. 이를 세포의 유산소 운동으로 표현해도 좋을 것이다. 유해산소라는 악성 인자를 생각해볼 때 세포의 물질교환이나 운동성이 노화에 미치는 영향은 이루 말할 수 없을 것이다. 이러한 점에서 진피결합조직의 투과성을 직접적으로 증강시키는 성분은 물론 다양한 신호체계로 체인 형식의 전달을 통해 진피결합조직 내로 용이하게 침투시켜 진피 내 미세혈액순환과 혈액순환을 촉진하고 혈관의 긴장성을 유지해주는 한편 흡수가 가능한 히알루론산의 역할로 진피 내 GAG성질을 부드럽게 멜팅(액화) 시킬 수 있는 성분들이 하루가 멀다 하고 개발되고 특허 등록되고 있는 실정이다.

이러한 코스메틱 트렌드는 화장품 개발에 생화학자나 생명공학박사들이 대거 참여하면서 더욱 더 힘이 실리게 된다. 이제 더 이상 화장품은 화장품화학자들이 만들어내는 제품이 아니라 인간의 생명연장에도 도움을 줄 수 있는 가치를 갖게 되는 것이라 볼 수 있다. 이는 분명 21세기 소비자 트렌드를 가장 정확하게 담고 있는 것이 아닐 수 없다. 사실 생각해보면 바이오 공법이 화장품에 도입되던 그때로부터 이러한 상황은 이미 결정지어진 것이 아닌가 싶다. 이제 화장품은 더 이상 외적인 아름다움의 보조제로 남아있을 수 없다는 뜻인 것이다. 오히려 의약품조차 따라올 수 없는 확실한 갱생의 도구가 되고 있는 것이다.

더모코스메틱과 셀룰라이트 슬리밍 케어 그리고 키네틱

키네틱의 개념은 슬리밍과 셀룰라이트 관리에도 그 바람이 거세게 몰아치고 있다. 기본적으로 운동을 싫어하는 에스테틱의 슬리밍관리는 모든 케어가 마사지로 일관되고 고객은 가만히 누워 잠을 자거나 발한을 시켜 수분을 제거하는 류의 관리로 일관되어 왔다. 그러한 이유로 생산성을 떨어지고 기술보다는 노동력이 중요한 쟁점이 되어온 것도 사실이다.

슬리밍 시장은 분명 향후 에스테틱의 미래가 달려있다 해도 과언이 아닐 정도로 노화관리와 함께 핵심가치가 될 것이다. 이러한 상황에서 에스테틱 시장의 슬리밍 케어는 한동안 셀룰라이트 개선과 완화를 기반으로 다양한 제품과 복합 물리요법으로 황금시장을 형성했으나 이 시장 또한 더모코스메틱과 키네틱의 등장으로 조심스럽게 방향을 선회하고 있고 이 변화에 제대로 대응하지 못하면 결국 단순 마사지 워크에 그치고 마는 오점을 남기며 점점 더해지는 인력난과 생산성 싸움에서 지고 말 것이다.

슬리밍 시장에서의 두 가지 중요한 쟁점은 보조적인 스킨케어 제품의 사용과 고객 자가 노력이 뒷받침되지 않으면 안 된다는 점이다. 즉 고객의 전반적인 라이프 스타일을 개선하고 이에 적절한 충고를 하지 못하게 된다면 이 또한 외면당할 확률이 아주 높다는 뜻이 된다. 우선 더모코스메틱의 사용은 효과적인 디톡스와 순환 개선 그리고 드레니지를 실현해야 한다. 탈라소테라피나 아로마테라피, 허브테라피 같은 슬리밍과 드레니지의 보조적 요법을 복합물리요법으로 활용해야 함은 물론 고객이 홈 케어로 지속적으로 사용해야 하는 바디 전용 화장품이 반드시 필요하다. 지방 층이나 림프 근막 층까지 흡수되어 평활근의 강온 작용을 돕는다든지 체수분을 유용하게 배출시키는 능력이 탁월한 코스메틱 제품을 사용하지 못한다면 개선효과를 볼 수 없음은 물론 관리 패턴에서조차 키네틱을 받아들이지 못한다면 결과치를 반드시 제공하고 유지보수를 통해 중장기적 관리를 해야 하는 슬리밍 관리의 특성상 고객에게 만족스런 결과를 선사하지 못하게 된다는 것이다.

　운동을 시킬 수 없는 에스테틱에서의 슬리밍관리의 특성상 주로 안티셀룰라이트 관리로만 일관해오던 유럽에서 몇 년 전부터 근력운동 패턴을 관리에 적용하여 근육과 지방을 분리시키는 isolation테크닉 같은 키네틱 시스템을 도입하고 횡격막의 호흡을 돕는다든지 복식호흡이나 흉식호흡을 깊게 유도하여 흡사 퍼스널 트레이너처럼 고객의 몸을 운동시키면서 관리를 하는 슬리밍 프로그램이 대중화되어있다. 이러한 현상은 운동을 싫어하고 잘못된 습관을 가지고 있는 고객들의 몸을 안티에이징하면서 복합관리를 해야 하는 시대인 것을 반증하는 것이다. 내가 오래 전부터 주장해오던 주치의나 트레이너 같은 개념의 코치형 테라피스트가 드디어 빛을 발하는 시대가 된 것이라 생각한다.

미래 키워드 "진정한 홀리스틱 관리"

●

우리는 이제 단순한 스킨케어나 바디케어의 테라피스트에서 전반적인 홀리스틱관리(Holistic-신체, 심리, 정신을 아우르는 전인적 관리)를 이루어내는 라이프 스타일 디자인 테라피스트가 되어야 한다는 뜻이다. 피부와 바디상태를 진단하고 적절한 케어를 한 뒤 효과를 내고, 홈 케어와 라이프스타일 변화를 통하여 총체적인 결과를 선사하지 못한다면 향후 10년의 주도적 역할을 빼앗기게 되는 시기가 반드시 오게 된다.

　이는 실제로 엄청나게 중요한 인문학적 포인트로, 결국 사람을 변화시키고 개선시키는 사람을 위한 전인적인 테라피를 해내지 못하면 살아남을 수 없다는 결론에 도달하는 것이다. 모든 사람이 외치고 잇는 융합마케팅, 컨버전스의 시대는 유사업종인 스포츠, 의료계 등에서 이미 에스테틱이나 코스메틱을 융합하여 새로운 라이프스타일 창출을 이뤄내고 있다는 점에서 우리가 과거의 것에만 집착하여 제자리걸음을 하고 있을 때, 발빠르게 탄력적으로 변화를 모색하는 타 업종에게 시장을 빼앗기게 되는 결과를 초래하게 될 것은 자명한 일이다.

진정한 힐링이란 지속 가능한 것이어야 한다

에스테틱&스파의 최고 가치는 느림의 미학이고 현대사회에서 이 느림의 미학은 중요한 힐링코드이다. 느림의 미학으로 인해 고객은 위안 받고 치유 받게 되는 것이다. 육체와 정신이 결국 하나란 것을 나이가 이렇게 들어서야 깨닫게 된다. 그래서 에스테틱이 위대한 것이며 우리의 직업을 에스테티션, 테라피스트라고 하는 것임을 절실히 깨닫고 있다. 하지만 이러한 힐링의 가치는 지속 가능해야만 보상이 따르게 마련이고 지속 가능한 힐링을 고객에게 선사하기 위해서는 반드시 고객을 코칭coaching해야만 한다는 결론에 도달하게 한다. 코칭이란 단순히 가르치고 따라오게 하는 것이 아니라 고객 스스로 solution을 찾도록 도와주는 것이다. 현대사회의 수많은 직업군 속에서 고객의 신체와 정신을 아우르며 고객의 라이프스타일을 바꾸어주며 지속적인 힐링을 할 수 있는 직업이 과연 얼마나 될 것인가에 주목하자. 바로 우리 에스테티션, 테라피스트들이 가장 확실하게 그 일을 해낼 수 있지 않을까.

왜 산모관리가 트렌드인가?

에스테틱의 최근 흐름 중 눈에 띄는 것이 있다면 "산모관리"에 대한 새로운 인식이다. Prenatal(산전), Postnatal(산후)의 케어에 대한 트렌드가 강력하게 생기기 시작했다는 것이다. 마사지 테라피의 안전성이란 측면을 고려할 때, 산전관리가 100% 긍정적이라 볼 수 없음에도 불구하고 산모관리에 대한 관심과 요구가 증대하고 있다는 점은 상당히 인문학적인 현상이 아닐 수 없다. 산모관리 트렌드의 본질은 프로그램의 내용이 아니다. 이 시대가 여성을 넘어 사람을 중요하게 여김을 방증하는 것이다.

또한 여성의 출산 시기가 많이 늦어지면서 여성의 몸에 대한 인식이 달라진 점도 매우 중요한 부분이다. 한 여성이 태어나 성인이 되고 결혼, 출산, 육아 등을 의무로 생각하던 시대에는, 임신이란 그저 당연히 받아들여야 하는 단계였으나 이 시대의 여성에게 출산은 필수가 아니고 선택이 된 만큼 이를 준비하는 시간과 노력이 대단하다. 얼마 전 중국에서 아카데미 사업을 하고 있는 분들에게 들은 중국 여성들의 웨딩과 출산 문화는 매우 충격적이었다. 중국 여성들은 아이를 하나밖에 낳지 않기 때문에 오래도록 준비하고 몸을 만들어 아이를 출산하며 출산 후에 몸을 다시 정상으로 돌리는 일에 대한 구체적인 계획을 세운다고 한다. 우리나라도 다르지 않다. 이러한 트렌드를 산모관리라는 개별 프로그램의 틀 안에서만 해석하면 안 되고, 여성들의 자기관리 욕구로 봐야 한다. 즉, 여성 생애관리는 웨딩에서 시작해, 산전 산후 관리를 거쳐, 갱년기와 노년기까지 이어지는 것이다.

또한 임산부와 임산부 케어에 사용되는 화장품에 관심이 집중된다는 사실은 에스테틱&스파, 즉 뷰티가 여성 생애관리에서 차지하는 비중을 말해준다. 산모관리 프로그램 하나만 본다면 산전관리에 비하여 집중할 수 있는 것이 많지 않기 때문에 돈이 되는 프로그램도 아니다. 산후에는 육아 때문에 웬만해서는 에스테틱&스파에 와서 관리받기가 어렵다. 그럼에도 불구하고 산모관리가 중요한 키워드로 등장하는 이유는 시대의 트렌드에서 찾아야 할 것이다. 즉 "사람"에 대한 중요성을 강조하는 가장 인문학적인 서비스가 에스테틱&스파이기 때문이다.

'엄마'란 테마는 여성을 넘어, 사람으로 확장된다. 아이를 잉태하고 출산하고 사후의 체형관리까지, 그 어느 것 하나도 소홀히 할 수 없는 인류의 문제라는 것이다. 가장 가까이에서 물리적으로 심리적으로 문제를 해결하고 도움을 줄 수 있는 곳이 바로 우리 에스테틱&스파이다.

산모관리 트렌드는 "돈"을 버는 서비스가 아닌 여성 생애관리의 가장 소중한 키워드로, 웨딩부터 산전, 산후관리를 통하여 전 생애를 아우르는 생애관리의 초석이 마련되는 것이다. 따라서 웨딩 고객일때부터 산전, 산후 시기에 대한 상담이 최소 5개년 계획으로 이루어져야 한다.

CHAPTER 2

피부 이야기, 피부의 맥(脈)

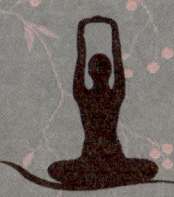

피부의 맥을 이해하고 그 다음에 잔가지를 보라.
에스테티션과 스파의 뷰티테라피스트라는 직업인으로서의
첫걸음은 인체에 대한 깊은 이해여야 한다.

BeautyBible 01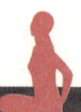

인체를 싸고 있는 포장지, 표피

표피를 알면 많은 것이 이해된다

에스테틱을 전문적으로 교육하는 한 사람으로서 이제 입문하거나 전문가의 길로 들어설 에스테티션들에게 나무의 잔가지를 보지 말고 큰 산을 보라는 얘기를 해주고 싶다. 그것은 바로 피부생리나 화장품, 테라피에 관해서 큰 맥을 갖는 것이다. 어떤 스승에게 교육받고 어떤 서적을 읽고 영향을 받았는가는 어느 분야를 막론하고 처음 입문하는 초보자들에게는 정말 중요하다.

큰 줄기를 이해하는 것이 맥을 잡는 것이므로 이 책의 내용은 피부와 피부생리, 화장품 등의 분야를 정리하고 이해하기 쉽게 풀어 쓰도록 노력했다. 마치 강의를 듣는 것처럼 읽어주기 바란다. 에스테틱에 입문하는 예비 에스테티션들은 물론 재교육이 필요한 뷰티테라피스트들에게 조금이나마 도움이 되기를 바란다.

●

피부는 기본적으로 70%가 수분인 인체를 둘러싸고 있는 포장지와 같다. 우리는 인간의 몸을 딱딱한 고체로 여기고 있기 때문에 표피에 대해 깊이 생각해 보지 않는다. 우리의 몸은 표피만 걷어내고 나면 온통 물로 이루어진 말랑말랑한 풍선이나 마찬가지이다. 다시 말해 근육이나 뼈를 구성하는 여러 물질 중의 70% 이상이 수분이므로 매우 아끼고 조심스럽게 다루어야 하는 생명체라는 뜻이다. 그렇다면 이렇게 부드러운 수분덩어리를 싸고 있는 포장지 역할을 하는 표피는 결국 수분과 관계가 깊다. 밖으로부터의 수분 차단은 물론 안에서 밖으로의 수분 손실도 효과적으로 막고 있는 것이 표피이다.

표피는 근본적으로 진피와는 다른 생로병사를 겪는다. 표피를 구성하는 각질세포(케라티노사이트, keratinocyte)의 생존 사이클은 영·유아기에는 약 10일 정도, 성인의 경우 약 28일, 노화기에는 90일 이상이다. 이와 같이 각질세포의 한 사이클은 짧으며, 그것의 역할은 표피 안에 있는 모든 기관, 특히 진피(진짜 피부라 하여 진피가 아닌가)를 보호하는 것이다. 표피의 보호기능은 상상할 수 없을 만큼 훌륭하다. 그런데 우리는 그 주요한 표피를 쉼 없이 망가뜨리고 벗기고자 노력한다. 예를 들어 우리가 즐겨 하는 필링이 바로 표피를 벗겨내는 일이다. 필링은 노화된 피부를 벗겨내는 것이 주목적인데, 이는 회춘 rejeuvenance하려는 행위이다. 그런데 회춘을 해야 하는 나이는 노화가 진행되는 30대 이후이기 때문에 20대 때 잦은 필링과 과도한 피부관리는 예민성 피부를 만드는 지름길이 아닐 수 없다.

꼬깔 모양 각질의 자외선 차단 기능

●

표피의 보호기능 중 가장 놀라운 기능은 자외선으로부터 피부를 보호하는 것이다. 자외선 역시 생물체에게 없어서는 안 될 필요충분조건이지만, 어차피 죽게 될 생명체에게 그 죽음을 정당화하는 필요충분조건이기도 하다. 그렇다면 각질이 어떻게 자외선을 효과적으로 차단해 주는지가 중요하다. 우선 자외선을 받을 때 각질의 모양이 피부에 굴곡이 생겨 난반사되도록 만들어지는 것을 보면 놀랍다. 각질을 확대해서 보면 기와지붕처럼 켜켜로 층을 이루고 있다. 자외선이 편평한 면에 닿는다면 피부가 곧바로 흡수해버릴 텐데, 층층이 겹겹이 장벽을 치고 있으니 자외선이 난반사되는 것이다. 이 구조를 각질층의 '라멜라' 구조라고 한다. 벽돌같이 단단하게 방어벽을 치고 있는 각질층이 사람에 따라 20~25개 층을 이루고 있는데, 표피층에서는 가장 두꺼운 층이다. 물론 이것은 정상피부의 경우이고, 자극에 극히 민감한 피부는 각질층이 4~5개 층밖에 없을 수도 있다. 보호해 줄 수 있는 장벽이 약하니 당연히 외부자극에 민감하고 자외선에 민감한 반응이 생길 수밖에 없는 것이다.

각질을 단단하게 붙여주는 지질 세라마이드

각질세포가 기저에서 생겨나 각질층까지 올라오면서 겪는 고충은 이루 말할 수 없이 크다. 힘겹게 올라온 각질세포는 과립층에서는 납작한 과립 모양이 되고 비로소 살신성인할 준비를 한다(자신이 희생되고 새로운 친구들이 태어나게 도와주는 운명인 것). 떨어져 나가 죽기 전까지는 각질층에서 잘 버티고 있어야 본연의 임무를 수행할 수 있는데, 이 각질들이 잘 붙어 있도록 접착 역할을 하는 것이 바로 지질lipid이다. 표피에서의 지질은 시멘트 역할이나 타일공사에서 매질의 역할을 하는 층으로, 각질 사이사이의 빈 공간을 메워주어 탄탄한 방어막을 형성해 준다. 이 지질이 바로 세라마이드ceramide이다. 표피는 근본적으로 수분이 많은 기관이 아니고 10~12% 정도의 수분만을 가지고 있다. 이 정도면 수분이 없는 것이나 다름이 없다. 이 극소량의 수분을 지키는 것이 각질이 가지고 있는 천연보습인자NMF, Natural Moisturizing Factor들과 지질이다.

어떻게 보면 세라마이드는 단순히 지질층일 뿐 대단한 영향력을 가지고 있지도 않은데도 화장품 성분으로 각광을 받고 캡슐 형태로 고가의 제품이 팔리는 것을 보면 피부를 보호하는 데 지질이 얼마나 중요한 역할을 하는지를 알 수 있다.

지질이 부족하여 생기는 가장 대표적인 피부문제는 정상각질의 균열 현상이다. 매질이 깨졌으니 타일이 들뜨고 깨지는 것은 당연하다. 이런 경우 지질만 적당히 보충해 주면 피부가 쉽게 원상복구될 수 있다. 또한 지질이 부족해지는 원인인 과도한 세안(계면활성제가 많이 함유된 포밍 클렌저나 비누) 습관만 고쳐도 좋아질 수 있는데 오히려 각질 탈락을 유도하는 관리를 하는 경우가 많아 피부를 민감하게 만든다.

표피의 지질은 세라마이드이나 진피의 지질은 세포막의 인지질이다. 인지질 막을 가지고 있는 진피세포에 직접 영양을 전달하기 위한 노력 중 하나가 리포좀 시스템이다. 리포좀이란 성분이 아니라 초미립자의 인지질 막을 가진 입자에 분자가 큰 수용성 성분 등을 넣어 진피 깊숙히 전달시키는 체계로, 1980년대 이후 화장품과 피부관리의 획기적인 역사를 장식한 시스템이다. 이 부분은 나중에 자세히 언급하기로 한다.

> ● TIP ●
>
> **세라마이드 크림의 즉각적인 효과**
>
> 세라마이드 성분의 크림을 바르면 피부 각질층 사이사이의 간격을 메워주어 피부가 벨벳처럼 매끈하고 탄탄해지는 변화를 느낄 수 있다. 강력한 보습과 표피의 안전을 요하는 표피형 건성피부나 아토피 피부 등에 즉각적인 완화효과를 줄 수 있으므로 강력히 권한다.

각종 외부자극으로부터 피부를 보호하는 각질, 각질을 사랑하라!

나의 각질 사랑은 좀 남다르다. 에스테틱 차원에서의 각질 제거나 필링이 임상적으로 얼마나 좋은지는 잘 알고 있으나, 그냥 피부만 놓고 보았을 때 정상적인 각질층이 제대로 포진하고 있을 때 피부가 얼마나 안전한가에 더 무게를 두기 때문이다. 물리적·화학적으로 무리하게 각질을 제거하기보다는 일상에서 노화각질이 잘 정리되도록 데일리 케어를 잘하는 것이 더 좋다고 생각한다.

목욕 시 때를 미는 행위에 부정적인 견해를 가지고 있는데, 이는 때를 밀 때 노화각질뿐만이 아니라 건강하게 붙어 있어 제 할 일을 하는 정상 각질들이 피해를 받아 피부가 따가운 증상이 생기기 때문이다. 따갑다는 것은 방어기능이 없어졌다는 증거이고, 기본적으로 탈수와 자외선의 피해가 문제가 된다. 우리나라는 대중목욕탕 문화가 확대되어 있어 여성들이 40대 이후에 여름에 긴팔 옷을 입어야 할 정도로 자외선의 피해를 호소하는 이유가 바로 때를 미는 문화와 습관이 크게 한몫을 한다고 생각한다. 때를 밀 때에 불필요한 노화각질만이 아닌 필요한 각질까지도 벗겨내어 방어기능을 잃는 것이다. 각질은 필요한 만큼 꼭 가지고 있어야 하며, 각질층의 이상으로 생기는 문제가 의외로 많다는 사실을 간과해서는 안 될 것이다.

각질은 케라틴 성분이다. 여성이라면 모발이 파마 약이나 염색제에는 오히려 강하고 잦은 드라이 등의 열성 공격에는 손상을 많이 받는 것을 경험해 보았을 것이다. 케라틴 성분인 모발처럼 피부도 마찬가지이다. 열에 아주 민감하다. 그러므로 잦은 사우나 고주파 레이저 등의 잦은 열관리는 피부에 오히려 문제를 만들 소지가 있다. 두 번째로 자외선도 위험하다. 피부가 흡수하는 모든 강한 열은 침투하는 길이에 따라(파장이 짧을수록 강력하여 피부에 나쁜 영향을 준다) 피부를 힘들게 하고 탈수를 일으키며 염증 반응을 일으키게 할 수 있다. 치료나 관리를 위해 열을 사용했을 경우에는 반드시 쿨링을 통해 열로 인한 피해를 줄이는 것이 좋다.

피부 역시 생리적으로 작용과 반작용의 원리가 있어 효과가 좋은 것일수록 그에 따르는 반작용이 나타날 수 있음을 상기하자. 각질은 보호기능이 강하므로 지나치게 필링

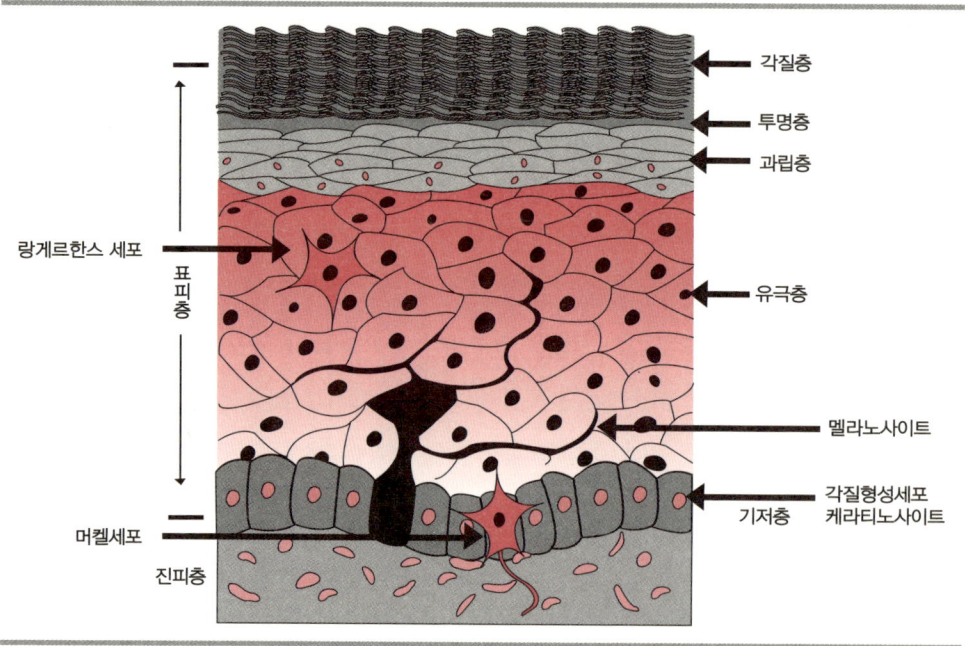

자료 1 피부 구조

을 자주하거나 각질을 못살게 굴면 나도 모르는 사이 반드시 방어 기전을 발휘하여 스스로 두꺼워지려는 노력을 한다. 발바닥이나 등처럼 바닥에 자주 닿는 부위가 특별히 두꺼운 이유도 비슷하다. 젊을 때부터 지나치게 피부관리를 많이 하고 레이저 필링이나 여타 필링을 즐겨 했다는 40~50대 고객들은 피부가 좋기는커녕 두껍고 투명하지 못한 경우를 많이 보게 된다.

과유불급(過猶不及)이라는 말은 피부관리에도 철저히 적용되는 말이다. 지나치지 않은 피부관리, 피부를 알아야 제대로 할 수 있다.

FAQ

각질제거는 어느 정도의 주기가 가장 좋을까요?

가장 많이 받는 질문이다.
각질의 생성주기는 14~15일, 각질층에서 머무는 시간이 또 그만큼이다. 기본적으로는 매일 세안하는 행위 속에서도 각질제거는 된다고 봐야 하므로 월 2회 정도의 주기로 각질제거를 하는 것이 가장 편안하다고 봐야 한다. 따라서 피부관리를 받는 주기도 월 2회가 가장 적당하다. 단, 기능적인 관리, 즉 근육이나 세포에 기억을 시켜야 하는 윤곽 관리 등은 주 2회 혹은 1회를 받는 것이 좋으니 스킨케어를 매번 받는 것은 과하다고 봐야 한다. 뷰티테라피스트라면 능동적으로 스킨케어 프로그램을 달리하면서 맞춤관리를 할 수 있어야 한다.

TIP

뷰티테라피스트 용어 정리

국제기능올림픽의 피부미용(에스테틱) 정식 명칭은 뷰티테라피다.
뷰티 관련한 모든 케어가 테라피(치유)적 기능이 있음을 세계가 인정한 것이다. 에스테티션, 테라피스트를 통합하여 뷰티테라피스트라 해도 좋을 것 같다.

기저층으로부터 각질층까지, 맥을 관통하는 여행

피부가 가장 좋아하는 것은 무엇일까? 표피를 걷어내고 나면 온통 물뿐인 우리의 피부는 역시 물을 가장 좋아한다. 부드러운 유동의 물체인 인간의 몸을 단단하게 포장하고 있는 표피는 진피 커넥티브 티슈(결합조직)와는 전혀 별개의 생로병사를 겪는다. 우리가 이해해야 하는 것은 바로 이러한 방어기전을 가지고 있는 표피가 무엇보다도 중요하다는 점이다. 각질 형성세포 keratinocyte가 기저층에서 생겨나고, 각질층으로 올라와 그의 가장 중요한 임무인 보호기능을 수행하기 위하여 장벽을 형성하기까지 숨 가쁘게 움직이는 것도 바로 그런 이유에서이다.

케라틴 단백질은 진피의 교원섬유나 탄력섬유와는 전혀 다른 경단백질이다. 온통 물로 되어 있는 인체를 안전하게 보호해야 하는 의무 때문에 존재의 이유가 있는 것이다. 경단백질인 케라틴은 처음부터 케라틴으로 만들어지는 것이 아니라 세포분열을 통해 그리고 그 대사를 돕는 여러 가지 효소와 조효소의 도움으로 비로소 케라틴, 즉 각질이 되어가는 것이며 각질이 되기 위한 세포의 변화는 치열하다.

세포 탄생의 근원, 기저층

표피의 최 하단의 기저층에서 각질 형성세포가 태어나는 과정은 아직 케라틴이 되지 않은 케라틴 형성세포가 진피 유두층의 모세혈관으로부터 영양과 산소를 공급받아 태어나는 것으로 시작된다. 이 점은 매우 중요한 사실로 표피와 진피를 가르는 기저막 dermal-epidermal junction이 유동적인 성분을 통과시킨다는 것이다. 기저층은 단 한 개의 층으로 구성되어 세포를 생산한다. 각질 형성세포의 모양은 조그만 쌀알처럼 생겼다. 세로로 놓인 쌀알 모양의 세포가 태어나 각 층을 겪으며 진화하면서 모양이 변하는 것이다. 피부의 종단 구조 그림을 볼 때 이런 것들을 생각하면서 그림을 이해하는 것이 중요하다. 기본 개념만 정리하고 나면 모든 그림들이 쉽게 눈에 들어오게 된다.

각질세포가 혈액으로부터 영양을 공급받아 태어난다는 사실은 세포가 건강상태와 밀접한 관계가 있다는 것을 알려준다. 그러므로 영양과 피부가 전혀 별개라고 생각하고 나의 피부는 왜 이렇게 안 좋고 문제가 많을까 고민하는 것은 바보 같은 일이 아닐 수 없다. 진피와 마찬가지로 표피 역시 결국은 혈액으로부터 공급받은 산소와 영양으로 그 건강이 결정되기 때문이다. 태어나는 시점의 건강상태뿐만이 아니라 기저층에서 각 층으로 세포분열을 겪으며 진화하는 과정에서 결코 무시할 수 없는 각종 조력자들도 각질의 상태를 결정하는 데 지대한 영향을 끼친다.

● **TIP**

기저막(dermal-epidermal junction)의 의미와 중요성

표피와 진피를 가르는 기저막대는 매우 놀라운 능력이 있다. 표피에서 내려오는 것을 빨아들이고 진피에서 올라오는 것을 빨아들여 그야말로 양방향 소통의 빨대의 역할을 한다. 기저층의 멜라닌을 진피로 빨아들이거나 진피층의 영양성분을 표피로 빨아올리는 이 기저막대의 탄성과 건강도에 따라 노화가 결정된다. 피부의 복원력을 결정하는 탄성과 건강한 빨대의 역할을 하는 기저막대의 노화상태에 따라 피부 건강이 결정된다 해도 과언이 아닐 것이다.

세포를 성숙시키는 유극층

●

기저층에서 태어난 세포는 유극층으로 올라간다. 유극층이란 한자 그대로 세포가 돌기를 갖는 것을 의미한다. 각질층을 제외하고 가장 두꺼운 5~6개의 층으로 이루어진 이곳은 림프가 발견되는 곳이다. 림프가 발견된다는 뜻은 림프구가 있다는 것이고, 외부로부터의 어떠한 침입도 막겠다는 의지를 의미하는 것이다. 유극층에 존재하고 있는 랑게르한스 세포는 바로 외부로부터 침입하는 바이러스나 이물질을 빠르게 잡아 림프구로 넘기는 일을 한다. 랑게르한스 세포가 마치 오징어나 문어처럼 긴 다리 모양의 돌기를 가지고 있는 이유도 바로 이 때문이다. 유극층의 세포는 데스모좀이라는 접착물질에 의해 단단하게 연결되어 있고 지질의 입자들이 나타난다. 이들은 여러 가지 효소를 함유하고 있으며 장차 각질층에서 아주 중요한 지원군의 역할을 담당하는 것이다.

살신성인의 힘, 과립층

유극층에서 과립층으로 가게 되면 세포는 납작한 과립의 모양을 하게 된다. 단단하고 납작한 과립 모양의 세포는 일반적으로 모든 수분을 차단한다. 수분을 차단하는 표피의 속성은 매우 중요한 의미를 갖는다. 눈비가 내려도, 세안을 해도, 목욕을 해도 걱정 없이 피부에 물이 스며들지 못하게 하는 피부의 장벽이 바로 과립층이고, 과립층 상단에 존재하는 레인 방어막 rain barrier의 기능이다. 손바닥과 발바닥에서 발견되는 투명층은 엘라이딘이라는 반유동성 물질이 있어 역시 수분을 원천적으로 차단한다. 어릴 적에 손바닥을 바늘로 살짝 떠보았을 때 피도 나지 않고 통증도 느껴지지 않아 장난을 쳐본 기억이 한두 번쯤은 있을 텐데, 바로 이 투명 층 때문에 그렇다. 손발의 피부가 두꺼운 이유도 투명층 때문이다.

생각해보면 얼마나 고마운 일인지, 수분의 차단과 손실을 막아주는 표피의 기능 덕분에 온통 물로 되어 있는 우리가 안전하게 살고 있는 것이 아닌가. 피부에 물을 공급하는 방법은 물을 많이 마시고 순환을 위한 마사지를 하며 수분 공급인자를 적절히 공급하며 보습을 하는 것이라는 아주 당연한 사실을 자주 우리는 망각하고 있다.

과립층에서 놓치지 말아야 할 중요한 또 하나는 케라토히알린의 존재이다. 이 케라토

히알린의 양에 따라 피부가 탁해 보이기도 하는데, 이는 황을 함유하고 있기 때문이다. 좋은 제품을 사용하여 아무리 열심히 관리해도 피부 톤이 변하지 않고 탁해 보이는 경우가 이에 해당한다. 고객에게 이런 점을 인식시킬 필요가 있다.

인체를 보호하는 최전방의 국군, 각질층

드디어 세포는 완전히 각질이 되었다. 각질층은 20~25개 층 정도가 정상이나 절대로 모든 사람이 같은 정도의 각질층을 가지고 있지 않다는 사실에 주목해야 한다. 따라서 모든 고객의 피부는 유일 unique 하며 그 고유성을 가지고 판독하고 다루어야만 한다. 피부는 각질의 양과 두께에 따라 민감도가 결정된다 해도 과언이 아닐 정도로 각질의 양은 매우 중요하다. 따라서 각질층이 얇은 사람은 4~5개 층밖에 없을 수 있으며, 이 경우 자외선 차단 기능이나 물리화학적 자극에 대한 방어기능이 매우 약해 열이나 접촉에 민감한 피부가 되기도 한다.

건강한 각질이 잘 붙어 있어야 여러 가지 방어기능을 한다는 사실을 숙지해야 한다. 만약 각질에 대한 확실한 개념정립과 함께 확고한 신념을 가지고 있지 않은 경우 피부관리의 방향을 잃고 고객의 피부를 한없이 민감하게 만들 수 있다. 흔히 가장 어려워하는 피부 타입을 민감성 피부로 구분하고 민감한 피부를 관리할 때 갈피를 잡지 못하는 경우가 많다. 피부에 트러블이 발생했을 때 첫 번째 반응은 내가 무엇을 잘못했는가 보다는 제품의 품질을 의심하게 된다. 하지만 똑같은 제품을 사용했는데도 불구하고 어떤 피부는 만족하고 어떤 피부는 열이 나거나 발진이 생기는 것을 어떻게 설명하겠는가. 제품의 문제일 경우는 흔치 않다. 대부분은 각질층이 얇아 방어기전이 약한 경우 피부가 다양한 방법으로 밀어내기(밀어내기란 말은 내가 자주 사용하는 말인데, 부작용 측면보다는 피부의 고유성을 인정해야 한다는 의미다)를 하는 것이다. 새로운 것이 밀고 들어오면 기본적으로 방어를 해야 하는 피부의 각 기관들이 밀어내기를 하는 것이다.

피부 최전방의 지원군, 지질(lipids)

각질층의 각질세포 사이사이를 메우고 있는 지질은 유극층으로부터 생성된 지질 입자들이 성장하여 만들어진다. 마치 타일 사이사이를 메우는 매질처럼 단단하게 각질을 붙잡고 있다가 밀려 올라오는 세포에 자리를 내주고 탈락시킨다. 이 지질의 역할은 피부 상태를 결정하는 데 매우 중요한 역할을 한다. 지질 파괴를 일으키는 대표적인 화장품 성분인 계면활성제로 인해 각질이 들뜨고 천연보습인자의 손실을 가져오게 된다. 생각해 보면 각질층에 존재하는 천연보습인자들은 각질이 적으면 적을수록 그 숫자가 적을 수밖에 없으므로 피부가 수분의 손실을 입는다고 보면 정확하다. 화장품의 가장 기본적인 기능은 이러한 지질을 보충하고 여러 가지 이유로 파괴되기 쉬운 천연 피지막을 대신하는 것이다. 화장품이 침투하기를 바라기 이전에 지질을 보호하는 것이 중요하다. 세라마이드 성분으로 밝혀진 이 지질 덕분에 매끄럽고 안전한 보호막을 갖게 되는 것이기 때문이다.

수분을 잡아주는 힘의 원천, 천연보습인자(NMF)

피부에 수분 환경을 만들어주는 천연보습인자는 대부분이 단백질이다. 진피 내에서나 표피에서 수분을 잡고 있는 능력을 발휘하는 천연보습인자의 대표주자인 아미노산은 물 분자 하나를 꼭 잡고 있다. 대기 중의 습도가 낮으면 낮을수록 수분의 손실도 커지기 때문에 환절기에는 천연보습인자가 잡고 있을 수분이 없고 힘이 달려 함께 건조해진다. 따라서 환절기 트러블의 주범은 수분 부족이고, 환절기에 피부에 수분을 공급하기 위한 최고의 성분은 단백질이며, 그 중의 최고는 콜라겐이라 할 수 있다. 콜라겐보다는 못하더라도 피부에 수분을 유지시키는 힘을 가진 또 하나의 성분이 히알루론산이고, 이 히알루론산이 바로 진피 내에서 뮤코다당류의 형태로 수분을 집중적으로 끌어당기는 역할을 한다. 따라서 화장품에 히알루론산 성분이 있다는 것은 표피에서 수분을 잡고 있는 능력을 가진 제품이라는 뜻이다.

또 다른 보습성분으로는 케라틴 합성물질인 필라그린이다. 필라그린은 과립층에서 생겨나 각질층 상단으로 가면 아미노산으로 바뀌어 천연보습인자가 된다. 또한 무기염류들도 천연보습인자로서 나트륨, 칼륨, 마그네슘 등의 대량 미네랄이 그것이다. 따라서 미네랄이 가장 풍부한 해양성분들은 피부가 강력한 수분 보유력을 갖게 한다. AHA 성분 중에서 가장 부작용이 적다는 젖산 lactic acid 도 우리 피부에 존재하는 천연보습인자이다. 피부나 근육이 가지고 있기 때문에 피부친화력이 강하고 가장 안전하게 사용할 수 있는 AHA 성분으로 알려져 있다. 최근 화장품 성분으로 자주 등장하는 요소 urea 역시 천연보습인자이다. 이렇게 천연보습인자가 각질층에 존재하여 우리 몸의 수분을 잡고 있게 하는데, 건강한 각질을 자꾸만 제거하려는 행위는 이제 삼가야 하지 않을까.

피부가 원하는 것은 과연 무엇일까. 대답은 역시 수분이다. 그러나 진피에 수분을 공급하는 것과 표피의 수분을 지키는 것은 전혀 다른 문제이고 접근 방식도 달라야 한다. 우리는 동원할 수 있는 모든 마사지테라피와 기기 제품으로 진피에 수분을 공급하려고 노력하지만, 정작 수분을 지키고 유지해 줄 표피의 각질층에 대한 이해 부족으로 먼 길을 돌아가는 수고를 자처하고 있다. 내가 고객의 피부를 망가뜨리고 있지는 않은가 한 번쯤 꼭 짚어보아야 할 것이다.

> **TIP**
>
> **필링이란?**
>
> 의학적으로 필링은 회춘(rejuvenance)을 꾀하기 위한 드라마틱한 충격으로, 노화가 진행되거나 피부 개선 속도가 더딘 고객의 경우, 시술했을 때 상당한 효과를 볼 수 있다. 그러나 과도한 필링과 각질 제거는 우리의 피부를 아주 민감하게 만든다.

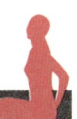

수분의 비밀을 간직한 진짜 피부, 진피

탄력의 원천, 기저막과 유두층

우리의 신체를 잘 포장하여 보호하는 표피를 걷어내고 나면 우리는 진피와 만나게 된다. 진피는 표피와는 전혀 다른 생로병사를 겪는다. 기본적으로 진피는 우리의 수분을 조절하는 곳이기도 하고 결합조직으로 세포의 생산과 노화에 깊이 관여하는 원천적인 물통이라고 할 수 있다. 표피에 비해 다양한 세포가 존재하고 림프와 혈액의 순환계가 존재하며, 노화 인자인 프리래디컬의 문제를 안고 있는 진피에 대해 새로운 방식으로 접근해 보고자 한다.

●

1㎜ 정도도 안 되는 표피를 걷어내고 나면 진피와 만나게 된다. 진피와 표피를 나누며 그 사이를 접합하고 있으며, 피부의 원천적인 탄력을 책임지는 물결 모양의 기저막은 그 물결이 높으면 높을수록 탄력이 좋고 젊은 피부이다. 기저막 아래에 있는 유두층의 마이크로 섬유들과 함께 기저막의 탄력이 결정되는데, 기저막은 이 마이크로 섬유와 연결되어 있다. 기저막은 유동성 물질을 받아들여 진피에 공급하고 바이러스나 기타 유해물질은 받아들이지 않도록 되어 있다. 엎드려 잤을 때 아침에 일어나 얼굴이 베개에 눌리거나 해서 자국이 남는 경우 기저막의 탄력이 느슨한 노화 피부는 오랫동안 복구되지 않는 것을 볼 수가 있다. 즉 원천적인 탄력 복원이 힘들어지는 것이다.

유두층의 상단에는 모세혈관과 림프가 포진하고 있다. 근막과 피하지방층을 수직으로 뚫고 올라와 유두층에 가서 가로로 퍼지며, 마치 거미줄처럼 전신에 림프와 혈관이 퍼지게 되는 것이다. 이 부분에서 간과하지 말아야 하는 것은 근막myofascia이 긴장되거나 피하지방층의 지방세포 크기가 커지면서 혈관과 림프를 압박하면 원천적인 순환의 문제를 겪게 된다는 점이다. 따라서 근막 이완의 중요성이 매우 강조되어야 한다.

Connective Tissue(진피결합조직)의 이해-마사지테라피는 진정한 의미의 수분 공급이다
●

진피결합조직의 구성요소는 한두 가지가 아니고 바로 이곳에서 세포내액과 세포외액의 중요한 대사가 일어나 여러 가지 노화 증상들이 생겨나게 된다. 진피결합조직은 기본적으로 물통 안에 존재하는 여러 가지 세포들과 그 세포들의 대사활동 그리고 그 찌꺼기들이 잘 통과하여 혈관과 림프로 보내지는 수분의 유통경로로 이해하는 것이 좋겠다. 피부를 공부할 때 피부 단면을 종(세로)으로 자른 모습만 주로 공부하기 때문에 진피의 복잡한 생로병사를 이해하기가 힘든 점이 있다. 지금부터는 표피를 걷어내고 나서 횡(가로)으로 자른 모습을 생각하며 진피를 알아보도록 하자.

우리가 망상층이라고 말하는 부위는 콜라겐 섬유collagen fiber(교원섬유)와 엘라스틴 섬유elastin fiber(탄력섬유)가 그물 모양으로 존재한다고 해서 망상층이라 부른다. 세로 구조를 섬유 하나짜리의 엘라스틴, 가로 구조를 콜라겐으로 보면 된다. 엘라스틴은 섬유가 하나이다 보니 삼중 나선 구조인 콜라겐에 비해 약하고 기본적으로 자외선 등에 의해 파괴되면 파괴된 자리의 섬유는 복구되지 못하기 때문에 진피에서 엘라스틴은 매우 중요하다. 또한 엘라스틴은 피부 랑거선(피부할선)을 따라 존재하므로 원천적인 팔(八)자형 주름들이 생기게 된다. 물론 인간이 살아가는 한은 피할 수 없는 원천적인 탄력 저하의 문제를 안고 있다.

이 망상층의 구조는 여성에 비해 남성이 단단하다. 따라서 여성보다는 남성이 탄력저

하의 문제를 상대적으로 덜 안고 있다. 진피 내의 피하지방층이 커져서 비만이 되는 경우에도 남성보다는 여성이 상대적으로 느슨한 망상조직 때문에 살이 찌기가 쉽고 살이 빠져도 탄력이 현격히 저하되는 것을 볼 수 있다. 고무줄같이 가로로 주욱 늘어나고 재생이 가능한 콜라겐 섬유는 진피의 수분 보유능력과 밀접한 관계가 있다. 우리가 수화력이라고 말하는 콜라겐의 기능을 설명할 때 먼저 단백질의 수분 사랑을 언급하지 않을 수 없다. 단백질과 수분은 뗄래야 뗄 수가 없는 관계이다.

인체는 수분덩어리이다. 세포도 수분이 많고 통통해야 젊고 건강하다. 그러므로 근육이나 뼈의 구성도 수분이 그만큼인 것으로 인식해야 한다. 근섬유로 이루어진 근육도 단백질의 수분 사랑으로 그만큼의 수분이 존재하므로 우리가 스테이크 한 조각을 먹으면 수분도 그만큼 섭취가 되는 것이다. 수분이 풍부한 살코기가 맛있고 쫄깃쫄깃한 것

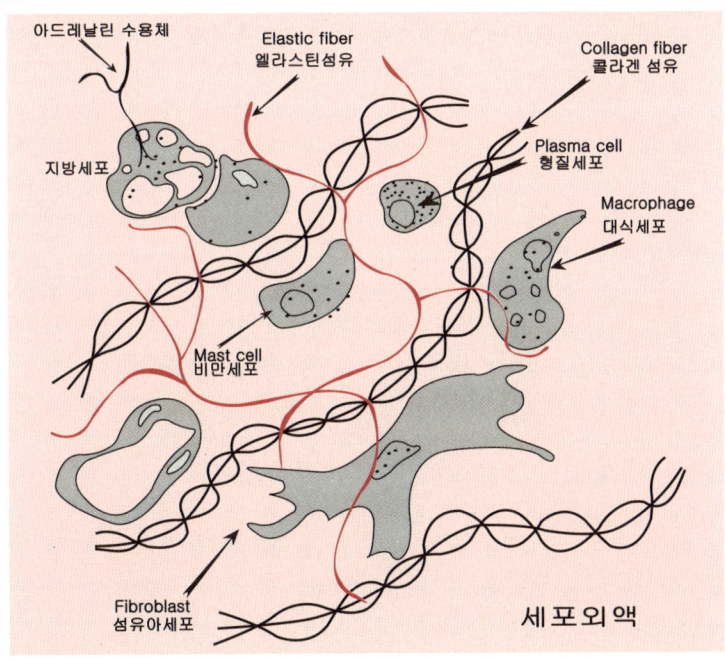

자료 2 진피결합조직 내 구성물질

처럼 우리 몸의 각 기관에 존재하는 수분을 하나로 이해하여 그 수분을 지키고 살아야 한다는 생각을 해야 한다. 다만 그 수분은 매순간 손실되므로 수분 보충을 끊임없이 해주는 것이 중요하다. 물을 먹고 음식을 먹는 수분 공급도 중요하지만 필요한 수분이 적재적소에 존재하게 하여 순환을 돕는 것이 바로 또 하나의 수분 공급이며, 그러한 방법 중의 하나가 바로 마사지테라피인 것이다.

• TIP •

콜라겐의 보습력과 탄력도의 관계, 수분이 곧 탄력을 결정한다

아미노산 한 분자가 물 분자 하나를 꼭 잡고 있다는 것은 콜라겐의 높은 수화력을 설명하는데 아주 중요한 점이다. 아미노산은 표피에서와 마찬가지로 진피에서도 수분도를 결정하는 데 매우 중요한 역할을 한다. 콜라겐 섬유 한 가닥은 1,000개의 아미노산을 잡고 있다고 하는데, 세 가닥이 고무줄 꼬이듯 꼬여 있는(삼중 나선 구조) 콜라겐은 각각의 아미노산이 붙잡고 있는 물 분자로 인해 수분을 강력하게 함유하게 되는 것이다.
콜라겐은 원천적인 깊은 주름을 만드는 엘라스틴에 비해 탄력에 미치는 영향이 상대적으로 적은 것 같지만, 수분이 없는 마른 오징어와 반건조된 오징어의 씹는 맛을 비교할 때의 탄력도 차이를 상상해 보면 콜라겐으로 인한 피부의 탄력도는 무시하지 못할 중요한 사안이라는 점을 알 수 있다.

콜라겐과 엘라스틴 섬유를 만들어내는 섬유아세포fibroblast는 더욱더 중요하다. 섬유아세포는 진피 기저물질(세포외액, extra-cellular matrix)을 먹고 교원섬유와 탄력섬유를 생산해 낸다. 이 기저물질은 우리가 알고 있는 GAGGlycosaminoglycan(프로테오글리칸)이며 조직액에 탄성을 제공하는 당단백질이다. 진피 수분 보유력의 원천으로 잘 알려진 히알루론산도 이 GAGs 중의 하나이다. 기저물질이 말캉말캉하게 우리의 진피세포와 섬유 사이를 잘 메우고 있는데, 여러 가지 이유로 수분 보유력이 저하되고 젤리처럼 변하면서 순환의 문제를 갖게 된다. 심지어는 칼슘화가 되어 체액 대신 딱딱하게 공간을 점유해 버리는 상황도 생긴다. 우리가 말하는 체액이 바로 이 세포외액이고 세포간 물질대사의 가장 중요한 통로가 되는 것이다. 우리가 마사지를 하면 기본적으로 찐득찐득 젤리화 되어가는 체액을 말캉말캉하게 만들어주어 순환에 아주 직접적인 영향을 끼친다.

그러므로 적절한 마사지테라피는 직접 입을 통해 수분을 공급하는 것만큼 우리 피부에 순환을 선사하여 수분 공급을 하는 것과 다름없다.

섬유아세포의 먹이는 이뿐만이 아니다. 진피 대식세포macrophage의 대사물질도 중요한 먹이가 된다. 진피 대식세포는 왕성한 활동을 하며 분비물을 배출하는데, 이것이 아주 중요한 섬유아세포의 먹이이다. 따라서 면역기능의 퇴화는 노화를 초래한다는 중요한 사실 역시 인지해야 한다.

이 밖에도 진피 결합층에는 지방세포, 비만세포 등이 존재하며, 원천적인 세포들의 놀이터라 할 수 있다. 이 세포들이 대사활동을 하며 뿜어내는 물질들과 모세정맥을 통해 들고 나는 영양물질들이 서로 섞이고 이때 노폐물들이 생기는데 이 노폐물을 운반하는 중요한 통로가 림프이다. 체액이 정상적으로 유지되고 정상적인 림프의 기능이 수행되어야 순환이 잘되는 것이고, 림프가 조금이라도 제 기능을 못하면 체액이 많아지고 부종이 올 수 있으며 더 나아가서는 딱딱해지는 문제가 발생할 수 있다.

● TIP

자가면역질환에 대하여

최근 들어 고객들뿐만 아니라 주변 사람들에게서 심심찮게 보이는 자가면역질환 증세를 접하면서 우리가 잘 모른다면 고객에게 잘못된 정보를 줄 수 있어 언급하고 싶다. 자가면역질환은 T-cell이 건강한 세포를 공격하는 증상으로 아토피로부터 류머티스성 관절염, 전신 홍반성 루푸스 등 많지만 에스테틱에서 쉽게 피부학적으로 만나는 자가면역 증상은 가볍게 수시로 림프절 부위가 붉어지고 히스타민 항진 증세가 나타나는 경우다. 일부 학자들은 여성에게 많이 보이는 질병이어서 에스트로겐이 원인일 수 있다고 본다. 별 다른 치료법이 없어 스테로이드제를 먹거나 하지만 고객들이 이런 증상을 보일 경우 함부로 판단하여 답을 주거나 대처하면 안 된다. 반드시 전문의를 찾아 정밀검사를 통하여 자가면역질환인지 확인하고 대처해야 한다. 가까운 곳에 있는 가정의학병원을 찾으면 될 것이다.

• TIP •

섬유아세포・대식세포・비만세포, 세가지 백혈구의 노화 트라이앵글

진피 대식세포가 식균작용을 하며 분비하는 면역물질은 섬유아세포의 중요한 먹이가 된다. 면역물질이 풍부한 체액을 먹고 생산되는 콜라겐과 엘라스틴은 건강할 수밖에 없다. 그런데 대식세포는 노화할수록 기능이 떨어지고 이에 따라 건강하지 못한 콜라겐과 엘라스틴이 만들어진다.

면역세포의 일종인 비만세포는 접촉성 피부염과 알레르기성 질환과 관계가 깊은 것으로 알려져 있는데, 역시 노화와 관계가 깊다. 어떤 이유로든 비만세포가 면역글로블린(Iimmunoglobulin 항체) 중 IgE와 결합하면 혈관벽에 가서 붙어 히스타민과 헤파린을 분비하여 가려움증을 동반한 알레르기를 유발한다. 나이가 들수록 피부가 자꾸 가려워지는 것도 노화의 한 증상이다. 그래서 등을 긁기 위해 사용하는 효자손은 노인들을 위한 필수용품인 것이다

면역글로블린(Immunoglobulin)
혈청 등의 체액 중에 함유되는 항체 활성을 갖는 글로블린 단백질로 혈액과 림프에 저장되어 있다가 신체에서 면역반응이 있는 곳으로 이동한다. 전반적으로 면역에 좋은 일을 하다가도 잘못 작용하여 자가면역질환을 일으키기도 한다.

- IgE

주로 화학성분의 알러지반응과 염증반응에서 작용한다. 비만세포의 과립분비를 도와서 헤파린, 히스타민을 분비한다. 접촉성 피부염 증상을 일으킨다.

- IgA

모유에 포함되어 신생아의 면역을 돕고 호산구가 기생충을 인지하고 죽이는 것을 돕는다. 눈물, 타액등과 함께 분비되고 장이나 비강 같은 점막에서 분비된다.

- IgD

B cell이 특정 항원을 인지하는 과정 및 형질세포로 분화하는 과정을 돕는다.

- IgG

면역반응을 주로 담당하는 항체이며 2차 면역반응과정 동안 대량생산되고 보체(補體) 연쇄반응 활성화. 자연식세포의 활성을 돕고 대식세포와 중성구의 식균작용을 돕는다. 태반을 통과하려 태아의 면역반응을 돕는다.

- IgM

1차 면역반응에서 만들어지는 최초의 항체.

CHAPTER 3

쉼 없는 순환의 고리, 인체

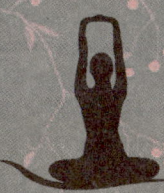

행복하고 신뢰하며 확신 있게 손을 사용하는 테라피스트는
그렇지 않는 사람보다 더 좋은 결과를 얻는다.
-존 어플레져 '인체와의 대화' 중에서

BeautyBible 01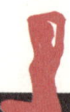

림프, 삶과 죽음의 원천

림프와 혈액의 상호 협력관계

림프에 대해 알게 되면서 우리는 삶과 죽음의 원천을 만나게 된다.
—A. T. Still

●

림프에 대해 공부하면 할수록 그 방대하고도 복잡한 조직에 놀라지만 한편으로는 우리 몸의 하수구 시스템인 림프의 공로가 아니라면 우리가 단 48시간도 견딜 수 없다는 것에 전율을 느끼지 않을 수 없다. 언젠가 의과대학 해부학 박사 분과 만난 자리에서 진지하게 질문을 받은 적이 있다. 과연 우리가 하는 림프 드레니지가 효과가 있냐는 것이었다. 림프는 임상의들이 손을 대기도 너무 어려운 과제이기 때문이다. 표층 림프체계가 워낙 거미줄같이 복잡한데다 피부를 제거할 때 거의 다 훼손되어 눈으로 확인하기도 어려운 기관인데, 그 림프가 우리를 죽게도 살게도 한다는 사실은 경이로운 일이 아닐 수 없다.

　혈액순환계와 림프순환계는 동시에 우리에게 영양을 주고 찌꺼기와 노폐물을 이동시키며, 균형적인 상호 협력체계로 우리 몸을 지켜주는 상하수도 역할을 수행한다. 에스테틱 관리에서 림프는 압력을 주지 않고 물리적인 자극으로 눈에 띄게 부종을 완화시킬 수 있다는 점에서 매우 고무적인 테라피이다. 뷰티테라피스트 국가자격증 시험에 정식으로 림프 드레니지가 만들어진 배경은 아이러니컬하게도 압력이 안 들어간다는 이유이겠지만 동기야 무엇이든 우리에게는 하늘에서 뚝 떨어진 고마운 선물이 아닐 수 없다.

우리 몸은 단백질의 이동이 매우 중요하다. 단백질이 없으면 인간이 생존할 수 없을 만큼 인체 구성의 근간이 되는 것이지만, 분자가 큰 단백질의 수송은 그만큼 어려운 것이다. 혈액으로부터 영양을 공급받아 살아가는 세포들 역시 대사활동을 하며 단백질 찌꺼기를 뱉어내게 된다. 그런데 이 단백질은 분자가 커서 혈액으로 수송되기가 쉽지 않다. 림프의 기능 중에서 모두가 알고 있는 노폐물 운송도 중요하지만 단백질이라는 중요한 친구를 운송하는 것에도 주목해야 한다. 더구나 이 단백질이 수분을 좋아해 수분을 자꾸 끌어들이므로 단백질과 수분, 기타 여러 가지 세포 대사 산물이 뭉치는 현상이 진피결합조직 내의 셀룰라이트의 시작으로 볼 수 있다.

● TIP ●

까피통, 그리고 셀룰라이트

1980년대 초반 프랑스 생화학자가 셀룰라이트라는 말을 처음 사용하기 전에는 오렌지 스킨의 상태를 까피통(captions)이란 용어로 사용했다. 까피통이란 불로어 쿠션 등의 누빈 상태를 말하는데 울퉁불퉁한 상태를 말하는 것이다. 지방조직의 비대증으로 시작되었다 하더라도 이러한 지방조직 때문에 2차적으로 진피의 순환 시스템에 문제가 생길 때 발생하는 왠지 모를 노폐물 덩어리가 셀룰라이트의 시작으로 본다면 진피결합조직의 상태에 지대한 영향을 끼치는 림프 시스템에 대해 잘 이해하고 있어야 할 것이다.

동맥에서 모세혈관으로 전달된 혈액은 여과filtration를 통해 세포에 영양과 산소를 공급하고 세포는 대사활동을 하게 된다. 바로 이 부분이 진피 내 중요한 활동인데 90%의 혈액은 다시 모세혈관을 통해 재흡수되고 나머지 10%는 림프를 통해 흡수되어 드레니지(배농, 배액) 작업을 수행하게 된다. 10%의 배수가 이루어지는 메커니즘은 세포막의 삼투현상에 의해 체액이 혼탁해지고 수분이 많아지면서 삼투압이 높아지면, 모세림프관이 작동을 하고 노폐물과 단백질이 체액에서 빠져나가면서 모세혈관으로는 다시 재흡수가 이루어지는 것이다. 이 모든 것이 착착 잘 진행되었을 때 부종도 없고 세포가 건강하게 유지되는 것이다.

정신적 혹은 신체적인 스트레스를 받으면(만성 통증도 강력한 스트레스의 일환이다) 우리 몸이 긴장하게 된다. 이때 모든 근육을 이루는 근섬유가 딱딱해지면서 림프관을 잡고 있는 필라멘트 역시 긴장하게 되어 림프를 열어주지 못하게 된다. 유입경로를 꽉 닫은 림프는 아무것도 받아들이지 않게 되어 림프 시스템에 문제가 생기고 체액은 지저분해지면서 압력이 세진다. 이 상태가 부종이며, 세포의 먹이가 되는 세포외액(체액)이 더러워져서 세포는 과 생산을 한다. 이런 과정에서 세포의 돌연변이가 생기고 암세포가 발생하는 것으로 알려져 있다.

● **TIP** ●

세포내액이 통통해야 건강한 사람이다.

세포 안의 물이 통통하게 차있어야 건강한 사람인데 부종이 있는 경우는 세포 바깥의 체액이 증가한 경우이다. 세포외액이 많아지고 지저분하여 림프가 작동을 못 하고 과부하가 되면 세포외액을 먹이 삼던 세포가 더러운 물을 마실 수 없어 세포 바깥으로 자신의 수분을 배출하게 된다. 세포가 쭈글쭈글해지는 상태가 되면 결국 노화와 산화가 촉발되는 것이다.

MLD(Manual Limph Drainage)의 재발견
●

드레니지를 이해한다는 것은 비우고 버리는 것이 최고의 영양공급이라는 사실을 이해하는 것이다. 우리 몸이 원하는 것은 끊임없이 영양공급을 하는 것이 아니라 적절히 비우고 새로운 것을 받아들일 수 있도록 하는 것이다. 농업용어에서 유래한 drainage는 그런 의미에서 우리 몸의 물을 이동시키며 비우는 작업을 말하는 것이다. 드레니지가 되지 않는 신체는 독소에 의해 산화되고 부종이 발생하며 결국에는 세포의 변이를 가져온다. 어찌 보면 모든 에스테틱 테라피는 드레니지가 목적일지도 모른다.

단 한 가닥의 섬유가 림프관을 싸고 있어 모빌리티가 매우 어려운 림프는 고유의 운동성을 가지고 있는데, 1분에 3~4회 정도의 움직임으로 매우 느리게 수분을 이동시킨다. 그런 이유로 림프근육(평활근)의 연동운동을 도와주는 여러 가지 테라피를 통하여 원활히 림프 이동을 시키면 상상을 초월하는 배수가 이루어진다. MLD는 그러한 의미에서 유일하게 심장에 부담을 주지 않으면서 부종을 제거하고 혈액의 재흡수를 돕고 수분의 이동을 돕는 기술로 에스테틱에서 성형수술 후 등의 관리 프로그램을 만들 때 안전하고 효과적인 프로그램으로 재구성할 수 있을 것이다.

● TIP ●

모틸리티와 모빌리티

모빌리티란 운동성이 있는 모든 것을 말한다. 즉 팔을 움직이거나 다리를 움직이는 것이 모빌리티라면 두개천골계의 CS리듬처럼 장기발생적 태초의 리듬은 모틸리티라고 한다. 에스테티션이 우리 몸속 장기의 모틸리티를 느끼고 촉진할 수 있다면 더할 나위 없이 좋은 테라피를 수행할 것이다.

MLD 임상사례

●

1. 나는 악관절 수술과 융비술을 한지 열흘 정도 지난 고객에게 MLD를 오전 오후 두 차례씩 나흘간 진행했었는데 부종이 좋아지고 피부상태가 많이 좋아져 감사의 인사를 받았던 경험이 있다. 놀라운 경험이었다. 이렇듯 MLD의 효과는 받는 사람이 먼저 느

끼고 감동을 하게 된다.

또 다른 악관절 수술을 받았던 고객은 직업이 의사였는데 체형관리를 받으러 왔다가 MLD 서비스를 받고 나서 본인이 의사임에도 MLD의 효과에 대해 몰랐었다며 매우 놀라워했다. 이 모든 MLD의 드라마틱한 효과에 시술을 하는 사람도 때때로 놀라움을 금치 못한다.

2. 유방암 수술을 하여 한쪽 유방과 림프절을 절제한 학생의 경우, 마사지 테크닉을 강하게 쓰면서 유방암 수술을 한 가슴 쪽 팔에 부종이 심하게 나타났었고 MLD를 통하여 부종을 바로 완화할 수 있었다. MLD의 이런 임상들은 쉽게 찾아볼 수 있다.

그러나 선천적으로 림프채널이 기형인 경우 MLD 관리법으로 부종을 해결하기는 쉽지 않다. 태어나자마자 다리 한쪽에 부종이 심한 필자의 어린 고객 하나는 다리 한쪽의

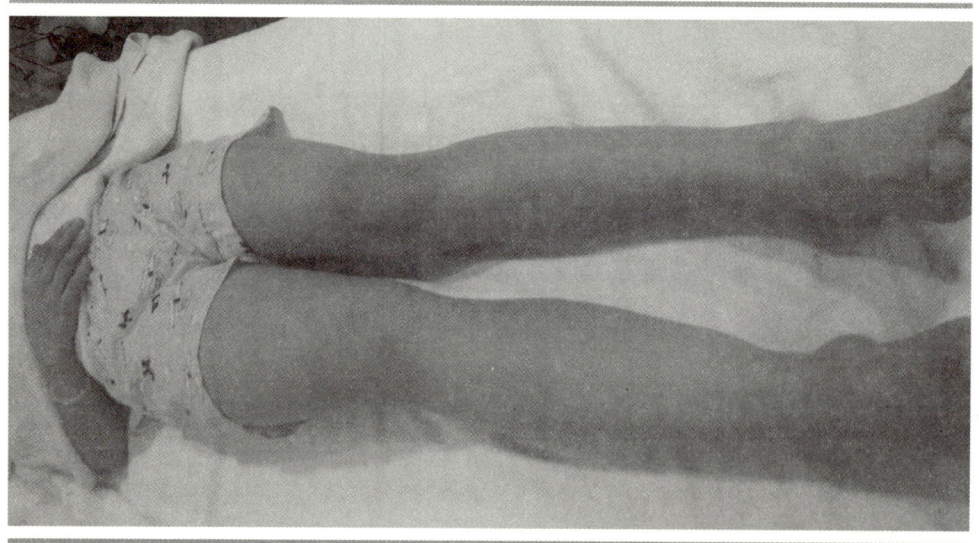

자료 3 림프부종

부종 때문에 태어나자마자 한 살까지 검사란 검사는 다 해보고 치료방법을 찾았으나 방법이 없던 차에 필자와 만나게 되었다. 단 한 번의 관리로 부분적으로 2~3cm가 줄고 부종이 내려갔으나 다양한 펌핑과 림프 드레니지를 시행하면 반짝 좋아지다가 다시 돌아가기를 반복했다. 나는 이 어린 고객을 통하여 에스테틱의 본질을 깨닫게 되었다. 치료 자체가 될 수 없는 상황에서도 몇 년째 나에게 오고 있는 이 어린 고객은 그나마 관리를 받으면 며칠은 편하게 지낼 수 있고 마음의 위안을 얻고 간다는 것이다.

예상대로 사춘기를 맞으면서 생리가 시작되고 다리는 더 붓고 셀룰라이트가 형성되기 시작하였으나 이 모든 것을 미리 예견하고 부모와 상담하고 대화를 나누었기 때문에 오히려 깊은 신뢰로 소통을 하고 있다. 에스테틱은 그런 것이다. 유지보수 maintenance 의 기능과 소통, 그리고 힐링, 그리고 생애관리. 나는 이 어린 고객의 부모와 무언의 소통을 한다. 그리고 언제나 말한다. 성숙해질수록 힘들어질 것이고 임신과 출산이 정말 어려울 수도 있으나, 내가 살아있는 한 관리해줄 것이라고……

FAQ

성형수술이나 일반 수술을 했을 때, 부종이 생기는 원인은 무엇인가요?

피부와 근막을 절개하는 모든 외과적 수술법은 피부 차원에서만 보더라도 순환에 지대한 영향을 끼치는 충격적인 사건이다. 내부 장기까지 언급하지 않더라도 혈관과 림프가 세트로 움직이는 진피결합조직에서의 쇼크는 이루 말할 수가 없다. 상처가 생기면 이 상처를 치유하기 위하여 주변 혈관이 혈액의 공급을 많이 하게 되는 반면 림프는 그 속도를 따라가지 못해 비워주지를 못하는 것이다. 신생혈관이 생기거나 혈액공급이 과도해지는 경우 수술부위가 붓고 부종이 생기는 것이다. 그러므로 수술부위의 상처가 다 아물고 나면 물리적으로 림프 드레니지 같은 케어가 필수적인 것이다.

FAQ

림프절 주변에 피부 착색이 있으면 노폐물이 있는 것이고, 림프에 문제가 있는 것인가요?

피부가 거무스름하게 착색이 되면 전문가들도 흔히 노폐물 때문이라는 말을 한다. 이것 관련하여 정말 많은 질문을 받기 때문에 밝혀두고 싶은 것이 있다. 피부를 보았을 때 림프채널 안의 노폐물이 비쳐 보일 정도라면 림프채널의 모양이나(거미줄 모양이라 가정하자) 손톱 크기 림프절의 모양대로 거무스름해야 하지 않겠는가. 일단 림프액은 소장 부분은 우유빛으로, 나머지 부분은 더 맑은 것으로 알려져 있고 그 이유는 95% 이상이 물로 되어있기 때문이다. 림프채널이 검게 비치려면 림프액이 회색이어야 하는데, 도저히 말이 안 되는 이야기다.

필자는 림프부종 환자의 림프채널 검사 방법을 영상으로 본 적이 있다. 발등에 검은 잉크를 주사하여 림프채널을 따라 잘 올라가는지 보는 방법이었다. 내가 림프채널의 분포를 스파이더맨이라고 표현하는 이유는 이 영상을 보고 난 뒤였다. 노폐물과 독소가 검다고 생각하는 것도 그렇고, 림프절 주변이 어두운 색이 되었다면 오히려 세포의 문제로 보는 것이 맞을 것이다. 표피세포의 문제이거나 진피에 멜라닌이 보이는 경우라 추측된다.

또한 멜라닌은 운동신경 전달 물질이기도 하여 근육학적 문제를 갖고 있는 경우, 즉 자세가 심하게 비틀어졌거나 근육 통증이 있거나 문제가 있는 경우 착색이 오는 경우가 많다.

림프를 타고 다니는 면역세포(Lymphocyte)가 뭔가를 감지하여 활성화될 경우 대체로 림프절 주변이 붉어진다. 예를 들어 종격동* 부분의 림프절을 수술로 거두어냈거나 림프 드레니지에 저항을 받을 수 있는 상태에는 가장 가까운 액와나 팔, 흉쇄유돌근 주변의 림프절이 붉어지거나 부종이 보이는 경우는 흔한 경우이다. 염증발생을 의심해야 한다.

*종격동은 종격장이라고도 한다. 종격의 중앙부는 기관·기관지가 있는 곳이 되며, 이것을 경계로 하여 종격전부와 종격후부로 나뉜다. 전부에는 심장과 심장에 출입하는 대혈관을 비롯하여 흉선, 내흉동맥, 내흉정맥, 횡격신경 등이 포함되고, 후부에는 식도·미주신경·흉대동맥·기정맥·흉관 등의 중요한 기관이 있다. 그 밖에 림프절도 다수 포함되어 있다.

수술 후의 에스테틱 프로그램은 블루오션

얼마 전 유방암 수술로 가슴을 절제한 환자의 재건 수술을 많이 하는 서울의 J모 병원 간호부 책임자라는 분이 상담을 요청했다. 상담 내용은, 환자들이 재건 수술 후 3~4일 입원을 하는데 부종이 심하여 입원 기간 중 서비스로 림프 드레니지를 시행하고 싶다는 것이었다. 현장에서 간호사들이 필요성을 피부로 느끼는 부분인데 교육의 대상이 간호사이든 에스테티션이든 분명 부종을 완화시키는 테라피 서비스가 필요하다는 것이었다. 물론 단체로 간호사를 교육하는 일이다 보니 교육이 성사되지는 않았지만 우리나라 의료서비스가 한 단계 발전할 수 있다는 희망을 보았다. 의사나 간호사가 할 수 없는 매뉴얼 테크닉들을 뷰티테라피스트가 할 수 있다면 더없이 훌륭한 융합서비스가 될 것이다.

수술 후 수술 부위가 심하게 붓는 이유는 대개 수술 부위에 신생혈관이 생기고 혈액이 몰리고 그 양에 비해 림프가 빠지는 속도는 매우 느린데다 수술로 청소가 된 림프절 때문에 림프는 잘 빠지지 않아 부종이 생기는 것이다. 성형수술 후에 반드시 림프 드레니지를 해야 하는 이유도 그것이다. 조직액이 잘 빠지지 못하여 부종이 지속되는 피할 수 없는 부작용이 있을 수 있기 때문이다.

성형수술뿐 아니라 피부과나 성형외과적 시술 후에도 꼭 필요한 림프 드레니지는 연습만 한다면 아주 어려운 테크닉도 아니므로 반드시 림프의 순환이론과 함께 익혀두어야 한다.

1. 가슴 성형
●

아름다운 가슴은 크기와 상관없이 남성과 여성의 마음을 사로잡는다. 같은 여성이라 해도 아름다운 가슴을 지닌 뭇 여성을 보면 어느 정도 열등감을 느끼기 마련이다. 가슴 성형은 이 세상에 남녀가 존재하는 한 지속적인 관심사가 될 것이다. 가슴은 유선과 이를 보호하는 지방, 그리고 피부가 있을 뿐 근육이 없다. 지방층이 적은 여성은 상대적으로 가슴수술을 해도 피부가 긴장을 많이 받게 된다. 가슴 보형물은 대흉근 근막과 지방층 사이에 넣거나 대흉근과 소흉근 사이에 넣기 때문에 삽입된 물질이 자리를 잡기까지 혈종이나 여타 피부 변이가 일어날 수 있고, 유두의 수평이 안 맞는다든지 가슴이 딱딱해지는 구축 등의 문제가 생길 수 있으며 가슴 모양에 변형이 오는 경우도 종종 있다. 이런 부작용을 미연에 방지하기 위해 병원에서 자가 마사지를 권하지만 실천하기 쉬운 일이 아니다. 따라서 수술한 지 2~3주 정도 지나면 근막의 긴장을 풀기 위해 자리를 잡아줄 수 있도록 방을 잘 만들어주고 경락마사지 같은 힘 있는 마사지를 하면 큰 도움이 된다. 지속적으로 마사지를 받아 가슴이 변형되는 것을 막고 부작용을 방지하는 것이 좋다. 가슴 성형 후 마사지는 필수 코스인 셈이다.

요즘은 가슴 성형에 코헤시브 겔 등 진보된 재료가 사용이 되어 병원에서는 마사지를 받을 필요가 없다고 하지만, 보형물이 들어가는 경우는 구축의 위험이 있어 마사지를 하는 것이 매우 중요하다.

2. 지방흡입
●

지방흡입은 진피 하부조직인 피하지방을 초음파로 녹여 관을 삽입하여 석선을 통해 부분적으로 지방을 흡입하는 것으로, 지방세포의 숫자를 줄일 수 있는 유일한 방법이지만 한 번에 다량의 지방을 흡입해 내지는 못한다. 단, 복부의 경우는 다른 곳보다 지방이 많은 편이어서 지방흡입을 많이 시술하는 편이다. 13세를 전후하여 소아기에 지방세포의 증식이 끝나는 점을 생각하면 늘어난 지방세포의 수를 줄이는 유일한 방법이 지방흡입이기는 하지만, 부위에 따라 효과는 천차만별이다. 특히 하체의 경우는 지방보다는 셀룰라이트가 많아서 사이즈 축소가 크게 되지는 않는 편이다. 특히 지방흡입 후 빈 공간을 다른 곳의 지방이 이동하여 쉽게 자리 잡기 때문에 지방흡입 후 부종을 최소화하기 위하여 압박 스타킹이나 속옷을 오래 착용하는 것이 효과를 극대화하는 방법이다. 또한 부분적으로 지방을 제거했기 때문에 전체적인 실루엣을 모양 있게 만들기 contouring 위해서는 반드시 엔더몰로지 같은 전문 케어를 받아야 한다. 단, 수술 직후에 바로 관리를 시작하는 것은 오히려 문제가 발생할 수 있다.

서구에서는 최소 3개월 동안 압박 속옷을 착용하게 하고 그 후에도 지속적인 관리를 권하고 있다. 우리나라 병원에서도 한 달 이상의 착용을 권하지만 환자가 곧바로 벗어 버리는 경우가 많다. 의사의 지침에 따르지 않고 자꾸 뭔가를 하려 하고 미용적 관리를 시작하려 한다. 그래서 우왕좌왕 상담을 하는 경우가 종종 있다. 에스테티션으로서 정확한 상담이 필요한 경우이다.

관리는 적어도 한 달은 지나서 피부 상태를 확인하고 부드러운 부종 관리에서부터 진행되어야 하고, 반드시 림프 드레니지 테크닉을 우선적으로 적용한다. 간혹 압력이 센 마사지를 지방흡입 후에 받는 경우가 있는데 이는 아주 위험하고 좋지 않은 관리법이다.

3. 쌍꺼풀 및 융비술, 턱관절 수술
●
많은 사람들이 얼굴 성형을 쉽게 생각하지만 얼굴에는 특히 림프절이 많이 분포되어 있어 자칫하면 부종이 생기거나, 심한 경우 한쪽만 부작용이 있는 림프부종 등의 부작용이 생길 수 있다. 얼굴 성형수술 후 흉터가 아물면 MLD(수기 림프 드레니지) 기법을 사용하여 사후관리를 하면 부종이 상당히 빠르게 호전되는 것을 볼 수 있다. 단순한 쿨링 마스크 정도가 아닌 전문 림프 드레니지(림프 배농 마사지)를 적극 권한다.

● TIP ●

모든 근육 마사지는 심장에 부담을 준다.

근육 마사지는 심장에 부담을 주기에 금기증도 많다. 그러나 MLD는 근육 마사지와 달리 심장에 부담을 주지 않는다. 심장에 부담을 주지 않으면서 조직에서 혈액의 재흡수를 도와 부종을 가라앉힌다. 이렇게 부종을 내리고 하수시스템을 증진시키는 마사지는 MLD뿐이다. 실제로 나는 악관절 수술 등의 후유증으로 부종이 생긴 고객에게 하루에 2번 MLD를 적용하여 2~3일 만에 놀라운 결과를 선사한 경험이 있다. 성형수술 후 관리는 이제 에스테틱의 블루오션임이 확실한 만큼 성형수술에 대해 정확한 정보를 가지고 접근해야 한다. 복부 지방흡입 시술을 한 지 일주일도 안 된 고객에게 압력이 센 마사지를 한다든지 하여 심각한 부작용을 초래할 수 있기 때문이다. 메디컬은 이제 우리 에스테티션에게는 반드시 함께해야 할 동반자임을 인정해야 한다.

BeautyBible 02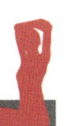

순환의 메카, 3차원적 구조물 '근막'

상상해보라. 우리 몸이 세포 차원까지 얇은 랩으로 구석구석 포장이 되어 있어, 그 구조물이 지지되어 형태를 유지하고 있는 모습을……

우리는 홈쇼핑에서 베개를 팔며 근막이완과 CV4 같은 초전문용어를 사용하는 시대에 살고 있다. 전문가와 비전문가의 구분이 모호한 SNS시대, 고객은 너무 많은 정보를 가지고 있고 전문가들은 고충을 호소하고 있다. 그러나 나는 오히려 이런 시대적 상황이 제대로 된 전문가들에겐 호기라고 생각한다. 실손보험 덕분에 물리치료나 도수치료를 쉽게 받으러 오는 고객들과 전문 용어들을 술술 말하며 관리를 받으러 오는 고객들을 설득하기가 아주 쉬워진 것이다.

지금까지 우리가 근육을 중심으로 공부하고 일해왔다면 이제는 근육을 싸고 있는 근막과 그 순환의 고리를 이해해야 하는 때가 온 것이다. 근막Myofascia의 시대라고 할까? 근막은 관리하기가 그리 어렵지 않으면서도 우리에게 근육보다도 쉽게 좋은 결과를 선사한다.

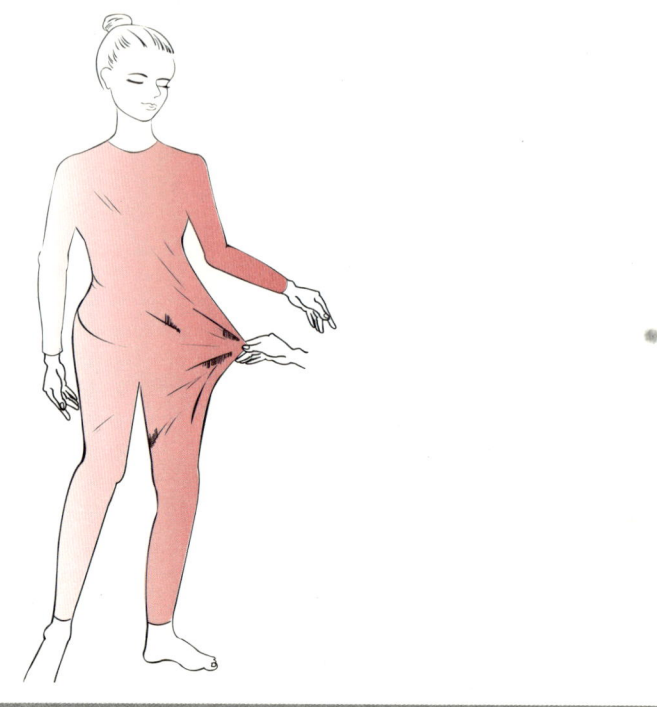

자료 4 근막의 당김현상

　근막이란 머리끝에서 발끝까지 이르는 3차원의 거미줄 망으로, 전신에 펼쳐져 있는 강인한 결합조직이며 중간에 끊기거나 하는 일 없이 통으로 만들어진 막이라고 할 수 있다. 좀 쉽게 설명을 하자면 우리가 명절에 갈비를 재울 때 흔히 볼 수 있는 두껍게 근육에 붙어 있는 막이 표층근막이다. Fascia man이라는 그림을 보면 내복을 입은 사람이 내복 한쪽이 당겨져서 구겨지는 모습을 볼 수 있는데, 우리 몸에서 일차적으로 정렬을 만들어주는 근막이 얼마나 중요한지 쉽게 이해할 수 있다.

　이 천층근막 말고도 세포 하나하나를 싸고 있는 막도 근막이다. 사람이 뼈나 근육이 없이도 근막 만으로 지탱할 수 있다고 말할 정도로 정교한 근막 층 덕분에 우리가 살기도 죽기도 하는 것 같다. 최근 들어 일반인들조차 근막이라는 말을 많이 사용하고 있다는 것은 여러 가지 통증 치료 등을 겪으며 근막통증증후군 같은 용어를 의료진에게 많이 들어서일 것이다.

문제는 이런 근막의 통증이나 긴장도 때문에 림프가 잘 빠지지 못하고 부분적으로 체형의 변형이 오거나 살이 찌는 경우가 많다는 사실이다. 근막 위에 림프, 림프 위에 피하지방이 샌드위치처럼 붙어있어 만일 근막의 긴장이 올 경우 3쿠션으로 림프가 못 빠지고 살이 찌게 되는 현상이 흔하게 나타나기 때문이다. 따라서 살을 빼고 싶다면 반드시 근막의 이완이 필요하고, 생각보다는 물리적인 치료법으로 근막의 이완을 이뤄낼 수 있기 때문에 근막의 영역 역시 우리 뷰티테라피스트들의 몫이 되고 있다고 감히 말할 수 있겠다.

만일 근막 이외에 신체의 모든 구조물이 없다 하더라도 우리 몸이 원래의 형태를 유지할 수 있다고 한다. 근막은 신체의 정상적 형태를 보존시켜 주고 생명유지에 필요한 기관들이 제 위치에서 유지될 수 있도록 해준다. 또한 신체가 내외적으로 가해지는 역학적 스트레스에 단단히 견딜 수 있게 해준다. 근육, 뼈, 신경, 내장, 혈관 등에서 장기는 물론 세포 레벨에 이르기까지 근막으로 둘러싸여 있다.

근막은 표피층superficial, 심층deep, 최심층deepest으로 구분된다. 표피층은 진피dermis 바로 밑에 놓여 있는 근육을 싸고 있는 두터운 막이고, 심층deepest은 뇌와 중추신경계에 싸여 있는 두개천골계craniosacral system의 경막을 말하며, 세포 레벨에서의 근막은 세포간극을 형성하며 세포호흡과 배설 등에 중요한 기능을 담당한다.

−Myofscial Release, John F.Barnes

그러므로 근막의 손상이나 기능 이상은 통증뿐만이 아니라 다양한 기능장애가 발생하는 원인이 되며, 우리 몸 전체에 문제를 일으킬 수 있다. 평면적으로 늘어져 있지 않고 겹겹이 쌓여 있기도 한 각각의 장기를 둘러싼 근막은 장기들 간의 일정한 간격을 유지하여 마찰로부터 장기를 안전하게 보호한다. 근막은 체액을 보유하고 있어 림프와 혈액의 흐름을 좋게 하여 조직에 영양공급을 효율적으로 하게 한다.

이러한 전신적인 근막을 이완하고 정렬하게 하는 기법을 근막이완기법myofascial Release Technique이라 한다. 근막이 풀리며 이완이 되면 문제가 되는데, 이때는 우리 몸이 긴장을 풀고 세포 수준에서부터 정렬하게 된다(unwinding현상, 풀림현상). 어렵지 않은 테크닉으로 고객의 몸이 이완되어 반응하는 것을 보는 일은 정말 놀라운 체험이다. 따라서 향후 에스테틱 관리에서 근막이완과 두개천골요법이 차지하는 비중이 아주 커질 것이라고 예상된다. 근막을 이해하지 못한 뷰티테라피스트는 여러 가지 통증이나 체형이상에 적절히 대처하지 못한다. 부분적인 근육관리 정도에 그쳐 차원 높은 관리를 하지 못할 뿐만 아니라 고객이 원하는 진정한 릴랙싱을 이루어내지 못할 것이다. 근막이완기법은 미래를 준비하는 테라피스트라면 반드시 주목하고 공부해야 할 분야이다.

TIP

완전하고 깊은 이완(release) 상태의 풀림현상(unwinding)이란?

고객관리 중에 잠든 고객의 입이 갑자기 씰룩거리거나 팔이 푹 움직이고 다리가 고무줄이 풀리듯이 움직인다거나 하는 현상들은 모두 우리 몸의 근막체계가 이완되어 풀림현상이 나타나는 것이다. 근막이완기법이나 두개천골요법을 시술할 때 깊은 이완이 되면 깨어있는 상태에서도 이런 지속적인 풀림현상이 일어난다. 완전하고 깊은 이완이야말로 모든 테라피의 완성이다.

근막이완 기법은 소프트 티슈기법도 있고 하드하게 근막 층을 뜯는 리프트 기법이나 스킨롤링 같은 테크닉도 있다. 필요에 따라 상태에 따라 근막이완 기법을 쓰지만 그 효과에 따른 순환의 개선은 기대 이상이 될 수 있다. 또한 근막을 이해하고 나면 다양한 체형의 변화 특히 비뚤어진 체형등에 대한 임상을 비교적 쉽게 이루어낼 수가 있다.

사실 조금만 생각해보면 근막층보다 깊이 있는 근육관리보다는 근막에 접근하는 것이 훨씬 쉬운 일일 수도 있다. 근섬유가 모여 근다발이 되고 근다발이 모여 근육이 되고 근육은 모두 근막에 싸여 있으니 근막을 잘 관리할 수 있다면 전신적인 수분을 관리할 수 있어, 결국 순환을 이루어낼 수 있지 않겠는가.

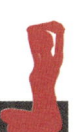

차세대 기술, CST 두개천골요법

에스테틱을 오래도록 해오면서 '인체와의 대화'를 쓴 어플레져 박사처럼 나 역시 기술보다 더 중요한 것은 intention이라고 믿게 되었다. 업종을 막론하고 능력이나 기술보다 더 중요한 것은 intention이다. attitude와 비교해보면 intention은 의지와 신념이며 intention 없는 attitude는 아무리 훌륭해도 영혼 없는 서비스일 뿐일 것이다.

근막이완이나 CST 그리고 장기이완 visceral manipulation 같은 테라피는 눈에는 잘 보이지 않아 믿기 어려운, 인체의 신비한 여러 가지 리듬과 맥락에 근거한 것이다. 현대의학으로, 혹은 해부학적으로 설명하기 어려운 것들이기에 오히려 그 가치가 크다고 생각한다.

오래 전 한 의과대학에서 해부학 박사를 모시고 해부 실습에 참여하게 되었다. 해부학 박사님은 두개골에 대해 설명하면서 우리에게(우리 실습생들은 모두 대학 혹은 대학원에서 강의하는 교수들이었다) 질문을 던졌다. CST에 대해 믿음이 있느냐, 정말 이 단단한 두개골 접합부가 움직이며 숨을 쉰다고 생각하느냐는 냉소적인 질문이었다. 실습에 참여했던 우리 모두는 당연히 "믿습니다"라고 대답을 하였고, 우리 자신도 그 믿음에 대한 확고함에 놀라게 되었다. 해부실에서 만나는 오래된 시체들의 두개골을 봐서는 당연히 이해가 되지 않는 상황일 것이다.

지금은 서양에서도 많이 믿고 받아들이는 경락을 믿지 못하던 시대가 있었고 인체의 순환을 혈액순환으로만 이해하던 시대가 있었으니 두개골의 호흡을 믿지 못하는 것도 당연할 것이다. 그러나 다양한 임상으로 점점 의료계에서도 받아들이고 있는 두개천골계의 리듬과 그로 인한 질병, 치유사례 등은 CST를 현대인의 다양한 증상들을 힐링할 수 있는 테라피로 인정하기에 손색이 없다.

내가 운영하는 코몽드 본원에서는 존경하는 나의 스승인 함인주 교수님을 모시고, 10년 전부터 두개천골요법을 교육하고 있으며 CST를 계속 전파하고 있다. CST를 대중화시키고 다양한 건강관리사들에게도 교육을 하고 있는 존 어플레져의 임상들을 우리도 많이 겪어왔다.

두개천골계는 수막이라고 부르는 3층(경막, 지주막, 연막)의 근막조직으로 되어있고 그 사이에 뇌척수액이 흐르고 있으며 뇌척수액의 출입을 통제하는 근막 내부 구조로 되어있다. 두개천골 조직이 몸 전체에 강력한 영향을 미치는 이유는 이 조직이 뇌하수체 및 송과체, 뇌와 척수를 둘러싸고 있기 때문이다. 뇌와 척수는 신경계를 통제하며 두개천골 조직은 뇌와 척수의 환경에 영향을 미친다.
—존 어플레져 '인체와의 대화' 중에서

어플레져 박사의 '인체와의 대화'에는 경추 부분을 절개한 수술 환자의 뇌수막 조직이 일정한 주기를 가지고 움직이는 것을 직접 목격한 내용이 나온다. 심장박동과는 전혀 일치하지 않는 분당 10회의 주기로 움직이는 모틸리티를 발견하고 바로 그것이 인체의 core라고 얘기한다.

앞으로는 에스테틱&스파에서 고객과의 소통능력이 가장 큰 변수로 작용할 것이다. 그 소통능력은 "rapport(라뽀)"가 형성되어야만 진정한 가치를 갖는다. 피로사회에서 심신의 위로를 얻을 수 있는 스파의 가치가 더없이 커질 것은 자명하다. 그렇기 때문에 CST의 가치는 더더욱 커질 것이다.

지난 10년간 CST를 교육해오면서 우리도 적지 않은 임상을 만들어 왔음에 자부심을 느끼며 몇 가지 임상을 공유해보기로 한다. 이러한 임상들은 우리뿐 아니라 CST를 시행하는 곳에서는 흔히 볼 수 있는 임상이다. 나는 이런 점에서 대체의학이 의미를 갖는 것이라 생각한다. 나의 확신과 선한 의지로 좋은 결과를 낼 수 있다면, 미래를 보고 열심히 하지 않을 이유가 없지 않은가

극심한 두통의 치료

CST는 알 수 없는 두통의 치료에 효과를 발휘한 임상이 많다. 나는 거꾸로 분만을 했다. 아들은 어릴 때부터 알 수 없는 극심한 두통을 호소했고, MRI까지 찍으며 검사를 해도 병명은 그저 편두통이었다. 정말 주기적으로 바닥을 데굴데굴 구를 정도의 통증이었는데 원인을 알 수 없다는 것이었다. 나는 태중에서 거꾸로 자리를 잡고 있던 아이의 다리를 잡아당기고 돌리고 하며 억지로 출산을 진행하는 과정에서 후두부와 척추골에 충격이 가해졌을 것이라 생각했다. 아들은 중학교 2학년때 전문 CST 치료를 종 5~6회 정도 받았다. 어린 나이에도 CST관리가 심신의 안정을 주고 릴랙스 된다는 말을 할 정도였고 그 이후 극심한 두통은 말끔히 사라졌다. 그러나 출산 시 먼저 나온 다리 한쪽을 잡고 돌리는 과정에서 문제가 되었다고 판단되는 우측 다리의 문제는 3세 때 첫 발현 이후 지속적으로 문제가 되었고, 가끔씩 이유 없는 족저근막염이 나타나고 있다. 뜻밖으로 출산 시 충격과 고통에 의한 아이들의 여러 가지 증상은 흔한 편이다.

주의력 부족 아이들의 학습능력 향상

집중력이 평균 이하로 떨어지고 주의가 산만하여 학습능력이 떨어지는 중학생 1명과 초등학생 1명은 같은 시기에 CST치료를 받고, 성적이 향상되고 집중력이 좋아지는 결과를 얻었다. 총 10~15세션 정도를 진행했고 학부모로부터 확실한 성적 향상이라는 피드백을 받았다. 이 모든 결과는 보이지 않는 것을 믿어준 학부모의 적극적인 의지 덕분이었다.

교통사고 후유증의 알 수 없는 두통 치료

가장 흔한 CST 임상으로 교통사고 후유증을 들 수 있다. 근막과 두개천골계에 가해진 상상 심상의 충격으로 근막의 정렬이 흐트러진 경우, CST 치료효과는 상상 이상이다. 외상이 없는 교통사고 후유증은 환자 자신만이 고통을 느끼는데다 오래도록 좋아지지 않아 더욱 고통스럽다. 필자 역시 교통사고 후유증으로 1년 정도 고생했는데, MRI로도 나오지 않는 두통의 원인을 정렬의 문제로 진단할 수 밖에 없었다. 지속적인 CST와 근막이완 등의 테크닉으로 빠르게 회복할 수 있었다.

이 밖에도 여러 가지 임상이 있으나 차세대 테라피 CST에 대한 여백의 미를 남기기로 한다. 림프드레니지, 근막이완, CST로 이어지는 순환의 황금 열쇠를 좀 더 깊이 이해하고, 기술을 연마하여 의학적으로 원인을 알 수 없는 여러 가지 증상들에 대하여 큰 도움을 줄 수 있는 뷰티테라피스트가 더 많이 생겨나기를 진심으로 바란다.

어플레져 박사가 말하는 Intention은 마음가짐, 의도 등으로 해석되지만 나는 '선한 의지'로 표현하고 싶다. 선한 의지를 신념으로 갖고 기술을 배우고 연마한다면 분명 차별화된 결과를 만들어내는 테라피스트의 손이 될 것이라 믿는다.

◆ CST 10 step protocol

1. 발에서 두개천골 리듬 촉진 still point 잡기
2. 천골이완(천골에서 still 요천관절이완, 천장관절이완)
3. 수평적 근막이완(흉곽입구/호흡횡격막/골반저근막/설골/후두저)
4. 전두골 리프트
5. 두정골 리프트
6. 접형골 가압/감압
7. 측두골 이완(이어풀/와블링/핑거 인 이어)
8. 측두하악 관절 이완
9. 경막관 싱크로나이제이션(동시화)
10. CV-4(제 4 뇌실 압박 이완)

-함인주교수 CST 교재 중에서

FAQ

아이들 틱(Tic) 장애도 두개천골요법으로 치유할 수 있는 영역인가요?

현장에서 많이 받는 질문이다. ADHD증상과 마찬가지로 틱 장애는 별다른 치료법이 없어 약물치료를 한다. 18세 이전에 주로 발병하며 ADHD증세가 함께 동반되기도 하여 치료가 어렵고 대체로 출산 시 미세한 뇌 기능의 장애로 인해 발생한다고 한다. 출산 시 태아가 받을 수 있는 다양한 해부학적 충격은 대체로 성인이 되면서 사라지기도 하지만 청소년시기까지 지속될 경우 아이도 엄마도 고통스럽기 때문에 CST치료법이 매우 효과적일 수는 있다. 다만, CST 치료법으로만 좋아진다는 확신은 매우 위험할 수 있으므로 아이와 엄마와 테라피스트가 중장기적인 마음으로 편안하게 임해야 한다고 본다. 최근 본원에서 손자의 틱 장애를 치료하기 위해 CST를 배우러 오신 여성분은 좋은 결과를 얻고 있다는 임상 결과를 주셨다.

두개천골요법의 부작용은 없나요?

CST의 대중화로 항간에서는 '부작용이 없다'라고 말하는 전문가들도 있지만, 일반적인 부작용으로 두통, 구토, 졸림증, 피곤함 등이 있다. 대체로 두개골의 리듬을 역행하거나 무리하여 리듬의 퀄리티가 나빠질 수 있고 전문 기술인들의 경우 불필요한 에너지 전송으로 부작용을 일으키기도 한다. 적어도 20시간 이상의 교육과 60시간 이상의 임상실습을 권한다.

CHAPTER 4

풀어야 할 문제들,
그리고 솔루션

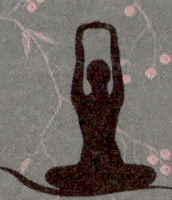

모든 것은 항산화로 향한다. 인간에게 있어 노화는 필연이다.
그러나 아름답게 늙어가는 것 바로 그것이 well ageing이다.
흐르는 시간을 잡기 위해 시간을 그냥 보내지 말라.

B e a u t y B i b l e 0 1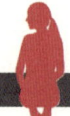

노화, 그 참을 수 없는 존재의 무게

자외선과 활성산소

인간이 무병장수할 수 있다면 얼마나 좋을까. 그러나 우리는 마치 태생의 이유가 죽음인 것처럼 새로운 세대를 위하여 어김없이 죽게 되어 있다. 이러한 생로병사의 진실은 인체를 이해하는데 아주 중요한 열쇠가 된다. 그 무서운 진실의 한가운데에 유해산소가 있다. 이번 장에서는 노화의 주범인 활성산소(유해산소, 자유기)와 자연적인 구원자인 SOD(항산화 효소)에 대해 알아보기로 하자.

활성산소Free radical, super oxide radical는 우리가 산소를 마시고 사는 한 그것에서 결코 자유로울 수 없는 생로병사의 악성 인자이다. 살아 있는 한 활성산소로부터 자유로울 수 없으므로 우리가 운명적으로 맞아야 하는 동반자일지도 모른다.

지구상의 질병 90% 이상이 활성산소로부터 야기된다고 알려져 있다. 이 활성산소는 우리가 숨을 쉴 때 들이키는 산소와는 전혀 별개의 강력한 파괴력을 지닌 킬러이다. 그러나 역설적으로 우리가 숨을 쉬고 있는 한 활성산소가 1~3%는 만들어진다 하니 활성산소로부터 자유로울 수 없는 것이 인간의 운명이며 자연의 법칙이다. 인간은 죽을 수 밖에 없는 것이다. 이 킬러는 일정한 부분까지는 생물체 내의 바이러스나 세균을 죽이는 일을 한다. 그런데 그 좋은 일을 하고 남는 잉여산소가 문제인 것이다. 남아도는 활성산소들은 즉각적으로 정상세포를 공격한다. 근본이 불완전한 산소이기 때문에 쉽게 주변의 것과 결합하려는 성질을 갖기 때문이다. 세포 내로 침투하는 활성 산소는 DNA를

자료 5   활성산소와 물분자 파괴

공격하여 돌연변이 세포를 만들어버리니 이 또한 암의 원인이다.

　활성산소의 생성 원인은 여러 가지이지만 그 중에서도 자외선이 일등 공신이다. 자외선이 피부에 침투하지 않는다면 얘기는 달라지겠지만 침투하는 것이 문제이다. 피부에 침투한 자외선은 72시간 동안 우리 몸속에 살면서 활성산소를 만들어낸다. 그런데 우리 몸이 60~70%가 물로 만들어진 수분덩어리인 것도 문제이다. 육각형의 형태로 존재하는 수소 원자 2개와 산소 원자 1개의 결합 상태인 물이 자외선의 공격으로 수소 원자를 잃게 되어 비정상적이고 불완전한 상태가 되어 OH 혹은 H 혹은 O 등으로 분열되면서 제각각 짝을 찾기 위해 분주해진다. 즉 공격성을 갖게 되는 것이다. 이렇게 불완전한 분자는 이웃들을 사정없이 공격하며 완전해지려고 하지만 완전해지지도 못하면서 연쇄반응을 일으켜 무서운 파괴력을 갖게 된다. 이 과정이 바로 우리가 말하는 산화 과정이다.

이러한 전쟁이 일어나는 곳이 진피결합조직 안이라면 근원적인 수분과 탄력의 원천인 진피가 과 산화되어 탄력을 잃고 노화가 진행될 뿐만 아니라 더 나아가서는 세포의 변이로 말미암아 암세포가 발생하게 된다. 이러한 체인 반응의 한 예가 암세포의 전이다. 더욱더 무서운 것은 그 누구도 활성산소로부터 자유로울 수 없다는 것이다. 그대로 받아들이기에는 억울하지만 활성산소를 효과적으로 억제하여 무서운 질병에 걸리지 않도록 노력하는 것이 중요하다. 노화가 피할 수 없는 현실이라면 조금이라도 젊음을 유지하고 아프지 않고 살기 위해서는 면역력을 키우는 것이 매우 중요하다.

활성산소를 무력화하는 항산화효소, SOD(Superoxide Dismutase)

우리 몸 구석구석의 다양한 대사활동에 없어서는 안 되는 것이 효소이다. 효소는 어떠한 것이든 간에 반응을 만들어내는 중요한 매개체로 대사 과정에서 필수적으로 사용되는 감초이다. 다만 효소 종들은 일정한 양을 가지고 있어서 노화가 진행되면서 서서히 소진되는 것으로 알려져 있다.

활성산소를 무력화하는 효소는 SOD라 불리는 항산화 효소이다. 이 효소는 세포 내 소포체에서 만들어져 산화를 주도하는 활성산소를 중화시킨다. 사람에게는 500만 개 정도의 SOD가 있어 우리 몸을 지켜주고 있다. 다만 이러한 SOD가 제 양을 다 쓰고 나면 더 이상 나오지 않는다는 것이 문제이다. 따라서 어릴 때부터 산화에 노출되거나 기름기가 많은 음식을 많이 섭취하거나 하여 SOD를 많이 사용하면 그만큼 활성산소의 위험에 빨리 노출된다. 에너지 조효소로 잘 알려진 코엔자임 Q10(유비퀴논) 같은 효소도 30세를 전후하여 현격히 줄어든다는 것은 우리 모두 알고 있는 사실이다. SOD의 대표적인 것으로 카탈라아제, 글루타치온, 트랜스페린 등이 있다.

우리는 모두 25세부터 노화가 온다고 알고 있다. 그런데 그 이유에 대해 깊이 생각해 보지 않는다. 우리는 피부를 다루는 사람들이기 이전에 인체를 깊이 이해하고 있어야 한다. 피부는 생체활동의 중요한 대변인 역할을 하는 기관이기 때문이다. 나의 견해로는 이러한 노화 시작의 연령이 25세 전후라면 개인 차가 아주 심하다는 점에서 SOD와의 상관관계가 중요할 것 같다. 물론 세포내 염색체의 꼬리인 텔로미어*의 단축 같은 노화예정설도 중요하지만 인간에게서 SOD가 점차 소멸되기 시작하는 시점도 그쯤이 아닌가 생각된다. 항산화효소가 줄어드는 반면 화학적·물리적 자극은 갈수록 심해지고 스트레스가 심해지는 성인이 되면서 활성산소는 무한대로 증가한다. 이런 점에서 볼 때 우리가 무심코 말하고 있는 영양학적인 문제나 공해나 스트레스가 인간에게 미치는 영향은 실로 지대하다는 것을 알 수 있다.

* **텔로미어 이론**
텔로미어란 막대기 모양의 염색체 양끝에 있는 DNA다. 텔로미어는 세포 분열과 함께 길이가 점점 짧아진다. 세포분열의 여유가 있느냐 없느냐는 결국 텔로미어의 길이에 달려있어 노화와 수명의 지표로 삼을 수 있다. 이 텔로미어의 길이는 암세포의 경우는 반대로 점점 길어진다는 데에 매우 큰 의미가 있다고 할 수 있다. 그래서 암세포는 엄청난 세포분열을 하고 무자비하게 커질 수 있으며 한 번 생겨나면 없애기가 어렵다. 그러므로 정상세포에는 텔로미어가 짧아지게 하는 효소를 억제하고 암세포에서는 반대로 텔로미어의 길이가 길어지는 효소를 억제하는 것이 인간의 수명을 연장하는 방법일 것이다.

활성산소를 야기하는 요인들
●

화학적인 자극은 무엇을 뜻하는가. 주로 먹는 음식에서 야기되는 것들이다. 가공식품에 첨가되어 있는 각종 첨가물들과 잔류 농약, 의약품의 과다복용(대표적으로 항생제) 등은 활성산소를 만들어내는 주범이다. 어렸을 때 과식이나 소화가 어려운 기름진 음식 등을 지나치게 섭취할 경우 상상할 수 없는 SOD의 과소비를 가져와 암이나 기타 질병에 노출된다.

가만히 살펴보면 사람의 침에서 가장 먼저 탄수화물을 분해하는 아밀라아제가 나오는 이유는 탄수화물을 빨리 분해하여 포도당의 상태로 만들어야 ATP 생산을 빨리 할 수 있기 때문이며, 그 다음에 위에서 단백질을 분해하는 펩신이 나오고 소장에 가서야 지방을 분해하는 리파아제가 분비되는 것만 보아도 지방분은 소화하기가 어렵다는 것을 말해준다. 우리 몸에서 효소가 분해할 수 없는 화학성분이나 색소 등은 효소가 없다 보니 SOD가 출동하여 분해하는 일을 대신한다. 이 때문에 올바르지 못한 식습관(인스턴트류와 여러 가지 기호식품들)이 SOD의 과소비를 부르는 것이다. 오늘 무심코 먹는 음식이 생명을 단축시킬 수도 있다는 사실은 정말 섬뜩하다. 알코올이나 담배 같은 무수한 화학물질의 복합체는 더욱더 그러하다.

대표적인 물리적 자극은 산화 요인인 자외선과 X-ray, 수술, 다양한 열 등이다. 자외선을 비롯해 침투하는 열을 차단해야 하는 가장 큰 이유는 활성산소로 인한 피해를 줄이기 위함이다.

마지막으로 우리가 조절하기 어려운 정서적·정신적 자극이 있다. 정서적인 쇼크로 인한 심혈관계의 급 수축 이완 등은 활성산소를 일으키는 주범으로 면역체계의 교란을 가져와 각종 질병을 초래한다. 대표적인 것으로 부종을 들 수 있다. 48시간 이상 지속되는 부종은 결코 간과할 수 없는 중요한 증상이다. 분자가 거대한 단백질을 수송하는 중요한 기관이 림프인 만큼 림프계의 고장으로 단백질이 48시간 이상 수송되지 못하면 체액에 머물고 있는 단백질이 산화하여 변성이 되고 단백질을 사랑하는 수분과 결합하여 셀룰라이트를 형성하는 등의 문제가 생겨나기 때문이다. 결합조직에서 림프로 유입되는 체액의 소통이 제대로 되지 않고 심장으로부터의 혈액 유입이 많아지면서 세포외액이 늘어나고 상대적으로 통통하던 세포가 쭈글거리며 수분이 줄어들어 생기는 부종은 모든 질병의 시작이다. 이때 많아지고 더러워진 체액 때문에 질식하기 직전인 세포가 과도하게 regeneration(세대교체)되는 것이다. 그런 과정에서 강력한 산화를 겪는 정상 세포들이 암세포가 되기도 한다.

　면역을 담당하는 T-cell과 그의 조력자 역할을 하는 NK세포(자연식세포) 등은 정상적인 면역체계를 가진 사람에게 자연치유를 하게 하는 중요한 세포이다. 특히 암세포를 사멸시키는 NK세포는 나쁜 세균이나 바이러스 한 개와 싸우는 T-cell에 비해 많은 세균을 상대한다 하여 활발히 연구되고 있다 하는데, 이 NK세포를 망가뜨리는 주범 역시 스트레스로 알려져 있다. 결국 과도한 스트레스나 쇼크 혹은 만성적인 스트레스가 활성산소와 암의 가장 큰 주범인 것이다.

• TIP •

백혈구 완전히 마스터하기

1) 과립구
- 호중구(호중성 백혈구): 식균작용을 하며, 염증과 관련된 화학물질(혈관확장제)을 방출, 화농시켜 상처회복.
- 호산구: 기생충과 알레르기 감염에 관여.

2) 단핵구(monocyte)
혈액 내에서는 식균작용을 하며, 조직 내에서 대식세포로 변환. 혈구 중 가장 거대세포.

3) 림프구
- B세포(B cell/ B lymphocyte/ B 림프구): 골수에서 생성되며 항체형성. 외부에서 들어온 항원이 B세포의 세포막에 결합되면 형질세포(plasma cell)로 변형. 항원을 보조 T세포에 전달.
- 도우미 T 세포(helper T cell): B세포, 세포독성 T세포, NK세포, 대식세포 등을 활성화시키는 물질 분비.
- 세포독성 T 세포(killer T cell): 바이러스에 감염된 세포, 암세포, 이식된 세포의 세포막 표면에 형성되어 있는 항원과 결합한 후, 해당 세포를 직접 파괴.
- 억제성 T 세포(suppressor T cell): B세포와 세포독성 T세포의 활성을 억제.
- NK 세포(NK cell, natural killer): 바이러스에 감염된 세포와 암세포에 직접 작용하여 파괴.

4) 기타
- 형질세포(plasma cell): B세포가 면역반응에 의해서 활성화된 후 형질세포로 변하며 항체를 합성하여 분비. 대개는 조직 내에서 발견.
- 비만세포(mastocyte): 조직 내에 흩어져 있는 세포로서 항원E와 결합하여 히스타민과 같은 물질을 분비.
- 대식세포(macrophage): 단핵세포가 조직 내로 들어와 변형된 세포. 많이 먹는다 하여 대식세포. 외부 침입자나 균을 식균, 포획 후 사멸. helper T에게 항원을 전달하는 기능을 수행. 활성물질을 다량 분비. 섬유아세포 등의 활성화.

> ## FAQ
>
> **목이 마르지 않으면 물을 마실 필요 없다고 하는데, 사실인가요?**
>
> 이 문제는 갑론을박, 항상 의견이 분분한 문제다. 하지만 나는 활성산소와 물 분자에 대한 이해를 하면서 이 같은 의견에 일침을 가하고 싶다. 기본적으로 목이 마르다는 것은 이미 세포가 수분을 잃고 쪼글거린다는 의미이고 목이 마른 상태에서 물을 마신다는 것은 이미 산화가 일어난 후에 물을 마시는 것으로 사후 약방문인 것이다. 목이 마르면 물을 마시면 된다는 이론을 펴는 사람이 의사라 해도 나는 반대이다. 목이 굉장히 마른 상태에서 벌컥벌컥 마시는 물이 갈증을 빨리 해소하지 못하는 이유는 세포 내로 수분이 공급되기 어렵다는 뜻이다. 즉, 바짝 마른 화분에 물을 주면 화분의 흙이 물을 서서히 흡수하지 못하고 넘쳐버리는 것과 같은 이치이다. 오히려 부종이 올 수 있다.

에스테틱과 항산화, 노화 예방 보험

직접적으로 피부를 만지는 우리 에스테티션에게 항산화가 정말 중요한 부분이긴 하지만, 상대적으로 여러 가지 눈에 보이는 증상에 비해 소홀히 다루어지고 있는 것이 사실이다. 화장품만 해도 주름 개선, 미백, 여드름 개선 등의 눈에 보이는 결과를 주는 화장품의 판매가 활발한 편인데 비해 항산화나 anti-stress 컨셉트의 제품이나 스파 프로그램은 상대적으로 판매가 덜 되는 것을 많이 볼 수 있다. 이미 증상이 피부에 나타난다는 것은 상당히 진행되었다는 증거이므로 고객들이 평상시에 노화에 대하여 많은 대비를 하도록 조언해야 한다.

    화장품과 에스테틱의 본고장인 프랑스의 스킨&보디 프로그램을 자세히 들여다보면 전체적으로 항산화, 노화 방지anti-ageing에 초점이 맞추어져 있음을 볼 수 있다. 피부에 나타나는 문제보다도 그 문제를 초래하는 원인에 더 중점을 두는 것이다. 스파 프로그램의 가장 큰 목적은 릴랙세이션이다. 스트레스와 공해 등으로부터 자유로울 수 없는 현대인들에게 휴식과 안정을 제공하는 것이야말로 뷰티테라피스트들이 제일 중요하게 생각해야 할 부분이다.

활성산소나 항산화 효소 등의 이론이 활발하게 논의되기 시작한 것은 1980년대에 들어서였다고 한다. 1990년대 초반에 화장품을 많이 취급하며 교육했던 나는 그 당시 활성산소에 대한 자료가 부족하여 교육하기에 힘들었던 기억이 난다. 사람의 질병을 다루는 임상의들이 눈에 보이지 않는 활성산소에 대해 주장하는 생화학자들의 말을 믿지 못했을 정도이니 일반인들의 경우는 더했을 것이다.

스킨케어나 보디케어의 궁극적인 목적은 노화 예방을 통해 건강한 삶을 영위하는 것이다. 당장 눈에 띄는 결과보다는 고객의 10년 뒤의 건강과 피부를 책임지는 자세로 진지하게 고객관리에 임할 때 고객감동이 만들어지고 장기고객이 된다는 사실을 잊지 말아야 한다. 그래서 에스테틱 관리는 유지관리 maintenance 인 것이다.

• TIP •

지구상에 존재하는 가장 강력한 SOD 대체물질, 피크노제놀(Pycnogenol)

피크노제놀은 프랑스 남부 해안가의 소나무에서 추출하는 성분으로, 비타민E의 50배, 비타민C의 20배 효능이 있는 것으로 알려져 지구상에서 가장 강력한 항산화제로 평가받는다. 소나무가 사계절 내내 모진 비바람과 눈보라를 견디며 자신을 지키려 내뿜는 항산화 물질인 만큼 그 힘은 엄청날 것이다. 바다 깊은 곳에 사는 해조류가 만들어내는 항산화 물질도 마찬가지일 것이다. 21세기형 화장품은 (의약품은 더욱 그러하겠지만) 항산화 성분이 포함된 제품이 각광을 받을 것이다. 항산화 물질은 프리래디컬 산화의 고리를 부수고 세포 상태를 정상화하는 물질로, 일반적인 영양물질과는 전혀 다른 것으로 보아야 한다. 홍삼, 산삼, 영지버섯, 상황버섯 등에 다량 함유되어 있는 유기게르마늄(GE-132) 성분이 영양물질이 전혀 아니면서 화장품이나 건강식품으로서 항산화 기능을 강력히 수행하는 것도 바로 그 이유에서이다.

BeautyBible 02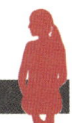

생애관리의 최종 목표, 항산화와 Well Ageing

전 국민의 30% 이상이 암환자. 고객도 암환자가 늘고 있다. 암(cancer)을 이기는 것이 바로 항산화의 종착지일 것이다.

●

이제 암환자는 우리 주변에서 어렵지 않게 볼 수 있다. 보험회사 광고 문구에서도, 여러 지표에서도 암환자가 전국민의 30% 이상이라고 한다. 물론 과도한 조기발견이 원인일 수도 있겠지만 암은 이제 우리가 터부시할 질병이 아니라는 얘기이다.

 필자도 얼마 전 갑상선암 수술을 받았다. 갑상선암을 접하면서 겪었던 여러 가지 감정적, 신체적 상황들은 내가 이 직업을 가진 것이 얼마나 감사한 일인지를 깨닫게 해주었다. 내가 운영하는 에스테틱의 고객 중에도 암수술 후의 환자들이 많다. 이제까지 가까운 사람들이 암을 이겨내는 과정을 본 적이 없었던 나는 그저 고객들의 마음을 머리로만 이해한다고 생각했던 것 같다. 내 스스로 암을 경험하기 전에는 암 수술 후의 환자가 오면, 혹시 암이 재발했다고 클레임을 걸지 않을까 걱정이 되기도 했다. 우리에겐 책임이 없다는 "관리 동의서" 형식의 문서를 만들어두기는 했다. 하지만 고객들에게 차마 내밀지 못한 것이 사실이다. 지금 생각하면 얼마나 미안한 일인지 모르겠다.

 암수술 후 환자들의 공통적인 심리상태는 항산화를 위해 식생활을 개선하고, 규칙적인 운동을 통해 삶의 질을 높이려 한다는 것이다. 또한 자신을 위한 힐링에 투자를 아끼지 않는다. 수술 부위의 관리나 통증의 정도에 따라 마사지나 스파에 대한 욕구가 많아지며 지속적으로 관리받기를 원한다. 즉 인생에 있어 투자하고 우선가치를 두는 분야가 달라지고 그 욕구가 대단히 크다는 것이다. 수술 후 환자들의 삶의 질은 항암 치료과정이 있느냐 없느냐에 따라 크게 달라지지만 대체로 전에 없던 다양한 증상들을 겪게 된다. 실제로 담당 의사와 긴밀한 관계를 유지하는 것이 쉽지 않으므로 언제나 찾아가서 상담할 가까운 곳의 주치의가 절실하다. 의료적 측면뿐 아니라, 식생활을 포함한 다양한 분야의 치유가 필요하기 때문에 진정성 있는 테라피스트가 필요한 것이 사실이다.

미국 암의학회에서도 수술요법이나 항암치료 이외에 마사지테라피나 푸드테라피 등 암을 극복하는 다양한 테라피를 활용하여 통합적인 치료를 해야 한다고 밝히고 있다. 의학계에서 마사지테라피를 암치료의 한 방법으로 인정했다는 사실은 매우 고무적이다. 내가 바라보는 미래의 에스테틱&스파는 통합의학의 차원에서 반드시 한 영역을 확고하게 차지할 것이다.

암수술 환자에게 뷰티 이상의 힐링, 혹은 테라피로 접근을 하려면 3대 여성 암인 갑상선암, 유방암, 자궁암 등에 대한 정보를 많이 가지고 있어야 한다. 식생활부터 트리트먼트까지 좋은 정보를 공유하고 도움을 주며, 병원에서는 할 수 없는 다양한 터치를 해주어야 할 것이다. 단, 우리는 암을 케어하는 것이 아니라, 마사지나 테라피를 통하여 심신의 안정, 통증 완화 등의 결과를 만들어 '삶의 질'을 높여주는 역할을 하는 것이다. 즉, 환자에 대해 크게 하는 일은 없지만, 어떤 면에서는 큰일을 해내는 것이다.

테크닉적으로는 수술 부위의 유착이나 경화를 근막이완 등의 테크닉을 통하여 완화시켜주는 것이 매우 중요하다. 또한 수술로 인하여 파괴되고 청소된 림프절이나 림프채널 때문에 생기는 부종이나 피부 변화를 많이 느끼는 환자들에게 테라피스트로서의 상담과 케어가 필요하므로 그 역할을 우리가 해줄 수 있을 것이다. 에스테틱과 테라피는 장기에 비유하면 "허파"이다. 숨쉴 곳이 필요한 환자들에게 몸과 마음을 힐링할 수 있는 방법은 홀리스틱 케어 뿐이다.

FAQ

암 수술 후 5년이 지나지 않은 환자에게 마사지나 케어가 가능한가요?

이 질문은 내자신도 나에게 많이 자문하고 고민하는 문제였으나 여러 의사들에게 질문한 결과, 답은 "해도 된다"이다. 의사들은 마사지 정도로 암이 퍼진다고 생각하는 것 자체를 이해하지 못한다. 만에 하나 림프 드레니지나 혈액순환을 통하여 암세포의 전이가 일어난다 하더라도 매우 희박하고 그 보다는 터치와 마사지를 통한 힐링의 효과가 훨씬 긍정적이고 위안을 주기 때문에 오히려 마사지를 권한다. 또한 여러 가지 대체요법이 체온을 올리고, 체온이 올라가면 면역기능이 향상되기 때문에 오히려 긍정적이다. 다만 수술 회복이 확실히 된 후라야 할 것이다.

BeautyBible 0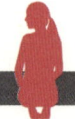3

미완의 과제, 미백

몇 년 전 친한 프랑스 고객을 관리하고 나서 '피부가 밝아졌다'고 칭찬한 적이 있다. 그런데 그녀는 황당하다는 듯이 웃으며 그건 칭찬이 아니라 욕이라 말하던 기억이 생생하다. 우리나라 여성에게는 피부가 희다는 것이 칭찬인데 서양인들에게는 욕이라니, 참으로 재미있는 일이 아닐 수 없다.

동양인은 서양인에 비해 상대적으로 잡티나 색소침착에서 자유롭지 못하다. 문화적인 이유도 있고 인종적 열등감도 자리하고 있다고 생각한다. 동양인에 비해 상대적으로 색소침착이나 주근깨 등에 자유로운 백인들의 생각은 사뭇 다르다. 건강의 상징인 멜라닌의 양이 적다는 것은 오히려 그들에겐 열등감이다. 피부암에 걸리기 쉬운 백인들이 태양을 두려워하기보다 오히려 태닝을 하려고 애쓰는 것을 보면 우리가 흰 피부가 아닌 것이 오히려 다행이라는 생각이 든다.

과거 프랑스 화장품을 수입하던 때 브랜드 담당자의 말을 잊을 수가 없다. 말레이시아, 홍콩, 한국의 수입사들이 미백 제품을 너무 잘 팔아주어 프랑스에서는 생산할 수 없는 미백 성분이 함유된 크림을 오로지 동양을 위해 만든다는 것이다. 피부 면역에 관여

박정현의
뷰티바이블

하는 멜라닌 형성세포의 생성을 억제하는 미백 제품이란 결국 피부에 좋을 리가 없지 않은가.

우리는 태어날 때부터 멜라닌의 양이 결정되어 있다. 흑인은 흑인대로, 황인종은 황인종대로, 백인은 백인대로 타고난 멜라닌의 양이 있다. 이러한 점에서 보면 멜라닌 세포의 숫자는 비슷한데 멜라닌의 양이나 품질이 다를 뿐이라는 진리를 받아들이기가 쉽지 않다. 멜라닌을 먼저 이해해야만 미백이나 색소침착을 잘 이해할 수 있을 것이다. 이번에는 동양여성들의 영원한 로망인 미백에 대해 알아보자.

멜라노사이트(멜라닌 세포)는 표피 기저층에 존재한다. 먼저 그 생긴 모양을 잘 살펴보면 마치 불가사리 같이 수지상으로 생긴 것을 볼 수 있다. 세포의 모양은 그 태생의 목적에 따라 다 다르게 생겼다고 할 수 있다. 멜라노사이트는 세포막에 MSH 수용기를 가지고 있다. MSH는 멜라닌 생성자극 호르몬으로, 여러 가지 원인의 자극으로 말미암아 뇌하수체로부터 발생 혈액을 타고 돌다가 기저층의 멜라노사이트의 세포막에 있는 수용기가 MSH를 받아들여 멜라노좀(멜라닌 입자)을 만들어낸다. 멜라닌이 존재하는 이유는 피부를 보호하기 위한 자가 보호 능력 때문이다. 오징어가 다급할 때 자신을 보호하기 위해 뿜는 천연색소가 바로 우리 동양인이 가지고 있는 유멜라닌eumelanin인 것도 설명이 될 수 있겠다. 자외선을 받으면 생성되는 멜라노좀이 주변 각질세포와 연결되어 있는 촉수를 통해 이동하여 각질세포에 자리 잡는데, 이는 세포를 보호하기 위해서이다. 이 멜라닌의 양이 부족하고 면역기능이 떨어지는 사람의 경우 태닝이 되지 않고 burn cell이 되어 화상이 일어난다. 주로 흰 피부에 잘 발생하며 바로 멜라닌의 양이 부족하기 때문에 생기는 현상으로 설명할 수 있겠다.

황인종의 경우 멜라노좀을 받아들인 각질세포가 각질층까지 올라오면서 일부는 소멸되고 일부가 남아 올라오다 보니 여러 가지 균일하지 못한 색소침착에 더 시달리게 된다. 색소침착의 원인은 아주 많다. 호르몬으로 인한 임신성 기미chloasma부터 염증 후 색소침착PIH을 포함하는 잡티pigmentation까지 다양하다. 색소침착을 미백관리나 필링으로 치유하려는 것은 각질층을 벗겨내고 새로운 세포를 재생하려는 것이나, 임상적으로 필링 같은 방법으로 색소침착이 좋아지는 경우는 흔치 않다는 것을 경험이 많은 에스테티션들은 다 알고 있다. 그렇다면 색소침착 중에서 임신성 기미를 제외하고 우리가 다양하게 만나는 잡티형 색소침착들을 어떻게 이해할 것인지 정리해 보자.

TIP

UV광선의 이해

UV광선을 이해하기 쉽게, 그리고 암기하기 편하게 아래와 같이 표현해보았다.
UVA는 TAN을, B는 Burn을, C는 Cancer를 유발한다. UV도 광선의 길이와 피부 자극은 반비례한다. 따라서 가장 짧은 광선인 C는 피부암을 유발할 정도로 강력하다. 그렇다고 A나 B가 피부암 유발과 관계없는 것은 아니다. UVB 역시 UVA의 태닝을 촉발하므로 B 없이 A 혼자 태닝을 하기 어렵다. 인공선탠기에서 태닝을 한 경우와 달리 여름 휴가지에 자연광선으로 태닝을 했을 경우 태닝이 그 다음까지 오래 피부에 남아 있는 경우만 보더라도 쉽게 이해할 수 있겠다. 결국 자외선은 모두 상호협력관계로 피부에 영향을 미친다.

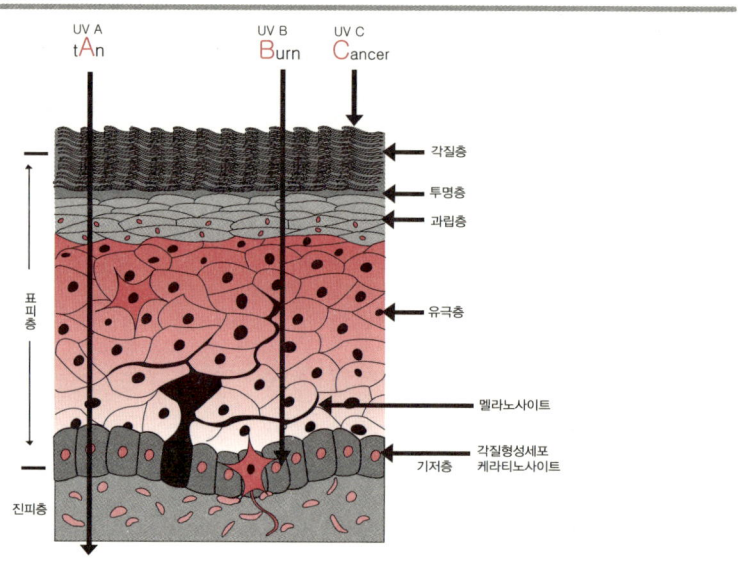

자료 6 자외선과 피부흡수

흡수되는 자외선의 열감과 수분 부족의 관계

자외선은 피부에 흡수된다. 이 불변의 명제는 여러 가지 면에서 철학적으로 우리에게 답을 주는 진리이다. 자외선 없이는 우리 인간은 근골격이 자랄 수 없고 또 이 자외선 때문에 우리는 죽게 된다는 진실에 접근하기 때문이다. 만물을 생장시키는 자외선이 결국 우리를 노화와 죽음에 이르게 한다는 사실을 깨닫는 순간, 우리는 노화를 막기 위해서가 아니라 건강하고 아름답게 늙어가기 위한 노력을 하는 것이라는 사실을 깨닫게 된다.

피부로 흡수된 자외선은 평균 72시간 정도를 피부에 머물면서 엄청난 파괴를 진행한다. 진피 산화과정의 주범인 자외선은 탄력섬유인 엘라스틴을 파괴하는 엘라스타아제라는 효소를 자극하고, 이 엘라스타아제는 한 번 망가지면 복구할 수 없는 엘라스틴을 파괴한다. 콜라겐도 마찬가지이다. 콜라게나아제에 의하여 파괴되고 광 노화에 의한 주름이 생기게 된다. 이렇게 산화과정이 진행되면서 60~70%가 수분으로 되어 있는 인간의 체내에서 일어나는 일 중에 가장 위험한 것이 바로 물 분자의 파괴이다. 물 분자는 자외선으로 인해 탈수소 현상을 겪으며 지속적으로 파괴된다. 즉 우리 몸은 수분을 잃게 되는 것이다. 상식적으로 생각해 봐도 열을 상쇄하는 것은 수분인데, 수분이 부족한 사람은 이 역할을 잘 수행하지 못함은 당연한 일일 것이다. 기미나 색소침착이 건성피부에 많이 나타나는 이유를 생각해 볼 필요가 있지 않을까. 따라서 표피의 수분도가 떨어지고 진피에도 수분이 부족한 다양한 건성피부의 경우 더욱더 주의를 할 필요가 있으며, 수분을 끊임없이 섭취하여 자외선에 의한 수분 파괴를 통한 산화를 조금이라도 막아야 할 것이다.

세포의 자살, 살기 위해 죽는다(apoptosis)

태양 앞에 서기 두려운 여인, burn에 대한 두려움, 30대 이상의 여성이면 누구나 갖게되는 두려움이다. UVB에 의해 피부에 burn이 일어났을 때 우리는 대부분 피부가 붉어지고 열이난다 생각을 하게된다. 하지만 전문가라면 좀 더 깊이 알고 대처해야 할 것이다. 우리 인체는 작은 우주이고 인체를 이루는 가장 작은 단위인 cell(세포)은 또 하나의 우주이다. burn을 세포로 이해한다면 burn이 일어났을 때 피부를 차게하고 수분을 주기 위하여 감자를 갈아 붙이거나 오이 팩을 하는 행위가 아무 의미가 없다는 것을 금방 알게 될 것이다.

표피세포의 경우에도 burn cell이 생기게 되면 피부에 burn이 생기게 되는 것이다. burn이 자외선 B에 의해 생긴다는 것은 파장이 짧고 강력함 힘을 가졌기 때문인데, 세포를 들여다보면 세포가 쭈글쭈글하고 붉어져 있는 것을 볼 수 있다고 한다. 즉 burn은 결국 burn cell이 생겼기 때문이고, 이 세포들은 수분을 잃고 쭈글쭈글해지다 보니 열감을 식혀줄 물이 없게 된 상태에서 심각한 산화를 진행하게 된다. 일단 산화가 진행된 세포는 다시 정상화될 수는 없다. 이때 암세포로 변하는 것이 두려워 세포가 자살을 선택하게 되는 경우, burn cell은 약 3일 정도의 시간이 소요된다. burn이 가라앉고 피부가 정상이 되는 시간이다. 자살을 선택한 세포는 ATP를 과다 생산하면서 암세포로 가지 않기 위해 자살을 하고, 이런 현상을 아포토시스apoptosis라고 한다. 만일 정상적인 아포토시스가 일어나지 않을 경우 암세포가 되는 것이다.

서양인들은 여름 바캉스가 길다. 긴긴 바캉스를 떠나기 전에 그들이 반드시 하는 것은 대대적인 각질 제거이다. 휴양지의 유명 스파에 가면 꼭 마련되어 있는 프로그램이 전신 엑스폴리언트이다. 이 과정은 우리처럼 때를 미는 문화를 가지고 있는 사람들에게는 필요치 않지만 샤워 문화를 가지고 있는 서양인들에게는 다갈색의 고운 태닝을 위해 반드시 필요하다. 노화각질과 색소침착과의 관계는 아주 깊다. 피부에 노화각질이 군데군데 남아 있으면 단백질의 특성상 노화각질이 있는 부위에 수분이 부족한 형태가 되고 멜라닌이 착색되기 쉬운 상태가 되기 때문이다. 자외선을 받기 전에 노화각질 정리가 잘 되어 있어야 하는 이유이다.

반면에 우리나라 여성들처럼 과도하게 각질 제거를 하면 자외선의 침투를 막는 역할을 하는 정상 각질층이 약화되면서 보습인자를 잃게 되어 수분과 각질이 모두 부족한 상태가 된다. 이 경우는 태닝이 일어나기도 전에 화상이 일어나 피부가 붉어진다. 단적으로 표현하자면, 색소침착 피부에서 가장 필요한 것은 표피가 가지고 있는 건강한 각질층의 두께이다.

이렇게 붉어진 피부는 자외선으로 인해 탈수가 일어나고 있는 것이고, 수분 부족으로 인해 몸속에 들어온 열을 감당하지 못하며 염증성 홍반의 문제를 일으킨다. 보통 화상을 입었을 때 약 3일간 화끈거리다가 각질이 벗겨지는 경험을 하는데, 얼굴의 경우 지속적인 탈수와 열감으로 색소침착이 오기 쉽다. 화학적 필링보다도 열을 이용하는 기계적 필링이 PIH Post Inflammatory Hyper pigmentation 의 부작용이 더 많은 것도 같은 이유이다. 어떤 이유로든 열을 사용하여 피부에 지속적인 자극을 주면 수분 손실과 보호층인 각질층의 무력화로 피부 자생력이 뛰어나지 못한 경우 홍반에 의한 염증 후 색소침착이 일어난다. 그러므로 각종 레이저시술은 아무리 그 효과가 훌륭하다 하여도 건성피부, 특히 감작성인 모든 피부에는 적절치 못한 관리이다. 정상피부이거나 지성피부처럼 피부보호 기능이 좋은 경우만 효과를 기대할 수 있다.

미백(brightening)의 진정한 의미와 필링(Peeling)

미백이라는 말을 있는 그대로 보면 백색피부를 만든다는 것인데, 이것이 얼마나 말도 안 되는 것인지는 우리 모두가 잘 알고 있다. 흑인의 피부가 미백될 수 있다고 믿는다면 그것은 하이드로퀴논의 엄청난 부작용을 잊고 있는 것이다. 하이드로퀴논의 미백 기능은 흑인이 고무장갑을 오래 끼고 있다가 탈색된 것에서 발견되었다고 한다. 탈색을 일으키는 것 자체가 엄청난 부작용이라는 것을 잘 알 수 있다.

  선천적으로 멜라닌의 양이 많거나 혹은 과립층에 황을 함유한 케라토히알린이 많은 경우 피부색이 검거나 탁해 보이는데, 이를 바꾸는 것은 불가능하다. 글로벌 화장품 브랜드의 미백라인은 오로지 동양여성을 위해 만들어지고 있다고 해도 과언이 아니다. 실제로 내가 출장 중에 프랑스 백화점에서 L브랜드의 미백라인을 찾았을 때 판매원은 그 제품을 전혀 모르고 있었다. 미백이 가능하다면 흑인은 존재하지 않을지도 모른다.

  진정한 미백이란 피부를 잘 관리하여 맑은 피부, 건강한 피부를 유지하는 것이고 잡티나 색소침착을 해결하는 것이다. 과도한 물리화학적·기계적 필링 자체가 그 효과보다는 부작용이 더 많이 생기는 것을 볼 때 우리가 피부에 얼마나 무리수를 두는가를 알 수 있다.

  필링은 에스테틱의 꽃임은 확실하다. 그러나 필링의 원천적인 기대효과는 피부 재생 rejuvenating 임을 이해해야 한다. 필링의 기본적인 목적은 회춘이고 임상적으로 가장 기대하는 것은 피부 잔주름 개선과 탄력 증가 그리고 여드름피부의 개선이다. 물론 스카(피부 흉터)에 대한 개선도 우리가 바라는 바이지만 어지간한 딥필링이 아니면 어려운 것이 사실이다. 제대로 된 전문서적이라면 어디에도 필링이 색소침착을 치료한다는 말은 없다. 오히려 자외선으로 인한 여러 가지 색소침착은 꾸준한 관리와 좋은 제품 사용 그리고 건강한 삶을 통해 오히려 개선이 쉽다.

미백을 꿈꾸는 고객을 관리하는 자세

에스테틱 스파를 찾는 고객들은 이제 기본적인 레이저 시술이나 화학필링을 일상적으로 경험하고 있다. 스파에서 관리는 관리대로, 또 정기적인 레이저나 고주파 리프팅은 그것대로 피부에 투자하고 있다. 그런데도 상담을 해보면 만족은커녕 부작용에 대한 문제점을 호소하면서도 획기적인 방법은 그것뿐이라는 자가당착적인 결론에 도달해 있는 경우가 많다. 반면에 에스테티션들은 확고하게 줄 수 없는 결과에 대해 스스로 자신감을 잃어 결과를 아예 보장해 주지 못하는 실정이다. 색소침착은 사후 관리도 매우 중요하지만 예방에 대해 끊임없이 교육해야 한다. 수분의 상태나 피부 장벽 지질층이 얼마나 중요한지 그리고 꾸준한 데일리케어가 얼마나 중요한지를 고객에게 인식시켜야 한다.

환절기에는 많은 여성이 트러블을 경험한다. 에스테티션의 잘못이 아닌데도 고객이 관리를 받은 후 열이 나고 부어 오르는 경우가 있다. 이때는 에스테티션이 특별히 도와줄 것이 없다. 다만 고객의 마음을 가라앉혀 주고 피부 열을 내려주는 방법밖에는 없다. 오히려 자가 필링이 되면서 사후에는 피부가 좋아질 수 있다는 희망을 주고 상황을 이해시키며 색소침착이 오지 않도록 관리하는 것이 중요하다.

스파에서의 미백관리는 강한 필링보다는 조금 약한 AHA를 활용한 미세 필링과 수분 공급으로 서서히 피부를 맑게 유지하는 것이 중요하다. 단 한 번에 효과가 있는 기적 같은 피부관리 프로그램은 없으며, 우리가 하는 중·장기적인 유지관리가 피부에 어떤 영향을 미치는가를 인식시키는 것 자체가 에스테티션의 능력이다. 믿음과 신뢰는 피부의 안정을 주고 진정으로 릴랙스되면서 결과가 도출된다는 것을 우리 모두 믿고 있지 않은가.

미백크림의 진실

피부의 색깔을 결정하는 것은 오직 신만이 할 수 있는 일이다. 멜라닌을 신의 선물로 인식하고 있는 백인들은 한여름에는 한 달 정도의 바캉스를 갖고 피부에 태닝을 위해 바다로 떠난다. 남프랑스나 지중해 연안에서는 공원, 학교 잔디밭에 사람들이 나와 선탠을 하고 있는 모습을 흔하게 볼 수 있다. 그만큼 멜라닌은 건강과 힘의 상징이기 때문이다.

과연 미백이라는 것이 가능키나 한 일인가? 신의 뜻을 거스르는 것은 아닌가? 유럽인들에게 있어 미백은 터부시되고 있다. 미백 성분중 많은 성분이 유럽에서는 제조 허가가 나지 않는다. 즉, 멜라노사이트의 생성을 막는 미백 성분은 금지성분이라는 얘기다. 자외선을 받으면 자연스럽게 티로시나아제의 합성이 일어나고 멜라노좀이 생성되어 주변 각질형성세포의 핵 주변을 둘러싸게 된다. 각질형성세포의 핵을 보호하기 위해 우산처럼 핵을 둘러싸고 있는 모습은 온몸에 소름이 돋게 한다. 알려진 바에 따르면 유멜라닌(흑인의 검은 멜라닌)은 핵 주변을 또렷이 검은색으로 둘러싸고 있고 백인의 멜라닌인 페오멜라닌은 붉은색으로 부정확한 라인이 형성되어있는 점을 볼 때 멜라닌의 컬러파워도 한몫한다는 것을 알 수 있다.

미백 성분이 위험하다고 판단되는 것은 이러한 자연스런 세포의 방어작용의 흐름이 인위적으로 제지를 당할 경우 면역체계에 심각한 문제를 일으킬 수 있기 때문이다. 이미 하이드로퀴논의 피해는 익히 알고 있는 바, 인체에 무해하다고 혹은 피부생리학적으로 문제가 없다고 알려져있는 알부틴이나 감초 같은 성분을 제외하고 인위적으로 멜라닌의 합성을 막는 그 어떤 성분도 유럽에서는 금지 성분이다. 그래서 동양권에서만 판매하는 제품라인이 있는 것이다.

최근의 미백 크림들은 성분의 제약을 많이 받다보니 진주가루나 티타늄 디옥사이드 같은 흰색을 내는 성분들이 함유된 크림들이 많이 보인다. 착시 현상으로 피부를 밝아 보이게 하고 광이 나게 한다는 점에서 추천하지 못할 일도 없으나 실제로 피부의 화이트닝에 관여한다는 식의 저급 정보를 뿌리는 것은 매우 위험하다. 우리가 반드시 알아야 할 것은 코스메틱의 종주국인 프랑스 같은 곳에서 브라이트닝 성분으로 사용하는 성분들은 모두 일시적으로 피부를 밝아보이게 하는 성분일 뿐이고 미백의 원천적인 본질은 '불가능'이라는 점이다. 다만, 수분감이 충만할 때 피부의 각질층은 감광을 덜하여 색소를 덜 진하게 보이게 한다는 점을 안다면 색소침착의 치유는 보습관리에 있다는 것을 알아야 할 것이다.

에스테틱에서 결혼 전 신부 혹은 중요한 행사 전 관리를 할 때 피부를 가장 뽀얗게 보이게 하는 SOS 성분은 단연 콜라겐이다. 콜라겐 시트마스크는 물론 콜라겐이 다량 함유된 크림으로 두껍게 마스크를 하고 쿨링을 하면, 눈부신 피부를 맞이할 수 있다. 여기서 관건은 시간인데, 콜라겐 벨벳마스크는 적어도 한 시간 정도의 시간을 주어야 하고 수면 마스크도 한시간 이상 지속해야 한다. 충분히 각질층이 젖을 때까지 시간이 필요한 것이다.

FAQ

화학필링과 천연필링의 차이는 뭔가요?

우리가 흔히 말하는 화학필링은 AHA 혹은 BHA혼합 필링을 말한다. 피부에서의 화학반응을 촉진하는 방법이다. AHA 혹은 BHA혼합 필링은 임상적으로 진피 미세 탄력섬유의 증가를 가져와 탄력에 도움이 된다고 알려져 있다. 그러나 기본적으로는 위에서 벗겨내는 것이다. 그래서 과할 경우는 표피가 얇아져서 건강해 보이지 않을 수 있다.

반대로 우리가 천연필링이라고 말하는 해초필링이나 약초필링은 그 성분이 천연에서 추출한다 하여 천연 혹은 자연필링이라고 하지만 최근에는 천연약초필링이나 해초필링에도 글리콜릭액을 액티메이터로 함께 많이 사용하기 때문에 큰 차이는 없다. 다만 한 가지 다른 점은 필링의 메카니즘이다. 약초가루는 작은 바늘같이 생겨 피부에 적용할 경우 모공에 깊숙히 박히게 되고 모공에 박힌 바늘이 효소작용을 하여 모공 속 피부를 분해하여 박리시키는 한편 바늘이 피부 기저층을 자극하여 새로운 세포가 태어날 수 있도록 도와주는 역할을 하므로 기저부에서부터 출발하는 필링, 즉 재생필링이라고 말하는 것이다. 그러나 기본적으로 모든 필링은 재생이 동반되는 것이므로 필링은 곧 재생이라 할 수 있다.

필링을 하면 어느 정도까지 필링이 되는 것일까요?

상식적으로 생각하여 피부가 통증이 심하다는 것은 촉각세포가 있는 기저부에 자극이 되었다는 얘기이나 유극층 이하로 필링이 될 수는 없다. 대체로 피부가 얇은 사람이 통증을 더 느끼는 것은 당연하다. 각질층의 두께가 20~25개층으로 정상 두께라면 필링되는 층이 많지 않게 느낄 것이고, 각질층이 4~5개 층밖에 없는 피부라면 매우 강하게 느낄 것이다. 화학필링은 아무리 강해도 각질층 4~5개층 정도, 약초필링은 미세한 정도에 따라 과립층까지도 깊이 필링되기도 한다. 필링을 하면서 가장 중요하게 여겨야할 점은 모든 여성의 피부는 고유하고 유일하다는 것이다. 이 점을 간과할 때 많은 문제가 생기게 된다.

결혼할 신부인데, 여드름에 좋다 하여 필링을 했는데 더 심해졌어요. 어떻게 할까요?

많이 질문 받는 내용이다.

정리해보면 여드름피부에 필링을 하는 이유는 여드름을 열고 내용물을 쉽게 빼내기 위함이다. 그러므로 화이트헤드가 많은 피부는 도움이 될 것이고 화농성피부라면 너무 자극이 될 것이다. 필링은 여드름을 열기 위함이지 여드름을 없애기 위함이 아니다. 그러므로 여드름피부가 필링을 했을 경우 여드름이 더 심하게 올라온다면 그것은 어찌보면 당연한 일일 수 있다. 여드름의 기본 케어에 자신이 있는 에스테티션은 잘할 수 있는 일이지만, 경력이 많지 않은 경우 홈케어로 AHA나 BHA 성분이 5~6% 정도 들어있는 제품으로 마일드하게 케어하는 것이 더 나을 수 있다.

BeautyBible 04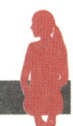

민감성 피부, 최소가 최선이다

민감한 피부의 환절기 및 겨울철 증상과 원인

에스테틱의 본질은 치료가 아니라 유지보수이다. 이 개념에 가장 잘 맞는 피부가 민감성 피부이다. 갈수록 민감성 피부가 많아지는 현상은 과도한 피부관리와 화장품의 오남용이 원인일 수 있다.

●

 이번 장에서는 우리나라 여성들의 피부 문제 중 가을과 겨울철에 가장 많이 나타나는 예민한 피부의 민감 반응과 그 원인을 임상적으로 알아보고 효율적인 관리법과 상담을 통한 고객신뢰 회복에 중점을 두어 설명하였다.

 민감 피부 혹은 예민 피부의 여러 임상적 형태는 계절적으로 가장 건조한 계절인 가을과 겨울철에 가장 많이 나타난다. 예민한 피부 상태 때문에 스파를 찾는 고객이 있는가 하면 건강한 피부로 오래 관리를 받던 고객이 갑자기 예민해져서 트러블을 호소하는 경우가 있다. 예민한 피부 때문에 어려서부터 병원 출입이 잦았던 고객들은 여러 경로로 알레르기 테스트도 해보고 자신이 무엇에 알레르기 반응이 있는가를 알고 있음에도 대부분의 고객들은 갑자기 찾아오는 예민한 증상에 당황한다. 스파의 스킨케어 시술을 하다가 민감 반응이 나타날 경우 대부분의 에스테티션들이 고객을 안심시키고 이해시킬 수 있는 임상적 자신감을 가지기란 쉽지 않다. 현재 일어나는 문제의 원인을 설명하고 앞으로 일어날 일에 대한 예견과 함께 결과에 대해 안심시키는 과정이 이론적으로, 임상적으로 정립되어 있는 에스테티션이라 할지라도 고객의 민감한 반응에 대해 인내심을 갖고 안심시킬 수 있는 상담 능력을 가져야만 가능한 일이기 때문이다.

대표적 예민 피부의 증상과 원인

앞서 언급한 것처럼 피부 지킴이의 역할을 하는 각질층과 이 각질층의 본드 역할을 하는 지질의 중요성은 평상시에는 잘 인식하고 있지 못하다가 피부가 따갑거나 건선이 일어나고 군데군데 마른 습진 등이 생기면 그때서야 각질의 중요성을 인식하게 된다. 각질이란 그 존재 이유가 피부를 지키는 것이고 각질 사이를 메우고 있는 지질인 세라마이드, 자유지방산, 콜레스테롤 같은 물질들은 각질이 본연의 보호기능을 수행하도록 도와주는 수문장 역할을 하고 있다.

지질lipids은 피지를 포함하는 포괄적인 의미의 지방을 의미한다. 학술적으로 이미 밝혀진 바와 같이 지질의 피부 장벽기능은 매우 중요하며, 우리가 매일 소모하는 기초화장품의 제일 중요한 기능이 바로 이 지질의 역할을 대신하는 것이다. 예민한 피부가 갖는 문제 중 가장 많은 경우가 여러 원인으로 인한 지질의 파괴와 각질층의 손상이다. 과도한 각질 제거와 지질을 파괴하는 성분이 함유된 폼클렌징을 장기 사용할 경우 어느 날 우리에게 더 이상 참을 수 없다는 신호를 보내는 것이다. 단적인 예로 목욕탕에서 때를 밀고 더운물을 끼얹을 때 피부가 따가운 증상은 필요한 각질까지도 벗겨내는 때밀이에 대한 피부의 1차 경고이다. 방어기능이 사라진 피부는 당연히 따가움을 호소하게 된다.

피부에 화장품을 바랐을 때 피부가 따갑다는 것은 클렌징이나 딥클렌징 단계에서 꼭 있어야 할 각질층이 손상되었다는 증거이다. 각질층이 20~25개 층이라는 이론은 평균적인 경우이고, 민감한 피부를 가진 사람의 각질층은 훨씬 더 얇고 따라서 각질층이 함유하고 있는 천연보습인자도 상대적으로 적다. 따라서 각질층이 얇은 사람은 민감할 뿐만 아니라 표피의 수분 손실이 많은 건조한 피부를 가졌을 가능성이 높다.

  가을과 겨울철에 피부가 따갑고 거칠고 건선이 일어나는 경우 일반적으로 고객들이 각질 제거를 하는데 바로 이런 일상적인 행위들이 피부를 계속 민감하게 만드는 일이다. 그러나 전문가인 에스테티션들조차 이런 고객이 오면 무의식적으로 각질 제거를 한다. 심지어 필링을 강요하여 피부를 더욱 민감하게 만드는 경우도 있다. 물론 임상적으로는 각질의 탈락을 빠르게 유도하여 좋은 결과를 도출할 수도 있지만, 이미 알레르기 반응이 진행되고 있는 경우 피부 스스로 과각질화를 일으켜 제자리를 찾으려는 노력을 하기 때문에 가만히 두어도 약 2~3주 후에는 좋은 피부 상태가 유지될 수 있으므로 별다른 자극 없이 관리를 쉬거나 보호하는 성분의 제품을 바르게 하는 것이 좋다. 이럴 경우 고객은 참지 못하고 병원을 찾으려고 한다. 그러나 병원에서 처방하는 것은 항히스타민제뿐이므로, 2주 정도 그냥 편안히 기다리면서 자극적인 세안제를 사용하지 않도록 설득하는 것이 좋다. 또한 피부를 보호하고 수분을 유지시킬 수 있는 제품을 사용한다면 큰 문제없이 지나갈 수 있는 문제이다.

  각질층이 얇고 지질이 파괴되어 있다면 알레르기가 발생하기 쉽고, 흔히 말하는 접촉성 피부염도 잘 생긴다. 이는 보호할 수 있는 층이 얇고 피부 장벽인 지질이 없다 보니 항원이 피부에 잘 침투하여 피부가 자연적으로 밀어내기를 하는 것이다. 특별한 물질에 알레르기 증상이 없음에도 환절기에 한 번씩 피부 트러블이 생기는 경우, 자연적으로 피부가 각질 탈락을 과하게 유도하여 필링 효과를 보게 된다. 이 점을 고객에게 잘 인식시키고 상담한다면 불만보다는 오히려 고객의 신뢰를 얻어 좋은 결과를 만들 수 있다. 심지어는 트러블 때문에 스파를 찾는 고객이 이 경우에 해당된다면 관리매출을 유도하기보다는 사용하는 화장품을 점검해 주고 아무것도 하지 말고 피부를 쉬게 하는 것을 권하며, 피부 진정만 시켜주고 상황이 좋아지면 스킨케어를 시작하는 것이 좋다. 이 과정에서 고객에게 앞으로 일어날 피부 변화에 대해 정확한 상담을 해주었을 경우 오히려 깊은 신뢰를 얻을 수 있다.

민감 피부의 증상

피부관리를 받고 스파를 나갈 때 고객의 피부 상태는 매우 좋았는데, 관리를 받은 후 약 30분~1시간 정도 지나면서 가려움증을 호소하고 다음날 아침 붓고 비만세포 항진으로 인한 소양증과 홍반이 나타나는 경우가 일반적인 접촉성 피부염 증세이다. 이런 경우 고객은 건조증과 열감을 호소한다. 스파에서 사후 처방으로 할 수 있는 것은 열을 식혀주고 수분이 손실되지 않도록 보호막을 만들어주는 것이다. 이때 침투력이 강한 제품은 금물이며, 쿨링 기능이 강한 모델링 마스크와 베이스로 아줄렌 성분이 있거나 알로에 성분 등이 있는 크림을 사용하면 좋다. 침투력이 뛰어난 성분을 사용할수록 피부 증세는 심해지므로 지질을 보충해 줄 수 있는 세라마이드 성분이나 시어버터 shea butter 같은 성분이 들어 있는 밤 balm을 사용하는 것이 좋다.

 이런 경우 클렌징을 특별히 점검해야 하는데, 계면활성제가 최소화되어 있는 제품으로 간단한 클렌징만 하도록 상담한다. 가려움증이나 홍반의 원인은 당연히 백혈구가 항원(알레르젠)을 인식하여 활동을 하거나 비만세포가 항원과 결합하여 혈관벽에 붙어 히스타민이나 헤파린을 분비시키는 것이다. 이런 증세들이 반복적으로 나타나면 결국 피부 노화를 초래하기 때문에 진정시켜야 하지만, 진정시킬 수 있는 특별한 방법이 피부과 의사라 해도 마땅치 않기 때문에 스파에서도 충분히 상담하고 처치할 수 있는 문제이다. 대개 이런 단계를 거치면 홍반에 과각질화가 일어나 피부가 딱딱해지고, 특히 볼 주변이 딱딱해지면서 각질이 생기고 한바탕 자연 필링이 일어난다. 그 이후 스킨케어의 중요성은 색소침착이 생기지 않도록 보호와 재생관리를 잘 해주는 것이다.

민감성 피부를 위한 제품의 성분을 가만히 들여다보면 대부분 주요 항원인 향fragrance을 제거했거나 침투력이 뛰어나지 않은 성분이면서 지질의 역할을 하는 성분들이다. 그만큼 방어력을 잃은 피부에 적용할 성분은 많지 않다. 대중적인 보호성분은 글리세린으로 중저가의 민감성 피부 전용 제품에는 글리세린이 많이 들어 있음을 알 수 있다. 민감한 피부는 그만큼 스킨케어도 그다지 할 것이 없고 제품도 가려서 적용해야 하지만, 값비싼 관리나 고가의 제품이 필요치 않을 만큼 무자극으로 관리해야 하며 보습과 지질 확보로 각질을 대체해주어 인위적으로라도 충분한 자기방어력을 길러주는 것이 중요하다.

FAQ

민감성 피부에 BB크림이 좋다는데 그 이유는 무엇인가요?

민감성 피부는 대체로 각질층이 얇은 경우이다. 각질층이 얇다는 것은 4계절 내내 미세 필링을 한 상태나 마찬가지이다. 필링을 한 상태란 몇 개의 각질층이 제거된 상태라 할 수 있다. 그만큼 외부로부터의 자극에 민감할 수밖에 없다. 이런 경우, 물리적 방어막을 형성할 수 있는 물리적 자외선 차단제나 지질과 파우더가 많은 BB크림이 효과적이다. BB크림은 제거된 각질층을 대체하는 아주 좋은 제품이라는 의미다. 단, 여기서 말하는 BB크림은 화장품회사에서 시판하고 있는 제품이 아니라, 수십 가지 식물추출물로 만들어진 원조 재생 BB를 말한다.

BeautyBible 05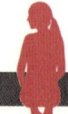

아토피, 부적절한 피부 상태

아토피atopy라는 말은 모두가 아는 것처럼 '모호하고 규정하기 어려운 부적절한'이란 뜻을 가지고 있다. 원인을 속 시원히 밝힐 수 없기에 그렇게 부르는 것이다. 보통은 림프구인 T cell에 선천적으로 문제가 있어 적군과 아군을 구별 못하고 적군 대신에 우리 몸을 공격하는 것이 원인이지만 그 밖에도 알 수 없는 여러 원인으로 성인아토피가 오기 때문에 치유가 불가능한 자가면역질환성 난치병으로 본다. 다만 아토피성 피부의 대표적인 증상이 가려움증과 건선, 습진 등으로 원인이 뭐든 간에 백혈구의 활동이 항진되어 있고, 피부 온도가 높아 수분 손실이 많으며, 방어벽이 얇아 피부 접촉 시 반응이 잘 일어나기 때문에 대체로 민감성·예민성 피부와 트리트먼트의 맥락을 같이 하는 것이다.

  어릴 적 태열이 있었는지 체크하는 것은 민감성 피부를 관리하기 전에 매우 중요하다. 태열이 있는 아이는 크면서 감작성(感作性) 피부로 발전하는 경우가 많고 색소침착이 생길 확률도 상대적으로 높다는 사실은 임상적으로 이미 입증되어 있다. 따라서 스스로 방어기능이 없다면 외부환경을 조성해서라도 각질제거나 필링보다는 반드시 protective care 프로그램을 만들어주어야 한다. 원인을 정확히 알 수 없으므로 피부 바깥에서 보습환경을 만들어주는 것이 가장 적절한 치료방법이 될 수 있다.

> ● **TIP** ●
>
> **피톤치드(phytoncide)와 아토피**
>
> 엄마들이 아이를 산에 데려가서 몇 달간 지냈더니 아토피 증세가 호전되었다고 말하는 것을 많이 들어보았을 것이다. 피톤치드는 삼림욕의 효과를 말하는 것이며, 치유의 개념이다. 식물 특히 침엽수가 많이 내뿜는 살균 성분인 테르펜(terpene) 성분은 살균소독 기능을 수행한다. 자연친화적인 상태에서 피부가 가장 아름다울 수 있음을 말해주는 것이다.
>
> 그러나 피톤치드가 들어있는 화장품이 아토피를 개선하기는 어렵다. 뿐만 아니라 아토피 피부를 위한 화장품은 외부로부터 어떠한 알레르겐도 침투할 수 없도록 품질 좋은 지질이 풍부한 것일수록 안전하다. 즉, 민감성 피부와 마찬가지로 각질을 대체해 주어야 한다.

원가를 하려 하지 말고 그냥 보호하라—아토피와 바셀린 파워

아토피가 있는 사람들은 아토피 전용제품에 대한 욕구가 대단하다. 허나 실제로 그러한 제품들이 아토피를 개선하거나 화장품으로 증상을 완화하기란 쉽지 않다. 아토피에 대해 접근하기 전에 민감성 피부의 감작성(感作性)을 감안할 때 무언가 침투시키는 것보다는 바깥에서 보습환경을 만들어주는 것이 더욱 중요하다. 그래서 나는 오히려 바셀린같이 영양물질을 침투시킬 수는 없으나 피부에 보호막으로 작용하여 보습환경을 만들어주는 제품을 바르는 것을 추천한다. 화상을 입었을 때 바셀린을 바르는 이유도 상처를 입고 방어막을 잃은 피부가 수분을 더 이상 빼앗기지 않고 밖으로부터 아무것도 받아들이지 않게 하겠다는 의미인 것이다.

때로는 피부가 무언가를 받아들이는 조직이 아니라 배출하는 기관이라는 것을 상기해야 한다. 더욱이 대부분의 아토피 피부처럼 피부 각질층이 얇고 면역체계가 약한 경우에는 피부가 무언가를 받아들이는 것 자체가 스트레스가 되기 때문이다. 고 순도의 미네랄 오일이 유럽에서 최고의 아토피 민감피부의 보습성분으로 쓰이는 것이 바로 그 이유이다.

모든 여성은 유일(unique, distinctive)하고, 모든 피부는 더욱 유일하다

민감한 피부를 가진 여성은 잦은 트러블 때문에 관리를 받기 전에도 불안해하고 새로운 제품을 바르는 것도 두려워한다. 상담할 때 본인의 피부가 민감하다고 얘기하는 고객은 상대적으로 신경도 예민하고 친해지기 어려워 관리하기가 쉽지 않다. 이런 고객들은 스파 전체 소모품의 청결상태를 매우 중요하게 여긴다. 무언가 마음에 들지 않는 것이 발견되었을 때 기분이 나빠지고 트러블을 일으키는 원인이 되기도 한다.

수년 전 프랑스에서 피부 전문가 과정을 연수받던 때가 생각난다. 피부과 의사였던 강사의 말이다. "프랑스 여인들은 대다수 피부가 예민해서 아무것도 못 바른다고 얘기한다. 그러나 막상 피부를 다뤄보면 예민하기는커녕 아무렇지도 않은 경우가 대부분이다. 자신감을 가지고 정신적인 예민 피부 고객을 잘 다루는 것이 중요하다." 그 얘기를 듣는 순간 우리나라 여성들을 떠올리며 혼자 슬며시 미소를 지었다. 어쩌면 모든 여성은 자신이 유일하다고 unique 생각하며, 유일한 관리를 받기 원하는 것인지도 모른다. 우리나라 프랑스뿐만 아니라 전 세계의 모든 여성은 누구나 그런 유일성에 대한 심리가 있다. 따라서 고객 한 명 한 명을 유일하게 고유의 특성을 살려 관리해주는 것이 민감성 피부에 대처하는 첫 번째 자세일 것이다.

Beauty Bible 06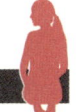

성인 여드름, 정복하기 어려운 악순환

여드름은 프랑스에서도 메디컬과 에스테틱의 영역 싸움이 심한 피부문제이다. 나는 개인적으로 두 영역의 스킨케어 솔루션이 모두 필요한 영역이라 생각한다. 여드름의 특성상 유전적 요인을 배제할 수 없어 약물치료가 필요할 수도 있기 때문이다.

여드름을 관리하는 에스테티션은 그 누구보다도 인내심이 풍부하지 않을까. 그 어떤 피부문제보다도 다루기 어려운 성인여드름은 내적 요인과 유전인자 등으로 인해 관리나 유지만으로는 100% 개선되기가 어려워 가장 힘든 경우가 아닌가 생각한다.

여드름이 생긴 지 오래된 사람은 누구나 피부학 박사이다. 수많은 정보를 접하고 이미 피부에 온갖 처방을 하여 피부가 더 이상 뭔가를 받아들일 수 없는 상태일 때가 많다. 잘 씻고 관리하는데 왜 이러지? 혹은 중대한 거사를 앞두고 그렇게 신경을 썼건만 왜 이러지? 왜 내 피부는 이러지? 결국 스트레스가 가중되고 그 책임을 화장품이나 피부관리실 등에 돌리고 싶은 마음이 굴뚝같은 고객이 찾아오면 에스테티션은 누구나 한번쯤 한숨을 쉬었던 경험이 있을 것이다. 요즈음은 메디컬 에스테틱에서 다루는 여러 가지 시술로 인해 에스테틱에서 여드름을 관리하기가 더더욱 쉽지 않다.

성인 여드름의 원인, 스트레스

●

스트레스 운운하며 피부관리를 하는 것을 그다지 좋아하지 않지만, 성인 여드름에서만큼은 스트레스를 빼놓고 상담할 수가 없다. 스트레스를 받으면 코티졸 같은 호르몬이 분비되고, 코티졸은 성선자극 호르몬을 자극하고 피지를 분비시키기 때문이다. 다만 스트레스 지수에 대하여 고객이 이야기하기 전에 에스테티션이 먼저 언급하는 것은 현명하지 못하다. 이제는 피부관리에서도 여러 가지 자가 설문지 SAQ-Self Assistant Question를 활용하는 것이 필요하다. 스트레스가 있는지, 그 지수가 어느 정도인지를 질문서로 만들어 답변하게 하면 심리적 특성상 활자 앞에서 정직해지므로 고객이 쉽게 마음을 열기 때문이다.

   다만 성인 여드름은 여드름의 분포가 피지선이 발달한 T존이 아니라 하악 부분에 집중되어 있다는 점에서 단순히 피지의 문제로 볼 수 없다. 오히려 매우 민감한 피부이거나 심지어는 피지선이 덜 발달하거나 각질층이 두껍지 않은 건성피부인 경우에도 성인 여드름이 빈번히 나타나기 때문에 얼굴 각 부위에 따라 제품을 달리 적용해야 하는 경우도 허다하다. 특히 성인 여드름은 청소년기 여드름처럼 '각질 및 피지제거-압출-보습'의 공식이 들어맞지 않고 재발 확률이 높다. 그래서 병원이나 관리실을 여기저기 다니면서 몸도 마음도 많이 지친 고객들이 마지막에 찾아오거나 심지어는 여드름이 없었던 고객이 관리를 받던 중에 성인 여드름이 올라오는 경우도 종종 있다. 따라서 성인 여드름은 정확한 피부 식별과 화장품 선택이 아주 중요한 관리의 변수가 된다.

성인 여드름과 로아큐탄

●

여드름으로 마음고생이 심한 경우 그 스트레스로 인해 더욱 여드름이 악화되기도 하고, 꾸준하게 관리받지 못하고 약에 의지하려는 마음이 생기기도 한다. 인터넷이 발달하고 정보를 공유하는 시간과 공간이 무제한적인 우리나라에서는 피부과의 여러 가지 관리 프로그램이 워낙 빠르게 확산되어 수많은 정보가 퍼져 있다. 그런데 문제는 피부과에서 처방하는 여러 가지 약제가 몸에 좋지 않다는 생각을 하는 여성들이 많다는 것이다. 그렇게 생각한다면 애초에 약을 먹지 말아야 하는데 일단 처방받아 어느 정도 먹다가 여러 가지 핑계를 대며 복용을 중단한다. 그것이 항생제이든 이소트레티노인 제제이든 복용을 하다가 중단하는 것이 큰 문제이다. 무리수를 두고 시작을 했다면 완치를 위해 의사의 지시대로 따라야 하는데 자가판단으로 중단하여 증세를 악화시킨다.

여드름으로 마음고생을 많이 하는 고객들을 만나면 우리는 유전적 원인을 없애줄 수 없는 다분히 피동적인 관리자의 입장에 불과하다. 약을 복용할 수밖에 없는 얼굴이 노출되는 직업군을 가졌거나, 여드름으로 인한 스트레스 강도가 너무 지나칠 경우에는 약 복용을 100% 반대할 수만은 없다고 본다. 여드름을 정복하려면 여드름을 나의 것으로 받아들이고 여러 가지 악화 요인을 스스로 제거하려는 노력을 할 때 비로소 가능성이 보이는 것이다. 또 그렇게 고객을 만들어야 고객을 장악할 수 있다. 그러나 바로 그 일이 가장 힘든 일이며, 점점 더 힘들어진다. 왜냐하면 에스테티션이 원하는 방향으로 고객을 이끌어가려면 신뢰뿐만 아니라 장기적인 유지관리를 이해시키고 인내하게 해야 하는데, 고객이나 관리자나 모두 한 번에 효과가 있기를 기대하기 때문이다.

유명 아나운서나 연예인 고객은 과도한 메이크업과 불규칙한 수면, 식생활, 지나친 각질제거 등으로 피부가 민감한 경우, 급작스럽고 불규칙한 피부관리가 오히려 여드름을 악화시키기도 한다. 그래서 고객들은 여드름 약을 복용할 수밖에 없는 심정이 되고 악순환이 시작된다. 그 심정을 이해하지 못하는 것이 아니므로 더욱 더 답답하다. 성인 여드름의 마지막 관리 단계가 약의 복용이라면 그렇게 해야 할 것이다. 다만, 피할 수 없는 부작용에 대해서만큼은 정확하게 알고 있어야 한다.

로아큐탄은 이소트레티노인isotretinoin 제제(비타민A 전구체)의 여드름 약으로 가장 유명한 브랜드이다. 가장 많이 발생하는 부작용으로는 입이 마르고 갈라지고, 모든 점막에 건조증이 심하며 화닥증이 나는 것이다. 이러한 증상은 피지선을 강력히 말리는 작용 때문에 나타난다. 우리 몸에서 피지가 나오지 않으면 수분도 같이 마른다. 피부 바깥으로 그 정도의 작열감이 오고 갈라질 정도이면 우리 몸속 장기나 세포 수준에서도 이미 엄청난 탈수가 일어났다는 것이다.

촉촉함을 유지해야 하는 장기들이 마르면서 당연히 체온이 올라가고 피부 온도도 올라가는 것이고, 심장이 답답하고 화닥증이 나는 것으로 유추할 수 있다. 이것은 간 손상 같은 심각한 문제를 논하기 이전에 피부학적으로도 매우 부정적인 현상이다. 또 한 가지 간과하지 말아야 할 것이 바로 기형아 출산 문제이다. 우리나라에서는 약 복용 후 6개월 동안 임신을 피하라고 말하고 있지만, 미국에서는 2년간 임신을 금하는 의사들이 많은 것이 사실이다. 임신 중 여드름 약 복용 시 100% 기형아 출산, 태아에게 심각한 중추신경계의 기형, 안면 심혈관계 기형을 초래한다고 알려져 있다.

생각해 보면 피지를 분비시키는 성호르몬을 조절하는 이런 약들이 오직 신만이 할 수 있는 일을 범하여 일어나는 끔찍한 일이 아닐 수 없다. 로아큐탄은 의사들도 처방을 마지막까지 보류하는 약인데, 함부로 처방전 없이 복용하는 것은 정말 삼가야 할 일이다.

과거 로아큐탄을 복용했거나 스테로이드 치료를 받았던(내가 젊었을 때는 로아큐탄 같은 약이 없었고 대부분 여드름의 마지막 치료가 스테로이드였다) 고객들은 공통적으로 핏기 없는 피부색(불투명한 흰색)에 모공은 열려 있는, 매우 건조한 피부 상태를 보였다. 간혹 피부관리를 해서 피지선을 자극하면 여드름이 재발하기도 한다.

> **TIP**
>
> **피부에 여과 없이 침투하는 것들**
>
> 중금속과 스테로이드이다. 면역에 관여하는 스테로이드는 바르는 연고제가 더 치명적일 수 있다. 의약분업 이후 약국에서 스테로이드 제제를 함부로 살 수 없게 되어 정말 다행이다. 스테로이드 중 부신피질 호르몬(코티손 등)을 피부에 바르거나 주사하면 강한 항염증, 항소양 작용을 하기 때문에 의약품에 널리 사용된다. 하지만 우리 몸에 있는 호르몬을 바깥에서 공급할 경우 자기 몸에서 그나마 나오던 것이 안 나오게 된다. 우리 몸의 중요한 수분 균형유지, 당분의 대사조절이나 면역에 관여하는 부신피질 호르몬에 심각한 영향을 끼치게 되므로 주의를 요하는 치료인 것이다. 따라서 무분별한 스테로이드 남용은 치명적이 될 수 있다.

에스테틱&스파가 요구하는 성인 여드름의 관리

1. 몸과 마음이 민감한 성인 여드름 고객을 첫 상담할 때 가장 먼저 해야 할 것은 다양한 자가 설문지를 활용해 고객의 피부관리 경험 skin care history 을 파악하는 일이다. 요즘 고객들은 오래 상담하는 것을 싫어하므로 설문지가 보다 효과적이다. 5~10분 정도에 할 수 있는 설문지(부록 참조)를 만들어 고객에 대한 정보를 최대한 끌어내도록 한다. 특히 고객이 과거에 받았던 치료와 관리 내용에 대해 잘 알고 있어야 실수를 피할 수 있다.

2. 데일리 홈 케어 제품을, 피부를 정확히 판단하여 적절하게 판매한다. 고객이 납득할 수 있도록 처방의 이유를 과학적으로 설명할 수 있어야 한다. 주로 저녁에는 강하지 않은 농도의 AHA, BHA 같은 전문 제품을 쓰도록 권하고, 오전에는 지질의 정도에 따라 민감·건성피부에는 여드름 유발 없이 피부를 보호할 수 있는 보습기능이 강한 크림을, 지질이 많은 피부는 알로에 성분 같은 항균, 보습기능이 강하면서 매트한 제품을 두껍게 바르도록 권한다. 그렇게 하여 기능적 관리와 보호에 대한 개념을 확실하게 인식시키는 것이 중요하다.

그보다 더 중요한 것은 세안방법에 대한 교육이다. 성인 여드름을 가지고 있는 고객들은 이중, 삼중 세안에 아주 길들여져 있고 생각을 잘 바꾸지 않는다. 천연 피지막과 산도를 보호할 수 있는 wash off 타입의 세안제를 권하고(자극을 최소화하도록) 대신에 과도한 메이크업을 자제하도록 교육하는 것이 좋다. 세안제만 잘 바꾸어도 절반은 성공한 것이다. 결국 고객을 지속적으로 상담, 교육하는 것이 중요하다.

3. 여드름 적출comedo extraction을 매우 주의해야 하는데, 하악 부분과 목 부분의 여드름은 적출하기도 힘들고 흉터도 잘 남기 때문에 화농성 여드름이 아닌 경우에는 제품으로 잘 관리하는 것이 더 좋은 결과를 얻을 수 있다. 항염, 보습, 재생을 촉진하는 다양한 제품들을 활용하여 훌륭한 고급 관리를 해야 한다. 성인 여드름이 청소년기 여드름 관리와 완전히 다른 이유가 여기에 있다. 각각의 피부에 적합하고 좋은 제품을 쓰며 피부를 소중히 다루는 것이 절대적으로 중요함을 에스테티션도 고객도 알아야 한다.

FAQ

저는 건성피부로 알고 있는데 관리를 시작한 후, 커다란 뽀루지가 올라옵니다. 이것도 여드름인가요?

흔히 혐기성 세균인 '아크네균(propionibacterium acnes)'이 서식하는 경우를 여드름이라 부른다. 일반적인 모공의 트러블은 '코메도'라고 하고, 보통 '뽀루지'라고 부른다.

건성피부인데 모공에 문제가 생기는 사례는 대체로 화장을 짙게 해야 하는 직업을 가진 여성들이 평상시 피부관리를 한지 않다가 결혼을 앞두거나 하여 갑자기 피부관리를 할 경우 트러블을 경험하는 경우다. 이런 경우는 모공에 적체되어 있는 메이크업 찌꺼기와 각질 등이 트리트먼트를 함으로써 피부 밖으로 표출되는 경우로 볼 수 있다. 그러나 관리가 잘못되었을 경우 색소침착으로 남거나 문제가 될 수 있어서 클레임거리가 된다. 관리를 받아본 적이 없는 처녀고객(관리가 처음인 고객을 나는 이렇게 부른다)의 경우, 첫 관리 후 잘 발생하는 클레임이다.

대개 건성피부인 경우에는 트러블이 자연 필링으로 오고, 지성피부인 경우엔 모공 트러블로 오지만, 평상시 딥클렌징이 되어있지 않은 건성피부도 모공의 트러블을 겪는다.

로아큐탄을 복용 중인 고객이 관리를 받고 싶어 합니다. 어떻게 해야 하나요?

로아큐탄을 복용할 경우 이소트레티노인 제제의 피지 억제 기능으로 피지 분비가 잠정 억제되어 있는 상태이다. 과도한 피부관리로 피지선을 자극할 경우 약의 효과가 떨어지고 모공이 자극을 받아 여드름이 올라올 수 있다. 로아큐탄 복용은 항생제처럼 약 복용 중 여드름이 올라오지 않는다 하여 피지 분지가 완전히 억제된 것이 아니므로 피지선이 완전히 마를 때까지 먹는 것이 원칙인데, 우리나라의 고객들은 의사의 지시대로 하지 않고 여러 가지 부작용을 겪으면서 약 복용을 임의로 중단한다. 이럴 경우 피부관리로 모공이 자극 받아 여드름이 날 수 있다. 원칙적으로는 약 복용하는 4~6개월 간은 관리를 하지 않는 것이 좋다.

썰파로 필링하는 것이 성인 여드름에 도움이 되나요?

전문가라면 누구나 알고 있는 여드름 치료 성분 썰파(sulfur)는 필링제로 널리 알려져 있고 '바르는 로아큐탄'이라 불릴 만큼 피지를 강력히 말리는 성분이다. 피지를 말린다는 것은 수분도 말린다는 의미이고, 강력한 피지 말림 기능은 피부를 민감하게 만든다. 가뭄에 논두렁이 갈라지는 모습을 연상하면 될 것이다. 일반적인 여드름 메커니즘이 아닌 성인 여드름의 경우에 전체적으로 썰파를 사용할 경우 피부가 매우 민감해지는 결과를 초래하므로, 소독용으로 사용하거나 성분 함량이 적은 제품을 사용하는 등 부분적 사용을 권한다. 하지만 피지분비가 매우 왕성한 남성들의 경우 썰파 임상은 잘 나오는 편이다.

CHAPTER 5

꿈을 세일즈하라

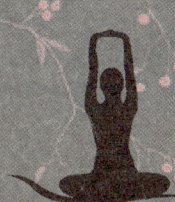

이토록 오래 이 일을 하고도 나는 아직도 새로운 화장품을 보면 설렌다.
컬러와 향과 패키지를 통해 고객에게 전달되는 희망. "나는 예뻐질 수 있다."
희망이 없다면 기대도 없다.

Beauty Bible 01

화장품, 어디까지 왔나

화장품(cosmetics)의 사전적 의미는 사람을 아름답게 꾸미는 데 필요한 제품의 통칭이다. 하지만 기초 화장품의 진정한 의미는 의약품이 아니므로 피부에 큰 영향을 주지 않는 범위 내에서 피부의 노화를 지연시키고 외부환경으로부터 피부를 보호할 수 있는 가장 적극적인 도구일 것이다.

에스테티션은 화장품을 통해 피부의 아름다움을 가꾸는 직업이다. 따라서 화장품에 대한 정확한 이해와 사용 목적, 그 기능에 대해 개념 정립을 하고 있어야만 제대로 된 관리를 할 수 있다. 따라서 에스테티션에게 화장품이 갖는 의미는 얼마나 훌륭한 도구를 가지고 일을 하느냐는 것으로, 더없이 중요하다.

우리가 기억하고 있는 '동동구리무' 시절의 화장품은 향긋한 향이 나면서 거칠어지기 쉬운 피부를 보호하는 보호막의 역할을 수행하는 것이었다. 오늘날 침투를 운운하는 화장품 테크놀러지가 화두가 되고 있는 것은 인간의 피부가 무엇이든지 받아들일 수 없기 때문에 보다 나은 결과를 위해 끊임없이 피부에 무언가를 침투시키고 싶은 인간의 욕심이 지나친 탓이다.

화장품의 시대적 선호도나 유행하는 흐름을 읽어보면 매우 재미있는 사실을 알 수 있다. 그것은 바로 우리가 흔히 말하는 민족적 특성과 국민성이 화장품에도 잘 드러나 있다는 것이다. 유럽은 항산화나 자연치유에 무게를 둔다면, 미국은 필링이나 획기적인 효과를 내는 데 무게를 두고 있다. 화장품에서 일본이나 미국의 영향을 많이 받는 우리나라 역시 한번에 눈에 띄는 효과가 있는 화장품을 선호하여 일반인들조차 화장품 성분이나 그 기능에 대해 매우 민감하다. 유럽 여성들은 기본적으로 필링이나 기타 기능성 화장품에 대해 일반적으로 많이 알지 못하고 대체로 에스테티션이나 퍼퓨머리(화장품 전문점)의 점원들이 권해주는 제품을 아주 제한적으로 사용하는 편이다.

전 세계적으로 우리나라 여성처럼 화장품을 많이 바르고 소비하는 여성은 없을 것이다. 얼마 전 신문에서 우리나라 여성들이 전 세계적으로 가장 많은 수십 가지의 제품을 바른다는 기사를 보며 실소를 금치 못했다. 생리대 다음으로 가장 소비 사이클이 짧은 품목인 화장품에 대해 수입통관 시 특별소비세를 적용했던 시절도 있었던 것을 보면 화장품이 사실은 생필품이면서도 아주 특별한 소비성 상품인 것만은 사실인 것 같다. 도대체 어떤 나라가 화장품 성분 하나가 유행하면 전국적으로 그 성분이 모든 화장품의 주요 개발 성분이 되고 전 국민이 그 성분에 대해 모르지 않을 만큼 유행할 수 있을지 의문스럽다.

화장품의 역사에서 가장 획기적인 전환점이 되었던 것은 에멀전의 개발이고 그 이후에 우리는 조금이나마 화장품이 경피에 흡수될 수 있다는 희망을 갖게 되었다. 에멀전은 서로 섞일 수 없는 물질인 물과 기름을 혼합하여 피부가 전혀 받아들이지 않는 수분을 조금이나마 각질층에 전달하고픈 욕망의 결과물이다. o/w형(수분에 오일이 분산된 형태)이냐 w/o형(오일에 수분이 분산된 형태)이냐는 피부에 화장품을 발랐을 때 느끼는 제형의 문제도 중요하지만 화장품의 가격이나 품질을 결정하는 데 아주 중요한 역할을 한다. 화장품이 수분 제형일 경우 유효성분을 많이 넣지도 못하고 또 침투하지 못한다. 수분 배합이 많다는 것은 그만큼 피부에도 그다지 영향을 미치지 못한다는 것이다. 그렇다고 해서 꼭 피부가 침투력이 강한 제품을 원하는 것은 아니므로 연령대와 피부 상태에 맞는 제품을 선별하여 사용하고 고객에게 적용시키는 지혜가 필요하다.

1980년대에 들어 리포좀이라는 획기적인 운반시스템을 화장품에 적용시켜 그 동안 기대하지 못했던 유효성분의 진피 흡수라는 쾌거를 이루어낸 것은 놀라운 일이 아닐 수 없다(당시 임상의들이 자유기 free radical를 인정하고 받아들이던 시기로 본다). 리포좀 함량이 어느 정도이냐에 따라 화장품이 피부에 흡수되는 정도를 가늠할 수 있기 때문이다. 게다가 어느 정도의 지속성으로 피부에 영향을 미치느냐는 점이 리포좀의 능력을 보여주는 부분이다. 아무리 좋은 성분도 흡수되지 못한다면 피부에서 지질의 역할을 하거나 보습제의 역할을 하는 것 이상의 항산화 기능은 수행하기 어렵기 때문이다.

다만 최근에 활발히 연구개발이 진행되는 나노 시스템의 경우 여과 없이 피부에 침투하는 시스템이라는 것 자체가 어찌 보면 안전성 safety 면에서 우려할 만한 문제라는 생각이 든다. 화장품이든 약품이든 그렇게 여러 해 안전성 테스트를 하고 또 테스트를 하여도 10년, 20년, 아니 그 후에라도 인체에 심각한 피해를 주는 사례를 얼마든지 볼 수 있기 때문이다. 상용된 지 10년 정도 되는, 그래서 안전하다고 믿었던 보톡스조차 종종 사람을 죽음으로 몰고 가고 있다. 따라서 우리는 그 누구보다도 화장품에 대한 안전성과 유해 가능성에 대해 잘 생각해 보아야 할 것이다. 인간이 만일 몇 백 년을 산다면 아마도 화장독 때문에 어떤 신체적 손상이 올지 모르겠다는 생각이 든다. 더욱더 무서운 것은 이러한 문제가 그 세대에서만 끝나는 일이 아니라 다음 세대 그 다음 세대까지 영향을 끼친다는 사실이다.

화장품의 본고장이자 에스테틱 역사의 장을 연 프랑스를 비롯한 유럽연합은 화장품에 대한 품질기준이 엄격하여 제조증명뿐만 아니라 판매증명까지 엄격한 기준에 맞추어 생산 유통된다. 아이러니컬한 것은 우리나라의 경우 제조자가 편리하게 제품을 개발하여 자유롭게 유통시키는 구조 속에서 수입업자에게는 이러한 서류를 엄격히 요구하고 있다는 사실이다. 화장품 수입을 오래 하다 보면 우리나라가 화장품과 관련해서 얼마나 허술한 구조를 가지고 있는지 여실히 드러나는데, 이러한 허술함 때문에 국내산 화장품에 대한 믿음을 가질 수 없음이 매우 서글픈 현실이다. 제조업자나 수입업자나 화장품과 관련된 일을 하는 모든 사람들이 화장품의 안전성에 대해 정말 심각히 생각해야 할 것이다.

1990년대 미국에서 AHA의 시대가 열렸다

케미컬 필링에 대한 기대와 사랑은 가히 폭발적이었고, 안전성에 무게를 많이 두는 유럽에서조차 AHA를 수용하고 화장품에 적용하였다. 덕분에 필링에 무게를 두는 에스테틱의 역사가 다시 쓰여지고 있을 정도이다. AHA는 참으로 편리하게 우리 피부에 많은 선물을 주지만 우리나라의 경우 이것의 오남용으로 인해 피부가 많이 민감해져 있는 것도 사실이다. 교육과 훈련을 철저히 받은 에스테티션이 권해야 할 전문 영역의 제품이 무자비하게 일반 사람들에게 공개되고 판매되어 우리나라 여성의 피부는 아름다운 4계절을 가진 나라임에도 불구하고 그 민감도가 아마 세계 최고일 것이다. 너무나 쉽게 제품을 만들고 유통시킬 수 있는 것이 가장 큰 문제이다.

화장품 '전 성분 표시제'를 의무화하고 있는 시대에 살고 있는 우리는 어떤 성분이 들어 있는지 소비자가 알고 있고, 그 사실을 속일 수 없다는 점에서 명쾌한 해답을 찾을 수 있다. 화장품의 품질이 좋아지고 소비자의 알 권리가 보호받는다는 점에서 매우 환영할 만한 일이다. 화장품은 의약품이 아니므로 보다 안전하게 소비자에게 유통되는 구조가 필요한 때이다. 또한, 전문가라면 이제 표시성분을 보고 제품의 질을 판단할 수 있어야 한다.

화장품은 똑같은 성분으로 만들어낸다 해도 전혀 다른 결과를 가져올 수 있다. 이것이 바로 화장품에서 성분 배합의 비밀이고 제품 회사의 제조 노하우이다. 수입을 하다 보면 비슷비슷한 제품을 많이 보게 되지만, 그 특성과 효능이 다르다는 점을 알 수 있다. 역사와 전통은 그냥 만들어지는 것이 아니라 오랜 경험과 시행착오를 겸허히 받아들여

연구하고 노력한 흔적이며, 그래서 브랜드의 가치가 중요한 것이다. 갑자기 누군가가 비슷한 성분으로 비슷한 제품을 만들어낸다 해도 다 같을 수는 없다.

    몇 해 전 일본의 화장품 제조업체 담당자와 미팅을 갖는 자리에서 질문을 하나 받았다. BB크림에 대한 질문이었는데 도대체 일본에서는 본 적도 들은 적도 없는 BB크림이 무엇이냐는 것이었다. BB크림의 개념을 설명하고 우리나라 여성들이 필링을 너무 좋아하여 필링 후 바르는 전문 제품으로 널리 알려진 BB크림이 여기저기서 유사 생산을 하여 이토록 대중적으로 유행하게 되었다는 것, 심지어는 메이크업 베이스나 파운데이션으로 전락하게 되었다고 설명하자 매우 놀라워했다. 그 담당자는 일본에서는 수 년 전 이미 케미컬 필링에 대해 우려하는 목소리가 많아 피부에 화학적으로 작용하지 않는 물리적 필링이나 단백질에만 반응하여 자극 없이 노화각질을 제거하는 제품 개발이 한창이라고 대답했다.

    다시 말하지만 프로페셔널 에스테틱의 꽃은 역시 필링이다. 필링과 딥클렌징은 기본적으로 다른 의미이나 그 의미가 많이 혼용되고 있다. 딥클렌징은 모공을 청소하고 노화각질을 정리하는 행위이고, 필링은 무리하게 정상 각질층을 벗겨내어 노화된 피부에 재생 촉진을 하도록 도와주는 보다 적극적이고 전문적인 행위이다. 필링이 없다면 에스테틱이나 메디컬 에스테틱의 존재가 별 의미 없을 것이나, 마치 유행하는 옷이나 가방을 구입하는 것처럼 누구나 아무 저항 없이 필링에 열을 올린다는 것은 정말 유감스런 일이 아닐 수 없다. 필링은 꼭 필요한 사람에게만 가치가 있는 에스테틱 상품인 만큼 그 고유의 가치를 지키고 보존하는 것이 중요하다.

2000년대 스파 트렌드와 함께 성장한 유기농, 자연주의 화장품

나노의 시대, 더모코스메틱의 시대에 아이러니 하게도 유기농 화장품, 자연주의 화장품의 붐이 일기 시작한 것은 세계적인 스파 열풍 덕분이다. 세 명 중에 한 명이 스파를 다닐 정도로 스파가 대중화되고 힐링, 웰니스가 화두가 되어버린 시대, 고객의 욕구는 확실하게 개념이 정립되었다.

스파를 찾는 고객들은 에스테틱처럼 cure 개념의 관리를 받으러 가는 것이 아니라 편안하게 전신적이고 전인적인holistic 관리를 받기 위해 가는 것이다. 그래서 전 세계적으로 스파 내에서의 힐링 프로그램에서 훼이셜 관리가 차지하는 비중은 크지 않다. 즉 스파의 전반적인 콘텐츠 안에 에스테틱이 포함되는 개념이다.

해외 유명 스파에서도 안티에이징 훼이셜 트리트먼트에 사용하는 화장품과 일반적인 힐링 프로그램에 사용하는 화장품이 다르다. 이런 이유로 2000년대에 돌풍을 몰고 온 유기농 자연주의 바람은 지금까지 이어지고 있다 프랑스 보르도 '꼬달리'스파를 운영하고 있는 브랜드 꼬달리의 경우 포도가 주성분이고 브랜드의 가치는 자연주의와 안토시아닌의 항산화이지만 꼬달리 제품을 전문 에스테틱에서 사용하지는 않는다.

이 모든 것은 추구하는 가치의 차이이며 문화와 스토리의 차이다. 에스테틱 오픈을 앞두고 컨설팅이나 상담을 원하는 원장님들이 화장품에 대한 질문을 많이 하는데 나는 언제나 스파인지 에스테틱인지, 추구하는 철학이 무엇인지에 따라 브랜드를 결정해야 한다고 상담한다. 1회성 관리를 많이 하는 스파라면 누구나 알 수 있는 글로벌 스파 브랜드를, 에스테틱이라면 피부 개선결과를 줄 수 있는 cure 개념의 브랜드를 선택해야 할 것이다. 우리나라는 스파를 찾는 연령대가 외국에 비해 낮고 에스테틱을 찾는 고객들의 연령대가 높은 편이어서 자연스럽게 사용하는 브랜드도 그에 맞출 수 있을 것이다. 고객의 기대에 부응하는 브랜드를 사용하면 될 것이다. 스파라면 오감만족, 향과 질감이 중요할 것이고, 에스테틱이라면 좀 더 도전적이고 기능적이어야 하지 않을까?

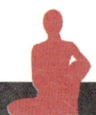

Beauty Bible 02

화장품 성분에
대한 이해

화장품 이해를 위한 첫 번째 관문, 계면활성제

피지와 땀이 분비되어 자연적으로 천연피지막을 만들어내는 것이 천연화장품의 시작이라고 본다면 반드시 오일 성분이 있어야 한다. 오일 성분은 피부 바깥에서 적당한 지질을 형성하여 피부장벽을 대신한다. 아이러니컬하게도 우리가 열심히 화장하고 열심히 지워내는 과정에서 파손되는 지질을 다시 보충하는 것은 결국 피부가 수분을 잃지 않고 제 역할을 할 수 있게 도와주는 것이리라. 초기 화장품의 오일 성분이 밀랍이나 동물성 오일이었음을 떠올린다면 추운 날씨에 외부로부터 피부를 지켜주는 오일 성분이 반드시 필요했음을 알 수 있다. 오일 말고 피부 각질층에 약간의 수분을 만들어주는 에멀전이 나오면서 화장품은 본격적으로 화학적인 성격을 띠기 시작했다. 오일에 물이 분산된 형태를 만들어주거나 수분에 오일이 분산된 형태를 만들기 위해 반드시 첨가해야 하는 것이 계면활성제이다. 세정력을 만들든, 유화를 하든, 계면활성제는 반드시 필요하다. 그래서 화장품을 이해하기 위한 첫 번째 단계가 계면활성제를 이해하는 일이다.

계면활성제는 그 기능에 따라 몇 가지로 분류된다. 세정력이 강한 샴푸나 비누 등 거품을 많이 만드는 계면활성제는 강한 음이온 계면활성제이다. 초창기 폼클렌징은 음이온 계면활성제가 첨가된, 말 그대로 중성세제이다. 폼이라는 말 자체가 거품을 뜻하고 세정력을 뜻하기 때문이다. 최근에는 계면활성제로 인한 피부 피해가 심각해지면서 거품이 나지 않는 양쪽성 계면활성제나 비이온 계면활성제 등을 첨가한 washable 클렌저가 많이 등장했다.

물 세안을 피할 수 없는 현실 때문에 워셔블 클렌저를 많이 사용한다. 이런 제품을 고를 때는 제품 가격과 거품 정도를 보고 세안을 한 후 피부가 거칠어지지 않고 다소의 유분막이 느껴지는 제품을 고르면 된다. 그러므로 최근 뭐든지 씻어내는 타입의 클렌저를 폼클렌징이라 칭하는 것은 잘못이다.

하천 수질오염의 주범인 계면활성제를 넣지 않는 세안제는 오일타입 세안제뿐이다. 수질오염뿐 아니라 피부에도 자극이 가장 없고 피부 표면의 메이크업과 노폐물을 제거하므로 화장을 했을 경우는 오일타입 클렌저가 가장 효과적일 것이다. 다만 닦아내는 과정에서 오일의 특성상 물에 지워지지 않으니 뜨거운 스팀타올로 힘주어 닦아야 하는 문제로 인하여 민감피부나 여드름피부에 자극이 될 수 있다는 점에서 안타깝지만 오일타입이어도 최근 유행하는 워셔블 타입을 권장할 수밖에 없다. 아무래도 수용성이니 이 경우에는 계면활성제로부터 자유로울 수는 없겠다.

TV홈쇼핑이나 인터넷 등에서 계면활성제를 하도 언급하니 초등학생들도 계면활성제가 나쁘다는 것을 알고 있다. 화장품에 필수적으로 들어가야 하는 계면활성제를 어떤 것을 넣었느냐를 가지고 화장품을 홍보하는 것은 어쩌면 당연할지도 모르겠으나, 화학적 계면활성제 대신 천연유래 계면활성제를 넣었다는 등의 홍보는 그다지 바람직하지 않다고 본다. 어떤 형태로든 계면활성제는 자극이 될 수 있다. 그러나 계면활성제 때문에 화장품이 좋지 않다고 말하는 것도 옳다고 볼 수는 없는 것이다. 세안용 화장품의 계면활성제가 문제인데 요즈음은 계면활성제 때문에 문제가 되는 화장품은 거의 없다. 너무 강하지만 않다면 잘 씻어내면 큰 문제가 없다.

에스테틱에서의 알 수 없는 피부 트러블, 피부에 잔류하는 계면활성제 때문

에스테틱 전문브랜드들의 영업난이 소비자 제품과 프로페셔널 제품의 차이를 없앴다. 이 부분은 내가 가장 안타깝게 생각하는 부분이다. 에스테틱의 특성상 풍부한 물로 피부를 씻어낼 수 없어 고객의 피부 안전성 측면에서 매우 불안하다. 그래서 에스테틱에서 사용하는 클렌징 제품은 오일이거나 밀크이거나 밤balm 형태로, 물로 씻어내지 않는 제품을 사용하는 것이 옳다. 물로 깨끗하게 씻어낼 수 없는데도 수용성 클렌저를 사용하면, 계면 활성제가 잔류하고 있는 피부 상태가 되고 기기관리를 하면서 계면활성제 성분이 지질을 파괴하고 피부에 트러블을 유발하게 된다.

  에스테틱에서 클렌징, 딥클렌징이 가장 중요한 단계임에도 스피디하게 대충 지나가 버리는 경우도 많다. 그리고 스팀타올과 해면 등으로 지속적으로 자극을 주면 예민해진 피부는 관리 다음날 따갑고 딱딱해지는 증상이 나타날 수 있다. 그럴 경우엔 계면활성제 때문일 확률이 높다. 그래서 나는 화장품 브랜드를 고를 때 홈케어용과 전문가용이 다른 브랜드, 성분이 다르고 구성이 다른 브랜드를 고른다.

화장품의 유성 성분 오일에 대한 이해

오일은 기본적으로 광물유인 미네랄 오일과 식물성 오일, 동물성 오일, 합성 오일 등으로 나눌 수 있다. 미네랄 오일은 정제가 잘된 고급 제품인 경우 값도 비싸고 훌륭한 보습제로 사용된다. 유럽의 경우 크림류에 광범위하게 사용된다. 간혹 미네랄 오일을 모공을 막는 여드름 유발 성분으로 분류하는 경우가 있는데, 이는 매우 유감스러운 일이다. 석유에서 추출한다 하여 피부에 나쁘다는 이론은 옳지 않은 발상이다. 민감한 피부의 보호막으로, 피부에 흡수되지 않으면서 지질을 형성할 수 있는 미네랄 오일은 고 순도의 제품을 사용할 경우 매우 좋은 결과를 얻을 수 있다. 미네랄 오일이 피부에 자극이 되는 경우는 대부분 정제가 잘 되지 않은 오일이거나 너무 많이 오래 문지르기 때문이다. 모공에 흡수될 수 없는 제품을 지나치게 장시간 압력을 넣어 문지르는 경락 마사지 등에 사용했을 때 충분히 모공에 자극이 될 수 있다. 이러한 자극은 동물성 오일이나 식물성 오일도 마찬가지이다. 불포화지방산이긴 해도 식물성 오일도 오랜 시간 힘을 주어 지나치게 문지르면 여드름성 피부에 자극이 될 수 있다.

유럽, 특히 프랑스 화장품의 성분을 가만히 들여다보면 민감성 피부나 건성피부용 크림류에 고급 미네랄 오일이 함유되어 있는 경우가 허다하다. 임상적으로 아주 적절한 보호기능을 수행하기 때문이다. 고급 미네랄 오일은 끈적이지 않고 윤기가 덜하고 아주 드라이한 것이 특징이고, 저급 미네랄 오일은 약간의 석유 잔향이 있고 무거우며 심하게 윤택이 난다. 따라서 전문가 스스로가 좋은 제품을 선별할 줄 아는 것이 중요하다.

라놀린(Lanoline)의 교훈

왁스인 라놀린은 미국에서는 알레르기를 유발한다 하여 좋아하지 않지만, 호주나 뉴질랜드, 유럽 등지에서는 건성피부용 제품으로 널리 사용되는 성분이다. 라놀린은 양털에서 추출하기 때문에 양을 키울 때 살충제를 많이 사용한다 하여 알레르기 유발 가능성을 얘기하지만, 고 순도로 정제된 고급 라놀린만을 사용하는 유명한 전문 화장품 브랜드가 많다. 그런 관점에서 본다면 대부분의 식물 성분들도 농약이나 살충제에 노출되어 있는 경우가 허다하므로 위험하지 않은 것이 없다. 잔류 농약이나 살충제에 안전한 성분이란 거의 찾아볼 수 없다.

유럽에서는 주로 건성피부용 제품에 라놀린을 많이 사용하고, 간혹 마스크제에도 사용한다. 지성피부는 머드 계열의 성분을 넣은 1차 마스크를 사용하면 되지만 건성피부용 1차 마스크는 머드만 사용하면 탈지가 너무 심하므로 라놀린 등을 첨가해 보습기능을 더해준다. 나는 스파를 운영하면서 라놀린 성분이 함유된 고급 건성용 크림으로 건성피부 개선에 큰 효과를 보았기에 최근 라놀린이 여드름이나 알레르기 유발 성분으로 취급되고 있는 것이 안타깝다.

건성피부용 제품에 넣는 성분을 여드름피부용 제품에 사용하면 여드름이 생길 수 있고 모공을 막는 것은 당연하다. 따라서 정확한 피부 판독과 적절한 제품을 적용하는 것이 중요하지, 어떤 성분이 좋고 나쁘다는 흑백논리로 화장품에 접근하지 않았으면 한다.

항산화 기능을 수행하는 식물성 오일

상대적으로 값비싼 동물성 오일이나 고급 미네랄 오일에 비해 많이 사용되는 식물성 오일은 진피 흡수가 용이하고, 알파 토코페롤(비타민 E) 같은 성분의 항산화 기능 때문에 선호하는 오일이다. 식물성 오일이라 해도 각각의 함유 성분이 다르므로 성분의 특성을 알고 사용하는 것이 좋다. 서양에서 많이 사용하는 오일은 올리브 오일과 선플라워 오일 등이다. 마사지 목적으로 사용해도 퍼짐성이나 점도가 좋고 여드름을 유발하지 않는 것으로 알려져 있다.

우리나라에서 많이 사용하는 호호바 오일은 왁스이다. 좋은 식물성 오일을 고르는 방법은 목적에 따라 다르다. 호호바 오일의 경우 우리가 흔히 말하는 엑스트라버진(초유)은 상당히 색깔이 진하며golden, 반면에 색이 흐리고 무색에 가까울수록 정제가refined 많이 되고 영양성분은 적다. 하지만 에센셜 오일을 블렌딩할 경우에는 정제가 많이 된 오일을 캐리어 오일로 사용해야 한다. 화장품 가격 면에서 보면 여러 공정을 거친 흰색 오일이 훨씬 비싼 것을 보면 화장품의 가격과 질이 꼭 정비례하지 않는다.

식물성 오일은 대체로 인체 피부에 피지 대체용으로 사용했을 때 큰 문제가 없지만, 오일에 따라 지질의 구조가 달라 피부에 따라 과다 영양이 될 수 있다는 점을 유의하여 선택, 사용하는 것이 좋다.

값이 비싸고 특유의 향이 강해 우리나라에서는 많이 사용하지 않는 달맞이꽃 종자유evening prime rose 같은 경우는 감마 리놀렌산 같은 필수지방산이 풍부하여 항산화 기능이 뛰어나고 피부 조직을 재구성하는 데 큰 효과가 있다. 그러나 달맞이꽃 오일만으로는 영양성분이 과다하고 향이 강해서 다른 오일과 희석해 사용하는 경우가 많다. 달맞이꽃 오일은 아토피 피부 개선에 가장 효과적이라고 알려져 있다. 유럽에서는 고순도 달맞이꽃 오일을 건성피부와 아토피 피부용 에센스로 많이 사용한다. 나도 달맞이꽃 오일 에센스로 악건성 피부나 성인 아토피를 개선한 경우가 많아 그 임상적 결과를 잘 알고 있으나, 우리나라에서는 많이 활용되고 있지 않다. 그 밖에 광범위하게 건성피부에 주로 사용되는 식물유는 아몬드유, 단백질이 풍부한 아보카도유 등이 있고, 다른 식물유에 비해 가격이 낮으면서도 마사지하기 좋은 식물유로 포도씨유grapeseed oil가 있다.

식물성 오일을 사용할 때는 산화에 주의해야 한다. 산화된 오일은 그 냄새로 바로 알 수 있다. 따라서 업소라 해도 용량이 적은(500㎖ 이상의 식물성 오일은 산화를 생각한다면 사용하지 않는 것이 좋다) 제품을 구입하여 사용하는 것이 바람직하다. 식물성 오일은 일반적으로 1시간~1시간 30분 정도에 경피 흡수가 되는 것으로 알려져 있다. 하지만 오일이 진피층에서 세포막으로 흡수되어 비타민 E의 작용으로 손상된 DNA를 복구할 수 있다고 가정할 때 만일 산화된 지질이 피부에 흡수된다면 오히려 피부에 악영향을 끼치게 되는 것이다.

FAQ

마사지오일 표기의 의미는?

제품 용기에 마사지 오일 혹은 마사지 크림이라고 표기되어 있으면 그 제품은 흡수 목적이 아니라 마사지가 목적이므로 파라핀 성분이 함유되어 있다고 보면 대체로 맞다. 즉 닦아내는 오일이다. 식물성 오일 제품은 그 오일의 유래와 성분을 그대로 표기하는 편이다. 식물성 오일이 값비싼 이유는 아무래도 수입통관 시 무게 탓에 드는 비용 때문이다. 올리브나 호호바가 많이 재배되는 지중해 연안 국가들에서 식물성 오일은 가격이 비싸지 않다. 오히려 그곳에서는 정제가 잘된 미네랄 오일이 훨씬 비쌀 수 있다. 즉 오일뿐만이 아니라 화장품의 성분은 얼마나 많이 정제되고 잘 포장되었는가, 즉 공정이 어느 정도인가가 가격을 결정한다고 볼 수 있다. 정제가 많이 될수록 안전한 것은 사실이다.

화장품 용기가 중요하다?

용량이 큰 식물성 오일을 플라스틱 용기에 담는 것은 바람직하지 않다. 오일 구입 시 되도록 갈색 유리병 혹은 적어도 PET 용기를 선택하는 것이 안전하다. 식물성 오일은 산화를 지연시키기 위한 산소 차단이 중요한데 일반 플라스틱은 산소 차단 능력이나 단열 능력이 떨어지고 강도도 약하기 때문에 오래되면 쭈글거리게 되어 제품의 안정성 유지에 아주 좋지 않기 때문이다. 만일 식물성 오일 용기가 플라스틱이고 찌그러지거나 모양이 변형되었다면 사용하지 않는 것이 좋다.

오일에 보습기능이 있을까?

지질 구조인 피부의 특성상 오일이 피부에는 훨씬 친화력이 있다. 정제가 아주 잘된 식물성오일이나 동물성 오일은 피부보호나 보습기능이 아주 뛰어나다. 한동안 연예인 오일 보습이 유행해 너도 나도 찾던 아르간 오일의 경우, 사막에서 생존하는 아르간나무 뿌리에서 추출한 오일이기 때문에 보습력이 뛰어난 것은 사실이다. 대체로 얼굴에 에센스로 바르거나 머리카락 보호용 등으로 전신에(head to toe) 사용하는 오일은 dry oil(huile seche)이라 하여 사용감이 매우 부드럽고 가벼운 것이 특징이다. 다만 모든 피부가 다르듯이 모든 피부가 오일 보습이 필요한 것은 아니므로 나의 피부가 원하는 것을 찾아내는 것이 최우선일 것이다.

화장품의 기초가 되는 수용성 성분과 보습 성분
●

화장품을 만들 때 소비자의 욕구에 부응하여 트렌드를 따라가는 것은 어제오늘의 일이 아니다. 보다 산뜻하고 밀키한 사용감과 제형을 원하는 소비자가 늘고 있어 점점 수용성 성분의 함량이 많아지고 있다. 기본적으로 피부는 수분을 흡수할 수 없기 때문에 가벼운 느낌의 수중 유형(o/w형: 물에 기름이 분산된 형태) 제품이 피부에 줄 수 있는 기능적 영향은 별로 없음에도, 수분을 갈구하는 일반 소비자들의 수분크림에 대한 욕구가 커지고 있는 실정이다. 피부와 화장품에 대해 지식이 있다면 수분 제형의 제품이 제조 원가가 저렴하고 화장품으로서의 기능은 약하다는 것을 잘 알 것이다. 게다가 수분 제형의 크림에는 기능성 성분을 많이 넣기가 쉽지 않다. 밀키한 느낌을 주기 위해서 첨가하는 여러 가지 윤활제가 피부에 자극이 되는 것도 간과할 수 없다. 어린아이나 아토피 피부를 위한 제품은 유분이 많고 지질 형성을 도와준다는 사실을 생각해보면, 기본적으로 수분에 대한 열망은 약간 어리석은 측면이 있다.

정제수, 화장품에 사용되는 물
●

화장품에 가장 많이 들어가는 성분인 정제수는 과거에는 Purified water(정제된 물)로 표기했고 현재는 대체로 aqua(아쿠아)로 표기한다. 용기에 모든 성분을 표시해야 하다 보니 짧게 표현하는 것이 좋기 때문인 것 같다. 화장품의 안정성을 위해 반드시 정제수를 사용하는 것을 원칙으로 한다. 기본적으로 정제수는 활성탄, 금속 이온 등을 여과하고 자외선 소독 등을 거쳐 만들어진다. 피부친화력을 위해서 무색무취는 기본이다.

　최근에 해양 심층수를 사용하거나 광천수 등을 사용했다는 화장품 광고가 많다. 하지만 기본적으로 제조상 안정성(stability)을 확보하기 위해 미량 원소 등의 여러 성분을 걸러내는 것은 필수사항이므로 화장품에 사용되는 물이 그토록 특수하기란 쉽지 않다.

흔한 수성 성분, 글리세린

화장품의 수성 성분은 다양하지만 가장 많이 애용되는 것은 역시 글리세린이다. 글리세린은 공기로부터 수분을 흡수하는 수분 결합 능력이 뛰어난 수용성 성분으로 가장 대중적인 보습성분(모이스처라이저)이다. 어린이용 시럽에서부터 화장품에 이르기까지 광범위하게 사용되는 글리세린은 식물성 오일 등에서 추출한 지방을 화학적으로 결합시켜 얻는다. 크림이나 로션의 퍼짐성을 만들어주고 막을 형성하여 공기 중의 수분을 끌어당기고, 보습인자가 날아가지 못하도록 피부에 래핑 기능을 하는 성분이다. 저렴한 가격의 민감성피부용 제품에도 첨가하지만, 여드름피부에 사용할 경우 여드름 유발 가능성이 아주 없는 것은 아니다. 한마디로 글리세린은 저렴하게 제품에 첨가할 수 있는 가장 기본적인 수용성 성분으로 생각하면 된다.

비누나 클렌저에 글리세린을 첨가하여 마지막에 피부에 막을 형성하게 하여 보습기능을 추가하는 경우는 허다하다. 저렴하다 해서 질 나쁜 제품은 아니다. 다만 어떤 성분을 어떻게 사용했느냐에 따라 적정한 가격에, 피부에 적절한 기능을 수행한다면 괜찮은 화장품일 것이다.

에탄올

전분이나 설탕에서 탄수화물을 발효시켜 얻는다. 휘발성 때문에 피부에 청량감을 주고 순간적으로 모공을 조여주는 기능을 하는 에탄올은 과거에 지성피부용 수렴 화장수, 세럼 등에 사용하였고, 남성 화장품에 흔히 첨가되는 성분이다. 광범위하게 방부제로 사용되기도 하나 피부용 화장품에 사용되었을 경우 피부건조증이나 장기간 사용 시 모세혈관 확장증 같은 부작용이 생길 수 있으므로 주의가 필요하다. 최근에는 지성피부용 화장품에 'SD alcohol 40'으로 알려진 변성 고품질 에틸알콜을 사용하는데, 표면에 활성성분만 남기고 즉시 증발하여 항박테리아 성분으로 알려져 있다. 또한 피부 보호를 위해 지성피부용 제품이라도 천연 에센셜 오일이나 식물추출물들을 사용하는 것이 대세이나, 필요에 따라 에탄올이 사용되는 것은 사실이다.

보습성분, 습윤제(humectant)

보습이란 말 그대로 수분(습)을 보충해주는(보) 것이다. 보습이란 2가지 기능을 통해 이루어지는데, 공기 중의 수분을 끌어당겨 수분 보유력을 높이는 것, 피부의 수분을 날아가지 못하게 하는 래핑 기능이 그것이다. 즉 습윤제는 글리세린 같은 대중적인 성분으로부터 콜라겐, 히알루론산까지 피부 표면에서 수분을 보호하는 기능을 가진 성분들을 일컫는다. 보습성분은 너무 많지만 대표적으로 강력한 보습기능을 갖는 단백질계 콜라겐*과 다당류 보습성분 히알루론산**을 최고로 꼽는다.

* **수분 보유고, 콜라겐**
  앞에서 밝힌 대로 엄청난 수화력을 자랑하는 콜라겐은 표층에서 보습기능을 발휘하면서 강력한 홍반 완화 효과가 있다. 자외선이든 염증이든 어떤 이유로든 홍반이 있는 경우 콜라겐 시트마스크 40분이면 해결되는 경우가 많다. 피부에서의 보습도는 그만큼 감작성 피부의 여러 증상과 관계가 깊다.

** **natural filler, 히알루론산(hyaluronic acid)**
  진피 내 체액을 형성하는 GAG(Glycosaminoglycan)의 주성분으로, 자기 무게의 600~1,000배의 엄청난 수분 흡수 능력을 갖고 있어 보습제로 쓰인다. 다만 히알루론산을 화장품에 사용할 경우 거대분자이므로 침투성을 갖는 것이 아니라 표피에서 수분 보유력을 강하게 증가시키는 역할을 한다. 점성이 있는 탄력적인 막을 형성하므로 역시 래핑 기능을 수행하고, 화장품에 사용되는 윤활제 역할을 하면서 수분 보유력이 워낙 뛰어나 훌륭한 보습제로 기능한다. 먹거나 마시거나 필러제로 사용되는 등 그 쓰임이 다양하다.

쁘띠 성형수술(칼을 대지 않고 하는 성형수술)에 쓰이는 대표적 성분으로, 팔자주름 등을 채우는 데 사용하고, 융비술에도 사용되는 필러의 주성분이다. 과거에는 주로 닭 벼슬에서 추출했으나, 바이오 화장품이 대중화되면서 수소 조직이나 인체조직, 박테리아 발효 등 천연성분에서 다양하게 공급하고 있다.

에스테틱의 역사를 다시 쓴, AHA

AHA(알파 하이드록시 액시드)는 앞서 언급한대로 1990년대 에스테틱의 새바람을 일으킨 성분으로, 미국이 에스테틱업계의 주도권을 잡는 데 혁신적 역할을 한 일등공신이라고 볼 수 있다. 기본적으로 보습을 전제로 하며, 강보습을 통한 필링 기능, 임상적 진피 탄력이 증강하는 등 DML 효과를 얻었다. 물리적 각질제거에서 화학 필링으로 세대교체를 하게 만든 성분이다. AHA가 없었다면 피부관리를 어떻게 할 수 있었을지 걱정될 정도로 신속하게 원하는 결과를 선사하기 때문이다.

필링 목적으로는 주로 글리콜릭(글라이콜릭) 액시드를 사용하지만, 보습 목적으로는 락틱 액시드(젖산, 유산)를 선호한다. 락틱 액시드는 천연보습인자로 우리 피부가 가지고 있으므로 가장 부작용이 적고 피부에 안전하지만, 통상 5% 이상이 함유되어 있어야 피부에 좋은 효과를 준다고 알려져 있다. AHA가 처음 시장에 나왔을 때 프랑스 시판 전문 고급 브랜드에서 산도 조작을 한 에피소드가 있었다. 사실 지금도 마찬가지이지만 산도가 낮아서 피부에 자극이 생기므로 마지막에 중화시키는 작업을 하는 데, 이는 피부에 작열감이나 소양증이 오는 민감 반응 때문이다. 최종 소비자가 피부에 이상 증세를 느끼면 화장품 회사는 이를 고지했더라도 소비자보호법상 환불조치를 해야 하므로 화장품 회사 입장에서는 산도 조절을 할 수밖에 없었을 것이다. 이미 AHA가 대중적으로 보편화된 지금은 AHA에 민감한 반응을 보이는 경우가 드물어서 큰 문제는 아니지만, 초창기에는 다양한 민감 반응이 쏟아져 나왔던 것이 사실이다.

TIP

AHA 홈케어 방법

나는 맑지 못한 피부, 표피가 두꺼운 피부, 수분이 부족한 피부, 거친 결을 가진 피부, 여드름피부 고객들에게 1년에 2~3회 정도 젖산 혹은 복합 AHA 5~10% 제품을 지속적으로 사용하게 하여 보습, 각질관리, 미백관리, 탄력관리 등을 홈케어로 하게 한다. 5% 정도에서 시작하여 2~3년 뒤에는 10%까지 전문 제품을 쓰게 한다. 이럴 경우 화이트헤드 관리가 아주 쉽고, 강한 필링이 필요 없으며 스파에서 특별히 강한 딥클렌징을 하지 않아도 좋은 효과를 얻어낼 수 있다.

AHA와 BHA 비교

AHA가 강한 보습을 통한 필링 기능을 수행하는 수용성이라면, BHA는 지용성으로 모공 속 각질제거도 가능하다. 특히 BHA는 살균, 방부기능이 있는 것으로 알려져 여드름을 적출한 부위에 바르는 SPOT 제품으로 각광을 받고 있으며, 파우더리하여 여드름을 잘 말려주기도 한다. AHA와 BHA를 적절히 혼합한 크림이 가장 효과적이다. 필링 목적으로 쓸 경우 AHA는 도포 시간이 필링 결과에 미치는 영향이 크고, BHA는 도포의 두께가 중요하다.

해조류의 풍부한 보습력

보습력은 피부에서 수분을 잡고 있는 능력을 말하는 것인 만큼 해조류 seaweed 추출물의 보습력은 대단하다. 미역이나 다시마의 풍성한 끈끈함을 느껴보면 그 보습력을 짐작할 수 있을 것이다. 염분이 있는 바닷물 속에서 자신을 지켜내는 피막, 그것이 바로 해조류 보습력의 비밀이다.

따라서 테라피의 여러 가지 기능 중 가장 훌륭한 점은 독소 배출과 보습력이다. 훌륭한 증점제인 알긴산을 비롯하여 천연 실리콘 성분, 미네랄, 지질, 아미노산 등이 복합적으로 풍부하여 강보습을 한다. 화장품에는 주로 라미나리아, 푸쿠스 등이 사용된다.

또한 해양 플랑크톤의 먹이인 스피룰리나도 그 자체가 단백질 덩어리이므로 강력한 보습력을 갖는다. 최초의 고무마스크(모델링마스크)는 프랑스의 '올리고 마스크'로, 파우더와 별도의 스피룰리나 솔루션을 갖추고 있었다. 피부에 베이스 제품을 바르지 않고 맨 얼굴에 발랐을 때도 스피룰리나의 강력한 보습력으로 맑고 밝은 얼굴빛을 선사한다. 결국 우리 인체가 60% 이상이 수분인 것도, 세포나 근육, 뼈의 기본 단위가 단백질이고 그 단백질이 있는 곳에는 필수적으로 수분이 모이기 때문이다. 거론할 필요조차 없는 콜라겐이나 펩타이드*의 강력한 보습력 역시 단백질에 기인한 것이므로 화장품 성분으로서의 기여도는 두말할 필요가 없다.

* **펩타이드**
아미노산이 2개 이상 결합한 상태를 말한다. 결합 개수에 따라 다이펩타이드(2개), 트리펩타이드(3개), 테트라펩타이드(4개)로 불린다. 4개 이상 다수인 경우 폴리펩타이드. 아미노산 잔기수(殘基數)가 10 정도인 것은 올리고펩타이드라 한다. 화장품에 어떤 형태의 펩타이드를 담았는가, 몇 가지를 담았는가에 따라 보습력의 차이가 생기지만, 결국 펩타이드는 아미노산의 결합이므로 보습에 대한 기능만큼은 확실하다고 할 수 있다. 천연의 펩타이드에는 호르몬(인슐린, 옥시토신 등)이나 조효소(글루타치온) 외에 혈압상승 물질인 안지오텐신(angiotensin), 모세혈관 확장물질인 브래디키닌(bradykinin) 등 생리활성물질이 있다. 높은 안정성 덕분에 차세대 레티놀로 불린다. 2002년 이후 보습, 미백, 주름개선용 화장품 시장의 인기 성분이다. 관건은 펩타이드의 형태와 흡수력이다.

박정현의
뷰티바이블

BeautyBible 03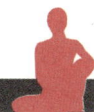

피부 문제에 따른 케어

표피가 존재하는 한 침투하기 어려운 수분

흔히 수분을 이야기하면서 피부가 수분을 흡수할 수 있다고 생각하는 것은 어디에서 비롯되었을까? 아마도 화장품 회사의 마케팅이었으리라 생각한다. 피부가 수분으로 되어 있다는 단순 논리로 접근하여 산뜻한 수분을 공급하자는 광고 카피들이 무수히 떠오른다. 한동안 이러한 감성 마케팅이 소비자를 많이 현혹했던 것도 사실이다. 그러나 피부에 원천적으로 수분을 공급할 수 있는 방법은 딱 한 가지, 물을 많이 마시는 것뿐이다.

건성피부를 가진 사람들을 가만히 살펴보면 물을 많이 마시지 않는다. 뿐만 아니라 현대인들은 온갖 차 등을 마시면서 마치 수분을 섭취한다는 착각을 하고 있다. 그러나 커피나 차 등을 너무 많이 마시면 오히려 수분을 배출시키게 된다. 결국 현대인들은 수분 부족의 원인을 스스로 제공하고 있는 것이다.

딱딱한 비닐층인 표피가 존재하는 가장 큰 이유 중의 하나가 수분 손실과 침투를 막는 일이기 때문에 막연하게 보습성분들이 피부로 침투할 것이라고 생각하고 있다면 피부는 단 한 방울의 수분도 받아들이지 않는다는 사실을 알고 있어야겠다. 우리가 통칭하여 수분이라고 말하는 것들은 우리 몸을 흐르는 유동적인 성질의 모든 것이다. 기본적으로 표피는 많은 수분을 가지고 있지 않으며, 수분이 진피로 들어가지 못하도록 원천봉쇄하는 기관이다. 면역학적으로 생각해 보면 너무나 당연한 얘기다. 즉 눈비를 맞거나 욕조에 몸을 담그고 있어도 몸이 퉁퉁 붇지 않고 그대로인 이유가 그것이다.

시판되는 수분크림은 제형 자체가 밀키하고 부드러운데, 성분의 비율 중 물이 차지하는 비율이 매우 높기 때문이다. 우리가 흔히 말하는 로션(에멀젼)을 피부에 발랐을 때 잠시 후, 다 스며든 것 같은 느낌이 들지만 사실은 수분이 증발한 것이며 피부에 별다른 역할을 하지 않는다. 수분크림의 본질은 그 성분에 보습인자 역할을 할 수 있는 것이 들어 있어 공기 중의 수분을 꼭 붙잡아 피부에 남아 있도록 해야 하는 것이다. 따라서 흡수보다는 분자가 큰 보습성분들(예를 들어 콜라겐이나 히알루론산)이 수분크림의 성분일 때 제 역할을 한다. 피부 표면에 존재하는 천연보습인자인 아미노산, 요산, 젖산, 미네랄 같은 성분들이 보습크림(수분크림)의 성분일 때 느낌이 산뜻하고 오래도록 피부가 수분을 갖고 있을 수 있다. 제형이 밀키하다 해서 수분크림으로 인식하는 것은 전문가로서 피부가 건조한 고객들에게 화장품을 권할 때 큰 실수를 하는 것이다. 따라서 건조한 피부의 고객들에게는 화장품을 바를 때 과감히 밀크로션의 단계를 생략하고 오전에도 크림을 바를 수 있도록 유도해야 한다. 여러 가지를 바른다고 해서 피부가 보호되는 것이 아니라 적절한 제품을 바르는 것이 중요하기 때문이다.

수분 부족 건성피부의 증상별 원인과 종류

●
태어날 때부터 태열에 시달리고 겨울이 되면 피부가 갈라지고 입술이 터지는 사람은 주로 몸에 수분이 부족해 자연히 피부 온도가 높아진다. 피부 온도가 높아지거나 체온이 높으면 당연히 우리 몸속의 수분도 마른다. 이는 열감이 있을 때 입이 마르고 피부가 가려운 증상이 오는 이유이기도 하다. 다시 말하면 몸속에 적당한 수분 유지가 아주 중요하다는 것이다. 체액이 존재하는 진피층은 항상 말캉말캉한 수분층이라고 보면 된다. 손발이 항상 마르고 건조한 사람은 말초 부위까지 수분이 잘 공급되지 못하는 원천적인 진피형 수분 부족으로, 목욕이나 샤워 후에 혹은 겨울철이나 환절기에 피부가 너무 당기고 입술 주위는 늘 말라 있다. 무엇을 발라도 피부가 당긴다는 고객들을 접할 때 우리는 원천적인 수분공급을 생각해야 한다. 혈청 단백질이 풍부한 태반 같은 성분의 피하주사를 맞으면 회춘하고 예뻐지는 느낌을 갖는 것은 바로 원천적인 수분공급이 되기 때문이기도 하다. 수분은 결국 우리 몸의 젊음을 유지해 주는 것이다. 진피형 수분 부족일 경우 수분 제형의 제품으로 아무리 관리해도 원천적인 목마름을 해결할 방법이 없다. 피부 바깥에서 보습인자가 존재할 수 있도록 보습제품을 쓰는 것은 물론이거니와 진피의 수분 함유도를 높이기 위한 전문 제품(침투 미학의 정점에 있는 리포좀 시스템 같은 것)을 사용해야 한다. 상대적으로 침투력이 뛰어난 식물성분의 제품이거나 미네랄, 올리고엘리먼트가 풍부한 해양 성분의 제품들이 이에 속한다. 때로는 분자가 큰 동물성 성분들도 필요할 때가 있다. 피지와 수분은 불가분의 관계로 하나가 떨어지면 나머지 하나도 떨어지려는 성질이 있어서 원천적인 건성피부는 수분은 물론 지질 성분도 함께 보충해 주어야 한다. 기본적으로 건성피부는 피지와 수분이 모두 부족한 편이다.

현대여성들에게 가장 많이 나타나는 표피형 수분 부족과 지질 파괴형의 피부문제는 그 원인을 잘 이해하고 접근해야 한다. 이 경우는 전자의 경우와 완전히 구분되어야 하는 이유가 있다. 피지 과다분비가 그것이다. 주로 표피형 수분 부족과 지질 파괴의 원인은 과도한 세안이 문제가 되는 경우가 대다수이다. 이중 삼중의 과도한 세안은 물론 필요한 각질까지 벗겨내는 무분별한 잦은 필링을 하여 지질을 파괴한다.

피지막이나 지질 손상은 과도한 피지의 원인

이는 피부를 보호하기 위한 생리적 현상이다. 세안을 과도하게 하면 할수록 피지는 더 많이 나온다. 따라서 기름종이로 끊임없이 피지를 찍어내면서도 피부가 부드럽지 못하고 당긴다고 호소하면서 유분은 없고 수분만 있는 산뜻한 제형의 제품을 찾는 것이다. 이에 발맞추어 화장품 회사들은 질이 낮은 수분 제형의 제품들을 쏟아낸다. 물론 생산 원가가 많이 절감되는 수분 제형의 크림들은 인기가 높다. 그러나 수분 제형의 제품들은 그 성분이 미약할 경우, 수분이 날아가면서 피부가 가지고 있는 보습인자까지 데리고 나가므로 피부가 좋아질 리가 없다. 전문가라면 이 정도의 구분을 할 수 있어야만 건성피부 고객들의 수분 부족을 극복할 수 있다. 따라서 고객의 세안 습관을 바로잡고, 적절한 클렌징을 추천하고 무분별한 자가 딥클렌징을 자제하도록 관리하는 것이 가장 중요하다.

건성피부를 위한 클렌징과 딥클렌징

피지 분비가 적은 원천적 건성피부의 경우 좀 덜 닦이더라도 밀크 타입의 클렌저가 적당하다. 최근에는 워시오프 타입의 클렌저가 각광을 받고 있는데, 순한 계면활성제를 써서 세정력은 좀 떨어지나 지질 파괴를 최소화하는 제품이 대세이다. 오일이나 크림 타입의 경우 세안 단계가 너무 복잡하고 스팀타올이나 화장솜으로 잘 닦아내야 하는 번거로움을 피하기 위한 것이다. 또한 예전에 건성피부는 아침에 물세안만 할 것을 권하는 경우가 많았는데 바람직하지 않은 방법이다. 비누세안은 절대적으로 자제해야 하지만 건성피부라 해도 당연히 아침에는 밤새 배출된 모공 속 찌꺼기가 있으므로 클렌징을 부드럽게 해주어야만 화이트헤드(닫힌 면포)를 예방할 수가 있다.

보통 건성피부가 민감성 피부로 변화되는 확률이 아주 높고 표피 천연보습인자가 적절치 못한 경우가 허다하므로 딥클렌징을 할 때에도 모공 비후 현상이 없으면 2~3주에 한 번 정도 효소 타입이나 10% 미만의 AHA 성분이 들어 있는 제품을 활용하여 가볍게 하는 것이 좋다. 주 1~2회의 잦은 딥클렌징은 건성피부에 무척 해가 될 수 있다.

표피형 건성피부의 클렌징과 딥클렌징

복잡한 표피형 건성피부는 수분 부족의 상태이면서 과다피지가 부분적으로 보이기도 하므로, 자신이 지성피부라고 생각하기도 한다. 대부분 과도한 세안이 원인이며, 특히 수분이 부족한 경우 고객 자신이 다양한 클렌징을 가지고 있는 경우가 많다. 따라서 반드시 점검이 필요하다. 클렌징은 물론 워시오프 타입을 사용하더라도 거품이 덜 나는 제품을 사용하는 것이 좋으며, 화장을 많이 했을 경우 오일 타입 클렌저를 사용하는 것이 좋다. 오일 타입 클렌저는 최근에는 닦아내는 불편함 때문에 미네랄 오일보다는 씻어내는 타입의 클렌저가 각광을 받고 있다. 트랜스포머 기능으로 오일 입자가 피부 표면에서 더러움을 잡아 뿌옇게 변하게 하고 바로 씻어낼 수 있는 성상의 제품이다. 피지막을 걷어내지 않아 촉촉하게 클렌징을 할 수 있는 제품으로, 이미 일반 소비자들에게도 널리 인식되고 있는 딥클렌징 오일류들이다. 표피형 건성피부를 가진 사람들은 폼클렌징을 많이 사용한다. 폼클렌저는 말 그대로 풍부한 거품의 중성세제로 보면 된다. 시중에 판매되는 폼클렌저의 가격으로 보아 피부에 좋을 일이 없고 거품 강도가 세면 셀수록 피부 장벽인 지질이 심각하게 파괴되므로 보습제를 첨가했다 해도 권장할 만한 세안법이 아니다.

최근에는 전문 제품의 경우 폼클렌저라고 쓰여 있어도 거품이 잘 나지 않는, 계면활성제가 최소화된 제품들이 있다. 물론 세안하는 사람들의 습관 때문에 워시 오프 타입의 클렌저를 사용하지 않을 수 없지만, 폼클렌저의 종류와 수준을 잘 파악하여 피부에 맞춰 권하는 것은 전문가의 상식이다.

피부관리의 시작, 클렌징

클렌징 방법과 제품 선택은 처음 에스테틱이나 코스메틱을 접할 때 어떻게 배웠느냐에 따라 가장 크게 좌우된다. 따라서 교육기관이 어떻게 가르치느냐가 중요할 수밖에 없다. 우리나라는 향장학이나 에스테틱의 역사가 오래되지 않았을 뿐만 아니라 국민들의 성향이 급하기 때문에 때에 따라 여과되지 않은 서양의 이론이나 방법을 그대로 받아들이는 경우가 많다. 우리나라는 주로 일본의 영향을 많이 받아왔다. 어떠한 세안제가 좋고 나쁜 것은 없다. 다만 누구에게나 다 맞는 적절한 세안제는 없기 때문에 자신의 피부, 화장 습관 등에 따라 클렌징을 선택해야 한다.

이제는 세안제 역시 중요한 스킨케어 제품군에 속하므로, 피부문제별, 사용시간대별, 용도별 선택을 달리하여 피부 보호에 각별히 신경을 쓰고 고객에게도 알맞은 제품을 권해주어야 한다. 세안제란 물을 사용하여 씻어내는 제품부터 메이크업을 지워내는 demake-up 제품까지 폭넓은 제품군을 의미한다. 따라서 아침 세안제, 저녁 세안제가 다르고 화장을 짙게 하는 습관을 가진 사람과 그렇지 않은 사람의 클렌징 방법이 모두 달라야 한다.

피부만을 놓고 보면 피부는 배출기관이기 때문에 피지나 땀을 지워내는 용도로의 세안제가 우선적으로 필요하며, 이 경우 포괄적 의미의 세안제인 비누 soap 를 선택하게 된다. 그런데 이 비누가 알칼리성으로 피부에 해악을 끼치는 주범으로 인식된 지는 그리 오래되지 않았다. 이제 에스테틱을 공부하는 사람이라면 누구나 세안제의 산도가 중요하다는 것을 알고 있다.

약산성의 세안제가 비누 형태의 고형일 때 우리는 그것을 클렌징바cleansing bar라고 부른다. 즉 고형의 클렌저라는 얘기다. 비누를 사랑하고 애용하는 우리나라 사람들은 고형 클렌저라도 사용해야만 세안을 한 느낌이 들기 때문에 도브나 뉴트로지나 투명비누처럼 비누 아닌 비누가 널리 팔리고 있다. 요즈음은 비누에 산도를 표시하는 경우도 흔한 일이 되었다. 우리나라에 비해 물에 석회질이 많고 수질이 안 좋은 유럽 여성들은 물 대신에 밀크 타입의 클렌저를 사용한다. 얼굴에 물을 댈 필요 없이 빠르게 세안을 할 수 있기 때문이다. 그러나 주목해야 할 점은 유럽의 일반 여성들은 일상적으로 메이크업을 진하게 하는 경우가 드물기 때문에 밀크 타입의 간편한 클렌저를 사용해도 무방하다는 점이다. 그러나 우리나라 여성들은 대다수가 대단히 메이크업을 진하게 하고 있기 때문에 오일 베이스의 색조 화장품을 지워내는 데는 밀크 타입 클렌저로는 충분치 못하다.

피지나 화장품을 닦아내는 데는 oil to oil 이론을 확실히 적용하여 오일로 클렌징을 한 다음 역시 비누 성분이 없는 고형 클렌저나 워셔블(워시오프) 밀크를 사용하는 것이 가장 바람직하다. 그러나 최근에는 워시오프 타입의 오일 클렌저가 많이 나와 이중세안을 할 필요 없이 간단하게 클렌징을 하게 되었다. 닦아내는 불편함이 없고 딥클렌징이 되는 오일 타입의 클렌저는 화농성 여드름피부나 악건성 피부를 제외하고는 다 좋다. 아침 세안의 경우에도 밤새 배출된 보이지 않는 피지와 노폐물을 밀크나 오일 타입의 클렌저로 깨끗이 세안하되 피지막을 파괴하지 않는 제품을 사용하여 피부를 보호해야 한다. 클렌저를 선택하는 기준은 피부 보호막을 파괴하지 않으면서 메이크업이나 노폐물은 깨끗이 제거하여 천연피지막 파괴로 인한 과다 피지를 만들지 않는 것이어야 한다.

> **TIP**
>
> **오일 클렌징이 딥클렌징인 이유**
>
> 오일 타입 클렌저에 deep cleansing이라고 쓰여져 있는 이유가 바로 오일 성분은 오일만이 불러낼 수 있기 때문이다. 모공 속의 성분들은 폼클렌저처럼 강력한 성분이 피부에 닿을 경우 모공 속으로 오히려 숨고 밖으로 나오지 않아서 세안 후에 피부만 당기고 모공은 까끌거리는 느낌이 들 수밖에 없다. 오일 타입 클렌저는 모공 속 오일을 불러내어 오히려 모공 속 딥클렌징이 가능하므로 딥클렌징의 기본 원칙 두 가지 중 하나인 모공청소가 한결 쉽게 이루어진다. 딥클렌징의 또 하나의 원칙은 노화각질 제거인데 민감하지 않은 피부라면 물리적인 각질제거(스크럽)가 적절히 사용되었을 경우, 오히려 화학적인 방법보다 결과가 좋을 수 있다. 나는 감히 폼클렌저를 퐁퐁 같은 주방세제에 비유하겠다. 주부습진의 원인이 되는 세제처럼 지속적으로 값싸고 거품 많은 클렌저를 사용할 경우 피부지질 파괴로 많은 피부 문제(건선, 습진, 트러블 등)를 경험하게 될 것이다.

    최근에는 에스테틱 스파에서조차 워시오프 타입의 클렌저로 간단히 클렌징을 끝내는 경우가 많다. 에스테틱 스파에서의 클렌징은 철저하면서 피부 자극이 적어야 한다. 보통 메이크업을 하고 있는 고객의 경우 오일 타입으로 간단히 클렌징하고 다시 한번 딥클렌징을 하는 것이 안전하다. 피부에 메이크업 잔여물이 남아있는 경우 기기관리나 마사지를 하면서 잔여 성분을 끌고 들어갈 수 있기 때문이다. 또 한편으로는 워시오프 클렌져를 사용할 경우 해면 사용(천연 해면 사용을 강력히 권장한다)과 습포 사용을 잘해서 잔여물이 피부에 절대 남아있지 않도록 하는 것이 중요하다. 많은 스파에서 클렌징 후에 잔여물 처리를 크게 신경쓰지 않는데 이럴 경우에 계면활성 성분이 피부에 남아 트러블의 원인이 되기 쉽다. 따라서 스파에서의 클렌징은 물로 충분히 헹구어내야 하는 워쉬오프 타입보다는 조금 클래식한 제품이 더 안전할 것이다.

    역사가 깊고 고급스런 브랜드일수록 피부 타입에 따른 다양한 클렌저를 만들고 고마주gommage 단계가 꼭 있는 등 클렌징&딥클렌징 시간을 길게 갖는다는 사실에 주목해야 한다. 효과적이면서도 자극적이지 않은 클렌징은 피부관리의 시작이기 때문이다.

FAQ

**건성피부는 물 세안이 좋고 지성피부는 이중세안을 하라고 합니다.
어떤 세안 방법이 좋을까요?**

한마디로 잘못된 상식이다. 밤새 노폐물이 많이 나온 피부는 아무리 건성 피부라 해도 클렌징이 필요하다. 밀크타입의 클렌저에는 비이온 계면활성제가 들어가므로 피부에 조금 잔류한다 해도 큰 문제가 되지 않는다. 지성피부인 경우에도 이중세안을 통해 과도하게 피지를 걷어내는 세안은 위험하다. 지성피부였던 사람이 과도한 세안으로 표피형 수분 부족 건성피부로 바뀌어 겉피부는 당기고 과다피지가 분비되는 경우가 많다. 지성피부에겐 오일 타입 클렌저를 권한다. 요즘은 오일 클렌저도 수용성으로 잘 나오므로 이중세안보다는 오일 클렌저로 가볍게 두 번 클렌징하는 것이 효과적이다.

화장품의 궁극적인 목적, 노화 예방

흐르는 시간을 잡기 위해 시간을 그냥 보내지 말라.

●

노화를 피한다는 것은 어찌 보면 자연의 섭리를 거부하는 일일 것이다. 피할 수 없는 노화의 주범이 자외선인 것은 자외선이 없이는 단 하루도 살기 어려운 인간에게 너무나 역설적인 진리가 아닐 수 없다. 그러나 우리는 죽기 위해 사는 것이 아니다. 가능하면 건강하게 인생을 누리며 살아야 할 것이고, 그 한가운데에 노화라는 문제가 자리하고 있다. 피부는 반드시 노화하게 되어 있다. 인간을 살게 하는 세포 활성효소 성분들이 체내에서 일정 시간이 되면 하향곡선을 그리며 사라지는 것도, 유해산소의 악행을 막아주는 SOD가 사라지는 것도 그렇게 이해해야 한다. 그러나 건강하고 아름답게 사는 방법은 있다. 사는 날까지 건강하고 아름답게 나이들어 가는 것, 그것이 우리의 바람이지 않겠는가. 피부 노화를 지연시키고 자연스럽고 건강한 섭생을 하는 것은 어쩌면 자신을 가장 사랑하는 방법일 것이다.

화장품을 바르는 궁극적인 목적은 이러한 노화 현상 앞에서 아름다움을 잃지 않고 살아가기 위해서이다. 40대 이후에는 자신의 얼굴에 책임을 져야 한다는 말은 피부에도 당연히 적용되는 말이다. 20대에 피부를 어떻게 다루고 섭생했는가에 따라 30대, 40대의 피부 상태가 결정되는 것이다. 과하지 않게 그러나 적당히 피부 노화를 지연시키면서 아름다움을 유지하려면 적절한 화장품을 사용하는 것이 필요하다.

항산화 성분, 효과적인 지질층의 형성

표피가 노화됨에 따라 각질형성세포의 각질화 과정이 둔화되고 각질층이 건강하지 못해 수분 손실이 유발된다. 또한 과도한 세안 등의 여러 가지 원인으로 피부 장벽인 지질층이 파괴되어 피부가 건성화되고 거칠어지면서 잔주름, 불균형한 색소 변화 등의 문제가 생기게 된다. 나는 최고의 항산화 화장품은 피부에 적절한 지질을 주어 보호하는 것이라 생각한다. 아프리카의 과육에서 추출한 시어버터 shea butter는 비타민C가 풍부하고 피부친화력이 높은 지방 성분으로, 화상 치료에 쓰이는 대표적인 유연제이다. 시어버터는 유럽에서 많이 사용하는 성분으로, 건성·아토피 전용 제품에도 많이 사용된다. 피부에 적당한 지질을 만들어주는 것은 탈수현상을 막고 피부막을 형성하여 스스로 보습하게 하는 기능을 주어 그 자체로 항 노화 기능을 수행할 수 있다.

피부 영양과 인체 영양

최근 화장품의 성분으로 쓰이는 항산화 성분을 가만히 들여다보면 우리가 항산화를 위해 음식으로 섭취하는 성분들임을 알 수 있다. 결국 음식으로 섭취하는 항산화 성분들을 피부에도 적용하고 싶은 욕구의 표현인 것이다. 그러니 하루하루의 영양섭취가 얼마나 중요한지를 알아야 한다. 먹어서 우리 인체 내의 독소를 제거하고, 항산화를 하는 여러 물질들이 그대로 화장품에 담겨 있다는 사실은 노화를 이해하는 데 중요한 쟁점이 된다. 2000년대 이전의 항노화는 화장품에 훌륭한 지질 역할을 하는 성분을 넣어 보호기능을 수행하는 것이었다.

화장품은 끊임없이 진화하여 이제는 세포 활성효소나 항산화 효소인 SOD 역할을 하는 성분들을 화장품에 담고 있다. 이러한 성분들은 단지 표피에서 각질층에만 머물러서는 안 되고 진피 흡수를 통해 세포막을 투과하여 세포 활성화에 직접 기여하거나 손상된 세포의 DNA를 복구해야 그 기능을 다하는 것이다. 실제로 얼마나 효과가 있는지는 미지수이나 여러 가지 침투 가설로 혹은 임상적으로 꽤 효과가 입증된 성분들도 있다. 어찌 보면 정말 위험한 얘기이기도 하다.

SOD(Super Oxide Dismutase)

SOD는 우리 몸에서 자연스럽게 형성되는 항산화 효소로, 활성산소 Free-Radicals 발생억제 효소이다. 살균기능을 수행하고 남은 산소가 우리 몸에서 좋은 세포를 공격할 때, SOD가 활성산소를 과산화수소로 전환시킨다. 문제는 SOD가 우리 몸속에 일정량밖에 없어 소진되면 더 이상 만들어지지 않는다는 것이다. SOD를 적절히 효과적으로 사용하도록 건강관리를 잘하는 것이 중요하다. 우리 몸에서 생성되는 SOD의 종류는 500만 개 이상으로 글루타치온, 트란스페린 같은 물질이고 카탈라아제 같은 효소의 도움으로 항산화 기능을 수행한다.

앞서 언급한대로 최고의 항산화제는 남프랑스 바닷가의 소나무에서 추출하는 피크노제놀로 알려져 있다. 사계절 내내 눈, 비, 바람, 열로부터 자신을 보호하려고 내뿜는 항산화 효소의 위력이 이 같은 결과를 낳았을 것이다. 화장품에서 SOD 대체 성분으로 쓰이는 것은 비타민C, 비타민E, 베타카로틴, 카테킨, 프로폴리스, 플라보노이드, 마그네슘, 셀레늄 등의 미량원소이다.

세포 활성화에 기여하거나 유해산소를 중화시키는 등 진피층 내에서의 역할이 중요한 항산화 성분은 침투력이 좋아야 그 기능이 배가되므로 리포좀이나 나노공법에 대한 연구가 활발한 것은 당연하다. 이미 리포좀 시스템의 화장품 성과는 대단하다. 실제로 리포좀이 단순히 피부에 침투하는 시스템뿐만 아니라 보다 과학적으로 마이크로칩을 달아 명령체계를 가질 수 있다고 전제한다면 대단한 일이 아닐 수 없다. 실제로 모 브랜드의 리포좀 크림은 피부에 침투하여 일주일마다 혹은 보름마다 터져 항산화 기능을 수행하는 제품이라고 한다. 이것이 사실이라면 어떤 면에서는 화장품이 가질 수 있는 무한한 가능성을 보여주는 부분이다.

최근 대두되고 있는 나노 시스템에 대한 개인적인 생각은 오히려 그 피해가 심각할 수 있다는 것이다. 나노 크기라면 그 무엇이라도 피부의 방어막을 뚫고 자유로이 피부에 침투할 수 있으므로 어찌 보면 굉장히 무서운 사실이 아닐 수 없다. 화장품의 본고장인 프랑스에서조차 나노 시스템을 화장품에 응용하는 것은 조심스럽게 다루어지고 있는 시점에서 함부로 접근해서는 안 될 것이다.

또 하나의 항산화 성분으로 주목받고 있는 것이 코엔자임 큐텐*인데, 이 성분을 화장품에 적용하려는 노력이 계속되고 있다.

---

* 코엔자임 큐텐(Coenzyme Q10, Ubiquinone)
에너지를 만드는 전자이동 고리의 한 부분으로 세포 내 미토콘드리아에 존재하는 에너지 활성 조효소로 알려져 있으며, 30세를 전후하여 그 양이 현격히 줄어들어 세포의 노화에 관여한다는 것이 정설이다. 이것이 항산화제 화장품으로서 작용하려면 진피 내 흡수가 가장 중요하다. 리포좀화 되어 세포막을 통과하고, 세포 활성화에 기여해야 하는 것이다. 여타의 임상실험 결과 측정이 거의 불가능하여 항산화 화장품의 결과에 대하여 어떠한 입증도 할 수 없다는 점에서 매우 답답한 일이다. 경구 투여 시 암세포의 전이를 억제하고 항산화 기능을 수행한다고 해서 50세 이후에 필수적으로 섭취해야 한다고도 알려져 있는 코엔자임 큐텐이 앞으로 화장품에서 어떤 항산화 기능을 수행할지 지켜볼 일이다.

> **• TIP •**
>
> **코엔자임 큐텐 성분의 화장품으로 관리할 때**
>
> 큐텐 성분의 제품을 사용할 때는 흡수율을 극대화하기 위하여 따뜻한 관리를 병행하는 것이 좋다. 따라서 석고 마스크나 적외선, 고주파 관리에서 큐텐 제품을 사용한다면 그 효과가 기대해볼 만하다.

대표적인 항산화 성분들

◆ 식물성 오일류(비타민E)

밀 배아를 비롯한 다양한 식물에서 얻어지는 비타민E의 화학명은 알파 토코페롤로, 산화적 스트레스로부터 피부를 일차적으로 보호하는 지용성 항산화제로 알려져 있다. 지질의 과산화로 인한 심혈관질환 시 비타민E를 투여하면 예방효과가 있으며, 피부 세포막을 과산화로부터 보호한다고 알려져 있다. 비타민E는 SPF3 정도의 자외선 차단능력(홍반 예방)을 가지고 있고, 여러 가지 홍반 질환에 국소 도포제로 활용된다. 흡수가 용이하고 항염증 기능과 면역 기능에 관여하는 것으로 알려져 있다.

고객관리를 할 때 어떤 오일을 사용하느냐는 매우 중요하다. 피부 상태에 따라 적용하는 제품이 달라야 함은 물론 고객에게 사용하는 제품의 기능과 효과에 대해 충분히 인식시킬 필요가 있다. 식물성 오일로 관리하는 것과 미네랄 오일로 관리하는 것의 차이는 바로 항산화 기능에 있다. 식물성 오일이 피부에 침투한다고 볼 때 비타민E의 항산화 효과를 기대할 수 있다. 하지만 유럽에서는 최고급 미네랄 오일을 민감성피부나 아토피피부에 적용하여 보습·보호 효과를 효과적으로 수행하고 있다. 따라서 오일 선택은 철저히 고객의 나이와 피부 상태를 고려해야 한다.

◆ 비타민 C, 아스코르빈산(ascorbic acid)

비타민C는 언급할 필요도 없는 항산화제로, 유해산소의 청소부 역할을 하는 것으로 알려져 있다. 즉 자외선에 의해 물 분자가 파괴되어 반응성 산소종이 생기는 것을 막는 기능 때문에 유해산소의 지속적인 공격성을 저해하는 성분으로 인정받고 있는 것이다. 사실 비타민C를 이해할 때, 미백에 관여하는 부분보다는 항산화에 더 관심을 두는 것이 정확하다고 판단된다. 항산화를 위해서는 자외선으로 인한 유해산소의 공격성을 약화시켜야만 하기 때문에 일광 노출 후 피부에 안정을 줄 수 있는 성분이라면 일단 항산화 기능을 수행할 수 있다고 보는 것이 옳다. 다만 바르는 비타민C는 자외선에 의한 산화가 심각하고 피부 침투가 되지 않는다는 단점이 있어 항산화 기능을 피부에서 어느 정도 수행할지는 미지수인 것이 사실이다. 안정적인 용기와 포장, 침투력의 증강이 관건인데, 화장품에 들어있는 비타민C 유도체인 아스코르빌 테트라 이소팔미테이트는 비교적 안정적이다. 제조사들은 비타민C가 더욱 안정화되었다고 광고하지만, 수용성 성분이 피부에 침투할 수 없는 점을 감안하면, 실제로 피부에 발랐을 때 홍반이나 염증반응 저하 외에 대단히 큰 효과를 기대하는 것은 아직 무리일 듯하다.

과학의 발달과 함께 끊임없이 진화하는 화장품이 우리에게 아름다움과 노화 예방을 향한 희망을 주는 것은 사실이다. 어쩌면 우리는 고객들에게 아름다워질 수 있다는 희망을 판매하고 있는지도 모른다. 그러나 그런 희망이 플라시보placebo(가짜 약) 효과를 가져오는 것도 사실이다. 그럼에도 기대감으로 좋은 제품을 선별하여 노화에 대처하는 것이 아무것도 하지 않는 것보다는 바람직한 것이 아닐까.

● TIP ●

비타민C 유도체란?

비타민C에 유도체를 달아 피부에 안정적으로 들어오게 하여 피부에서 비타민C로 전환되는 성분이다. 산화가 빠르고 불안정한 순수 비타민C보다 오히려 화장품 성분으로 각광을 받고 있다.

주름개선 성분

◆ 아데노신(Adenosin)

주름 개선 기능성 성분인 아데노신은 생체 내에서 합성되어 각종 대사를 조절하는 중요한 물질이며, 특정 이중결합이 존재하지 않는 구조로 열 등에 비교적 안정적이다. 진피 내의 세포를 활성화시키는 신호 전달의 역할과 콜라겐 활성을 증대시키고 섬유아세포 크기를 증가시켜 단백질 합성을 원활히 한다. 피부 탄력 개선과 주름 예방 효과가 있으며 낮과 밤의 사용 시간에 제한을 받지 않는다. 최근에는 나노좀Nanosome화하여 안정성과 침투성을 증가시켰다.

◆ 레티놀(Retinol)

레티놀(비타민A)은 케라티노사이트에 작용하여 히아루론산 합성을 촉진하고 각질층의 수분을 증가시킨다. 각질층을 미세하게 탈락시켜 표피세포 교체를 촉진하고 유두층의 혈관증식으로 콜라겐과 엘라스틴 합성을 촉진하여 피부 주름 개선에도 효과적이다. 또한 여드름을 융해시켜 여드름 증상을 완화시킨다. 화장품에서는 안정화된 레티놀로 '레티닐 팔미테이트'를 사용한다. 메디컬이나 에스테틱에서 이제까지의 미백, 주름 개선 성분을 대체하는 성분으로 굳건히 자리잡았다.

◆ 아르기렐린(아지렐린Argireline)

아르기렐린은 천연물질에서 추출하여 합성한 아미노산 계열 성분으로 인체에 독성이 전혀 없고 노화방지에 탁월한 기능을 가진 특허물질이다. 미국 FDA에서 항주름 성분으로 승인받았다. 주사기로 투여되는 보톡스와는 다르게 바르는 것만으로도 근육이완 효과와 주름억제 효과를 준다고 알려져 있어 '바르는 보톡스'로 불린다. 비타민C나 레티놀처럼 산화의 위험이 없어 안정성이 뛰어나다.

BeautyBible 04

We Sell Hope!

희망이 없다면 기대도 없다

계절이 바뀌는 것을 가장 먼저 느끼는 것은 바로 피부이다. 여름내 축 늘어져 있던 피부는 아침저녁으로 선선한 바람이 불면서 조금씩 당기고 수분을 달라고 아우성친다. 피부에 대해 아무것도 모르는 사람도 가을이 되면 피부에 무엇인가를 공급해야 한다는 생각을 갖게 된다. 피부를 공부하면서 피부는 흡수기관이 아니라 배출기관이라는 확고부동한 과학적 진리 앞에서 무기력하게 무너지고 싶지 않았던 나는 그래도 화장품이 침투하지 않는다면 어째서 그토록 성분에 제약이 많고 법적인 제제가 많은가 자문해 본다. 피부에 무엇인가를 침투시키기 위하여 기계를 사용하고 그 결과를 믿고 있는 우리가, 화장품에 대해 입이 닳도록 고객에게 알리고 판매에 열을 올리고 있는 우리가, 정작 피부가 화장품의 활성 성분을 어느 정도 받아들이는가의 문제에 대해 심각하게 여기지 않는다는 사실이 참 아이러니컬하다고 생각한다.

　피부 개선을 위해 고객들은 저마다 여러 가지 희망과 기대감을 안고 오게 마련이다. 그 기대를 저버리지 않기 위해 우리가 할 수 있는 최소한의 노력은 바로 최상의 결과를

박정현의
뷰티바이블

가져다줄 수 있는 제품을 선택하는 일일 것이다.

침투한다고 믿고 있다

에멀전이 만들어지면서 각질층을 비집고 친수성분이 들어가도록 했으며, 갈바닉을 통해 그 침투하기 힘들다는 비타민C를 집어넣는다고 믿고 있으며 고객에게 특히 비타민C를 아주 깊숙이 집어넣어 미백을 유도한다고 우리는 얘기하고 있다. 사실 이것은 상당히 검증하기 어려운 부분이기도 하지만, 가끔 확연히 좋아지는 피부 상태를 보면서 안도하고 있다. 가끔 피부에 무엇인가를 침투시키고 있다고 말하면서도 '흥, 근데 피부한테 물어봤어? 진짜 침투했냐고?'라고 반문하고 싶을 때도 정말 많다. 어떤 성분이 들어있고 어떤 촉감인가의 문제를 떠나 단 한 번이라도 침투의 관점에서 화장품을 생각해본다면 답이 쉽게 나오리라는 생각이 든다. 어떤 성분이든 피부의 배리어 존(각질층, 과립층)만 통과하면 사실 그 이후의 여행은 매우 쉬운 것이 사실이다. 또한 1990년대에 AHA가 등장하자마자 지존으로 등극하게 된 것도 순식간에 표피층을 잠식하는 놀라운 침투력이었다는 사실을 생각해보면, 어떤 성분이냐 보다 피부에 침투하거나 진피층에 도달하는 문제가 더 중요하다는 것을 알 수 있다.

침투와 인위적 재생을 위한 시도

관리를 받고 나면 그때뿐이라는 고객을 만나면 이에 대해 반박할 말이 없는 것은 내가 사용하는 제품과 프로그램이 그만큼 단발적이고 단순하기 때문이다. 만일 내가 효과적으로 훌륭한 제품을 진피층으로 침투시킬 수만 있다면 많은 고객을 관리할 수 있을 텐데 말이다. 에스테티션에게 피부를 아름답게 만드는 최고의 드라마틱한 프로그램이 필링인데, 이를 역설적으로 풀어보면 필링은 방어기전이 아주 강한 피부를 인위적으로 쇼크 상태에 빠지게 한 다음, 그 틈을 타 재생 프로그램을 조금이라도 쉽게 시행하려는 의도라 볼 수 있다.

  필링의 본래 목적은 피부의 회춘(rejuvenance, 재생)이며 새로운 세포를 탄생시키기 위해 기술적으로 효과적인 도우미를 기저층으로 파견하는 것이다. 하지만 이런 행위도 자주 진행하다 보면 피부가 스스로 방어 시스템을 작동시켜 점점 더 표피층을 두껍게 만들어버린다는 것을 임상을 통해 알게 된다. 강한 필링을 얼마나 자주 했느냐에 따라 표피의 두께감이 느껴지는 것은 누구나 다 아는 사실이다.

효과적인 운반 시스템, 리포좀과 나노

●

에스테틱과 코스메틱의 역사를 간단히 살펴보자. 1960년대 이전에는 수분을 날아가지 못하도록 유분막을 주는 단순한 방패막으로서 화장품이 존재했다면 1960~1970년대는 피부 각질층에라도 수분 감을 줄 수 있었던 에멀전의 시대였고, 1980년대에 이르러 노화를 일으키는 주범인 유해산소를 임상의학적으로 인정받아 화장품의 침투가설을 확실히 굳히는 리포좀이라는 획기적인 운반 시스템을 만나게 된다. 피부의 지질과 같은 인지질 막으로 만들어진 리포좀은 아무래도 향장산업 역사상 최고의 쾌거라고 할 정도로 대단한 발견이다. 사실이든 아니든 나노 사이즈의 세포 간극을 통과할 수 있는 크기의 인지질 입자 속에 침투할 수 없는 수용성 성분을 담아 피부에 침투시킨다는 이 시스템 덕분에 비로소 화장품을 바르고 피부가 개선되는 효과를 믿게 되었다. 즉 보습(수분 보유)에서 수분 공급으로의 전환점을 맞게 되었던 것이다.

  거기다가 진피에 도달하여 바로 터지는 것이 아니라 제조자의 명령에 따라(마이크로 칩의 명령이라고 하자) 며칠, 몇 주, 혹은 몇 달 동안 순차적으로 피부에 영양을 공급한다고 생각해 보면 더 이상 피부에 아무것도 흡수되지 않는다는 주장은 할 가치가 없어 보인다. 세기가 바뀐 현재까지도 피부 재생을 위해 사용되는 최고의 제품은 리포좀화된 세럼이며, 이것은 화장품의 침투미학을 대변하는 명백한 사실이다.

2000년대는 리포좀은 명함도 못 내미는 나노의 시대이다. 나노를 너무 많은 분야에서 얘기하고 있지만 화장품에 관련하여 조심스럽게 얘기해 보면 모든 것이 그렇듯이 꼭 환영할 만할 일도 아닌 것이 너무 쉽고 빠르게 침투한다는 것은 아무래도 문제가 생기지 않을까 하는 우려 때문이다. 나노 입자의 크기가 세포 사이사이를 자유로이 다닐 수 있는 초극미립자이므로, 허락만 한다면 무엇인들 개발 못 하겠는가.

◆ Complex의 시대, 특허 성분의 더모코스메틱 시대

최근 눈에 띄는 코스메틱 시장의 변화는 신 성분 개발이 complex(복합물질)로 이루어진 다는 점이다. 이런 저런 성분의 복합물질이 1, 2, 3차의 액션을 통하여 피부에 개선 효과를 준다. 대부분 화장품은 개발된 국가나 지역의 유수 대학에서 임상실험을 실시하여 효과를 검증받는다. 화장품이 더 이상 뷰티로만 접근할 분야가 아니라는 점, 특별한 기전이 없는 화장품 성분은 미래에 핵심 브랜드로 자리잡기가 어렵다는 것을 보여준다.

이러한 성분의 복합물질들은 세포에 작용한다는 공통점이 있다. 상피세포 성장인자인 EGF 같은 성분도 그 하나로만 화장품을 만들지 않고, 다른 물질을 복합적으로 처방하여 시너지 효과를 만들어내고 있다. 그러나 아무리 검증된 기관이라 하더라도 사설기관에서의 임상실험이 "결과"를 100% 보증하지는 못하는 법이다. 제조사의 양심과 도덕성이 필요한 대목이다. 고객 역시 화장품을 선택할 때 그 역사와 철학은 물론, 브랜드 가치를 최우선으로 살펴야 한다. 100년 브랜드의 시대가 온 것이다.

반드시 신중한 선택이 필요하다

화장품의 활성성분이 피부에 침투할 수 있다면 우리는 스파에서 사용하는 제품 선택에 좀 더 신중해야 함은 물론 고객에게 판매하는 제품을 결정할 때도 신중을 기해야 한다. 신중하라는 의미는 판매를 위해 보다 효과적인 제품을 선택하라는 뜻과 적절한 사용을 권하라는 얘기다.

전문가라면 적어도 피부 상태와 문제에 적극적으로 대처할 수 있는 제품을 선정하는 것이 중요하다. 예를 들어 환절기에 가장 필요한 것이 수분이라고 본다면 소극적인 보습제품보다는 수분을 적극적으로 공급하는 제품을 권해야 한다. 반면에 받아들일 준비가 전혀 안 되어 있는 피부에 침투력이 강한 성분과 함량을 처방했을 때 피부의 '밀어내기' 현상이 발생할 수 있다. 이를 두고 흔히 접촉성 피부염이라고 하지만, 나는 피부가 생소한 성분을 받아들일 때 보이는 반응이므로 '밀어내기'라고 부른다. 이러한 밀어내기 현상을 염두에 두고 모든 피부관리와 화장품 판매를 할 때에는 고객 개개인의 피부 상태에 맞도록 가장 약한 것에서부터 점차 강한 것으로 처방해야 한다는 사실이 매우 중요하다. 이렇게 접근했을 때 에스테티션이라면, 그것이 메디컬이든 에스테틱이든 간에 반드시 지켜야 할 고객에 대한 양심과 의무를 다하는 것이다.

흔히 말하는 유해한 성분과 화장품의 안전성

사실 인간의 수명이 길다면 화장품이 가지고 있는 여러 가지 독성의 피해 때문에 피부가 어떻게 변할지 모를 일이다. 여러 기관에서 다양한 동물실험을 통해 화장품의 피해를 설명하고자 한다. 만일 화장품이 침투하지 않는다면 그런 실험들을 일부러 하여 듣기에도 소름끼치는 여러 가설들을 쉼 없이 발표하고 있을 이유가 없다. 피부에 바르는 성분을 쥐에게 먹여서 발병되는 암을 경고하기도 하고, 엄격히 함량이 제한되어 있는 보존제나 기타 방부제를 다량 적용하여 발생되는 피부문제를 발표하기도 한다. 앞서 언급한 바대로 아주 소량이어도 반복적으로 아주 오래 적용하다 보면 피부에 자극을 줄 수 있고 또 자극이 되는 것은 사실이다. 그러나 대부분 제한된 양을 초과하여 실험하여 극한 상황을 테스트하는 것일 수도 있다.

   21세기에 정상적으로 제조되는 화장품은 품질이 좋다. 수은이나 납을 마음대로 넣지 못하며, 선진국일수록 화장품 관련 법이 엄격하여 함량 제한이 엄격하다. 방부제가 들어 있는 화장품은 방부제가 없어 미생물이 번식하는 화장품보다 훨씬 안전하다고 할 수 있다. 천연성분이니 무방부제니 하는 말들은 마케팅에 불과하다. 다만, 화장품을 제조하는 사람들이 비양심적으로 제조된 화장품을 사용하여 당대에는 문제가 없더라도 2대, 3대째에 유전적으로 엄청난 피해를 줄 수 있다는 무서운 사실을 생각할 때 그 안전성에 대하여 기본적인 대책이 있어야 할 것이다.

기대가 없다면 결과도 없다

고객이 관리를 받지 않는 날까지 책임진다는 의미는 피부문제를 개선할 수 있는 제품을 판매한다는 뜻이고, 이러한 제품을 선택하는 기준은 제품이 어떤 목적으로 만들어졌느냐와 그 목적을 위해 어떤 공법을 사용했느냐이다. 이제는 단순하게 어떤 성분이 어디에 좋다는 식의 단순 리보다는 어떤 성분이 그 역할을 수행하기 위해 어떻게 만들어졌는지를 바라볼 수 있는 객관적인 시각을 지녀야 한다. 객관적일 수 없다면 우리는 피부문제에 효과적으로 대처하는 관리를 할 수도 없고 적당한 제품을 판매할 수도 없다. 화장품의 성분이 그리도 다양한 이유는 각자의 피부가 원하는 것이 그만큼 다르기 때문이다.

피부관리에는 공식이 없다. 오히려 아주 변수가 많을 뿐이다. 임상이란 어찌 보면 확률에 의한 통계이다. 고객의 피부를 다룰 때 조금만 더 신중하고, 보다 더 효율적인 제품을 사용한다면 고객의 기대에 부응할 만한 답변을 줄 수 있을 것이다. 에스테티션은 어떤 무엇보다도 고객에게 희망을 판매해야 한다는 것이 최우선이기 때문이다.

BeautyBible 05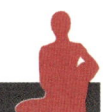

피부를 분석해 화장품을 처방하라

내게 있어 에스테틱이란, 내가 지금 하고 있는 트리트먼트에 정당함을 스스로 부여할 수 있는가에 대한 끊임없는 질문이다. 좋은 제품, 좋은 관리를 하고 있는가. 10년 뒤 내 고객의 피부를 안전하게 보장할 수 있는가.

●

아름다운 피부는 건강상태를 대변한다. 특히 수분의 상태, 그에 따른 순환의 상태를 대변한다. 이 사실은 우리 모두가 잘 알고 있는 사실이다. 그럼에도 불구하고 에스테티션들은 피부 증세를 관리 몇 번으로 원인 치료하는 것이 가능하다고 믿고 싶어 한다. 스킨 케어를 위해 에스테틱을 찾는 고객들의 심리도 이와 다르지 않을 것이다.

하루가 다르게 피부과 치료기, 혹은 성형 콘셉트 기기들이 쏟아져 나오는 시대에 뷰티테라피스트라는 직업에 걸맞은 실력을 갖추고 고객을 관리하려면 어떤 생각과 자세를 가져야 할지 교육을 하는 사람 입장에서도 힘든 것이 사실이다. 그러나 한 가지 중요한 것은 실제 임상적으로 고객의 피부를 볼 때 내적 인자의 개선 없이는 치유할 수 없는 증상symptom이 점점 많아진다는 사실이다.

에스테티션의 재교육이 절실한 이유는 바로 수많은 에스테티션들이 기초과정을 배우고 임상에 임하면서 초심을 잃고 많은 허황된 것들에 좌지우지되기 때문이다. 우리가 절대 간과해서는 안 될 몇 가지를 염두에 두고 이를 바탕으로 스킨케어를 하기 위해서 반드시 알고 있어야 할 것들은 테크닉도 아니고 기기도 아니다. 바로 피부 생로병사의 메커니즘과 식원병들, 나아가서는 노화로 대변되는 인체의 산화를 이해하고 맥을 찾아 알고 있는 것이다. 에스테티션들의 지식체계에 맥이 있다면 새로운 것들을 받아들이는 데 필요한 기준이 서 있을 것이며, 과장된 것과 모자란 것을 구분할 수 있는 힘이 생기게 된다.

나는 사실 아무것도 아니라고 생각하는 처방들로 엄청난 피부 개선을 유도하고 있다. 실제로 고객이 나의 임상실험 대상이 되어주던 시대는 갔다. 이제는 여드름이나 색소침착도 단 일주일 만에 효과를 보기 원하는 고객들이 많다. 만약 그 결과가 원하는 수준이 아닐 경우 나뿐만이 아니라 에스테틱 전체가 신뢰를 잃을 정도로 광속의 정보들이 매일 들고 나고 있다.

어떤 필링제가 좋고 어떤 기계가 좋다는 정보가 중요한 것이 아니라 내가 피부를 어떻게 바라보고 있는가가 정말로 중요하다. 피부는 건성화 되어 갈 때 노화를 비롯한 많은 문제를 일으킨다. 그러나 대부분의 에스테티션들은 건성피부를 단순하게 수분 부족, 유분 부족 등의 단순 방식으로 접근한다. 수분 부족 현상은 진피형, 표피형으로 나누고 다양한 접근이 필요할 뿐만 아니라 그에 따른 다양한 상담과 제품 선택, 홈케어 처방도 필요하며 장기간 관리를 지속할 때 색소침착도 개선되는 것이다.

에스테티션이 화장품을 선택하기에 앞서 반드시 정확한 피부 분석이 우선되어야 한다. 과도한 세안으로 젊은 시절 지성피부였거나 여드름피부였던 경우, 피부 지질의 파괴가 심해 건성화 경향을 갖게 되고 피부과 치료약인 로아큐탄 등의 피지 말림 현상으로 후천적인 건성피부가 되는 경우가 많다. 따라서 요즈음 건성피부의 상태를 검사할 때 4~5가지의 판독이 반드시 필요하다. 각질층이 두껍지 않고 과각질화 현상이 지속되는 피부는 더 어려운 경우이다. 에스테틱 관리에서 과도한 필링이나 각질제거는 옳은 관리가 아니다. 고객 피부관리에 앞서 각질제거제의 남용을 하고 있지 않은가 살펴보아야 한다. 일반적으로 에스테틱 관리는 클렌징부터 각질제거까지 피부 타입에 관계없이 적용하는 경우가 많은데, 부지불식간에 습관적으로 진행되는 관리 패턴이 고객의 피부를 더 악화시킬 수 있다.

건성피부는 물을 많이 마셔야 한다는 명제는 역으로 건성피부는 물을 많이 갖고 있지 않다는 얘기다. 주로 고객이 어릴 적 태열을 갖고 있었는지, 하루에 마시는 물의 양이 어느 정도인지 체크해야 하는 이유는 진피형 수분 부족의 핵심은 기저물질(GAG)의 수분 보유력 저하가 지속적인 순환 문제를 가져온다는 점이다. 또한 피부가 흡수기관보다는 배출기관이라는 섬에서 마사지라는 물리적인 자극이 바로 수분을 효과적으로 공급하는 최고의 관리라는 것을 완전히 이해하고 있어야 에스테틱과 피부과의 메디컬 에스테틱(기계적 관리)의 현격한 차별성을 고객에게 이해시킬 수 있다. 고주파, 초음파 등의 기기관리가 일시적으로 기저물질의 순환을 돕기는 하지만, 전문 에스테틱의 순환 개선 마사지 단계가 반드시, 또 지속적으로 필요하다는 것을 인식시킬 때 에스테틱의 당위성을 설명할 수 있는 것이다.

지성피부의 경우에도 마찬가지로 원천적인 피지 조절이 절실한데, 이는 정복하지 못할 산과 같다. 피지는 자극이 강한 세안으로 피지막이 상실될 경우 더욱더 많이분비되는 경향이 있기 때문이다. 따라서 얼마나 덜 자극적인 관리를 하느냐가 관건이다. 피지는 성호르몬의 영향을 받기 때문에 지성피부의 경우 가만히 두어도 어느 정도 성기능이 떨어지는 40대가 되면 자연적으로 덜 나오는데, 이를 각질제거용 제품을 사용하는 등 과도한 세안을 하면 오히려 피지 분비를 연장시키게 된다. 지성피부의 경우 고객이 자가 판단으로 구입하는 모든 화장품에 들어 있는 살리실산 같은 각질제거 성분이나 민트나 페퍼민트 같이 지속적으로 사용할 때 자극이 될 수 있는 성분이 함유되어 있어 각질층에 무리가 따른다. 그래서 단순한 지성피부였던 사람이 시간이 흐를수록 민감화되는 것은 당연한 일이다.

에스테틱에서 가장 조심해야 할 단계는 필링이나 각질제거이다. 집에서도 관리실에서도 편리하게 사용하고 있는 각질제거용 제품들이 각각의 함량이 라인별로 적용되어 총체적인 효과를 계산해야 하는데, 제품을 섞어 사용하다 보면 각각의 화장품 성분의 함량에 따라 과도한 박리를 하여 피부가 민감해지고, 심하면 성인 여드름까지도 유발하게 된다. 문제가 있는 피부는 여러 브랜드의 제품을, 특히 클렌징과 딥클렌징을 섞어서 사용하는 것이 무척 위험하다.

FAQ

고객이 각질제거제를 원합니다. 관련 제품을 판매해도 괜찮을까요?

놀랍게도 고객들이 에스테틱에서 구입하려고 하는 화장품 중 꽤 빈도가 높은 품목 중 하나가 각질제거제이다. 주 1회 관리를 받는 고객의 경우, 각질제거제를 따로 판매하지 않는 것이 나의 방침이다. 어쩌면 우리나라의 모든 민감성 피부의 주범은 무분별한 각질제거제의 남용과 필링의 남용이라 생각하기 때문이다. 고정적으로 에스테틱에서 관리를 받는 고객의 경우 따로 각질제거를 집에서 하는 것은 좋지 않다.

좋다는 브랜드 제품들을 여러 가지 섞어서 씁니다. 문제가 있을까요?

젊은 여성들, 특히 뷰티 정보력을 가지고 있는 고객들 중 이런 경우가 참 많다. 대답은 '문제가 있다'이다. 일단 클렌징, 토너, 딥클렌징, 3가지는 무조건 같은 브랜드를 사용하는 것이 좋다. 성분 함량이 보완적으로 처방되었을 확률이 높기 때문이다. 다른 2가지 브랜드를 사용하고 싶다면 오전과 오후로 브랜드를 분리해서 사용하는 것이 좋다. 그러나 이것도 권장하는 방법은 아니다. 가장 좋은 것은 최소한의 숫자로 최대의 효과를 내는 제품을 사용하는 것이다.

화장품의 진정한 유통기한, PAO

오래 전에 내가 수입하던 프랑스 화장품 업체 대표와 한국의 화장품 유통과 제도에 대해 이야기를 나누던 중 우리나라 고객들이 가장 민감하게 생각하는 유통기한에 대해 물어보았다. 유난히 제조일자를 따지는 우리나라 고객들 때문에 표기 문제를 질문했던 것이다. 그때까지만 해도 화장품의 유통기한은 제조일자로부터 3년 정도로 당연히 생각하던 때인데, 그 업체 대표는 "프랑스에서는 화장품에 유통기한이나 제조일자를 표기하는 것을 의무화하지 않는다"라고 말해 깜짝 놀랐다.

프랑스 같은 나라에서 왜 유통기한 표기를 중요시 여기지 않는 것일까. 그의 설명은 화장품을 개봉하지 않은 상태에서 10년은 안정적으로 보관할 수 있는 제품에 굳이 제조일자나 유통기한을 표시하는 이유를 모르겠으며, 10년이 지난 제품을 유통시킬 정도로 양심이 없는 유통업자가 있겠느냐는 설명이었다. 무시무시한 일이다. 실제로 나는 15년 전에 수입한 제품들을 아직도 골고루 가지고 있는데, 개봉을 해보면 아직 변질되지 않은 것을 알 수 있다. 따라서 제조일자나 유통기한보다는 화장품에 들어 있는 성분이나 여러 가지 제조 공법에 근거한, 개봉한 후 얼마 만에 써야 한다는 사용상 기한이 훨씬 중요하다.

화장품의 사용상 기한이 중요한다는 것은 합리적이고 양심적인 사고라고 생각한다. 그로부터 몇 년이 지나 프랑스(유럽연합 전체의 제도인지는 확인되지 않았다)에서 화장품의 포장에 개봉한 후 사용기한이 표기되기 시작했다. PAO(개봉 후 사용기한, Période Après l' Overture, 영어로 period after opening)라고 표기되고 3M, 4M 등의 표기가 되어 있다. 무조건 큰 것을 선호하고 대용량을 사랑하는 우리나라의 소비자들을 생각하면 조금 생소하기도 하겠지만, 바로 이러한 작은 차이가 기능성 제품과 일반 제품을 확연히 구분할 수 있는 기준이 될 것이다.

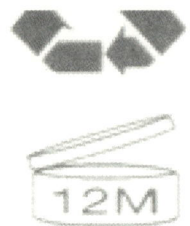

자료 7 화장품 용기의 개봉 후 유통기한 표시

　화장품은 단순한 에멀전에 리포좀 공법이나 바이오 공법이 도입되면서 기능성 제품으로 발전되었다. 기능성 화장품일수록, 또는 식물성이나 천연성분을 함유할수록 보존제가 안정적으로 들어가야 하지만, 그와 상관없이 화장품은 성분 함유와 공법에 따라 그 기능이 어느 정도 지속되느냐 하는 문제를 안고 있다. 특히 순식물성 화장품은 언제나 산화의 문제를 갖고 있다. 고객이 고가로 구입한 화장품이 신선하다는 것을 어느 정도까지 보장할 수 있을 것인가. 잔주름 제거나 보습, 피부를 재구성하는 효과가 있는 레티놀 제품의 경우 PAO가 3주 정도이며 내용물이 담기는 용기조차도 정말 중요하다. 프랑스의 경우 약국에서 판매하는 브랜드들의 몇 가지 제품은 아예 연고처럼 공기가 들어가지 못하도록 메탈 용기에 담겨 있다. 화장품에서 중요시 여기는 감성 코드에는 어울리지 않지만 튜브를 짜면서 유입되는 공기로 인한 산화까지도 철저히 차단하겠다는 의지이다. 메탈 용기가 값이 비싸기 때문에 대부분은 아주 용량이 작은 1회용 용기나 앰플에 담기도 한다. 따라서 레티놀, 비타민류가 함유된 화장품은 담겨 있는 용기의 화려함이 아니라 재질이나 형태를 보고 원산지의 제조 원가를 생각할 수 있어야 한다. 수입업체가 책정하는 가격도 중요하지만 용기나 용량을 보고 그 제품의 가치를 판단할 수 있어야 한다는 것이다.

　에스테틱 스파에서 사용하는 덕용제품의 경우 이 점이 가장 문제가 되는데, 고급 지

향의 기능성 제품일수록 덕용제품의 용량이 크림류는 75~100㎖, 클렌징류는 250~400 ㎖가 넘지 않는 것을 볼 수 있다. 주로 기능성과는 크게 관계가 없는 토너나 마사지만을 위한 광물성 오일류가 함유된 제품 등을 제외하고는 1,000㎖ 용량 제품은 없다. 그래서 개봉한 후 4개월 정도가 지나면 기능을 제대로 할 수 없는 선크림의 경우, 대부분의 브랜드가 큰 용량의 제품을 만들지 않는 것이다. 우리가 즐겨 사용하는 AHA 성분의 제품들도 개봉한 후 4~8주 이상이 되면 그 기능을 다할 수 없다.

용량이 적다든가 가격이 비싸다든가 하는 문제를 논하기 전에 제조사의 양심과 수준을 판단해 보고, 고객에게 최고의 효과를 선사하는 데 최우선의 중요도를 두는 것이 매우 중요하다. 소비자 판매 금지 not for sale 라고 표기되어 있는 덕용제품을 버젓이 판매하고 있다면 피부에 문제가 생기거나 다른 피해가 생길 수 있다는 생각을 해야 한다. 스파에서 한 달간 사용되는 제품이라면, 보통 소비자의 경우 1년도 더 넘는 기간 사용해야 한다. 즉 PAO가 너무 길어지는 것이다.

덕용이든 소비자용이든 화장품의 기본 사이클은 2~3개월을 넘어서는 안 된다. 특히 공기 중의 수분까지도 흡수하는 파우더가 함유된 색조 화장품류는 지나치게 오래된 제품을 사용할 경우 심각한 부작용을 초래할 수 있다. 특히 환절기 고객의 피부는 신진대사 metabolism가 변화하면서 예민해진다. 그래서 고객들은 건조한 날씨 탓에 아무 이유 없이 여러 가지 증세를 호소한다. 이럴 때 에스테티션은 피부에 문제를 야기할 수 있는 화장품에 문제가 없는지 자체적으로 점검하고 준비해야 한다. 귀하고 귀한 나의 고객에게 최상의 효과를 선물하기 위해서.

결언: 더모코스메틱의 시대, 다양한 특허성분을 받아들이는 자세

●

앞에서도 언급했지만 화장품은 이제 더이상 화장품이 아니라 "과학"이다. 이론적으로

만 살펴보면 그 엄청난 효과에 대해 놀라지 않을 수 없다. 스마트한 고객이 원하는 화장품에 대한 기대는 상상을 초월한다. 더 이상 전문제품과 시판 제품의 구분이 필요 없을 정도이다. 에스테티션이라면 cure와 care를 정확하게 구분할 수 있어야 한다. 스파의 개념은 에스테틱을 포함한다. cure를 포함하는 스파는 에스테틱과 클리니컬 테라피를 한다는 의미이다. 에스테틱에 대한 고객들의 기대는 피부과나 성형외과에서 하는 "시술"과는 조금 다른 의미이다. 강하지 않게 안전하게 그리고 아무도 모르게 cure를 하되 힐링도 원하는 것이다.

화장품 하나로 한 번의 시술을 대신할 수 있다면 시술을 택하겠는가, 화장품을 택하겠는가. 이 질문을 스스로에게 해보고 에스테틱에서의 화장품을 결정해야 할 것이다. 21세기 화장품은 세포 레벨에서의 효과를 강조한다. 세포에 영향을 끼치지 못하면 더모코스메틱의 범주에 들지 못할 것이다. 세포의 산소교류, 물질 대사, 미토콘드리아 활성화 등의 항산화 기전을 가지고 있는 복합물질들이 눈만 뜨면 쏟아져 나오고 있는 시대, 브랜드의 선택과 임상에 대한 자신감이 없다면 고객이 외면할 화장품을 선택하게 될것이다.

여전히 의문은 있다. 안전한가? 그래도 효과가 있는가?
여기에 대한 답은 "고객은 결과를 원한다" 이다. 요즈음의 고객들은 좋은 화장품으로 홈케어하고 시술을 받는 것을 더 당연하게 생각한다. anti-ageing의 차세대 모델이 통합의학 속에서의 에스테틱&스파라면, 화장품의 새로운 모델은 홈케어가 가능한 anti-ageing이다. 그러므로 더모코스메틱을 바라보는 자세는 상당히 적극적이어야 할 것이다.

유럽 화장품 시장의 동향을 보면 "스파"전용 화장품과 "에스테틱"전용 화장품의 개발 동기가 다르다. 스파는 "안정"이고 에스테틱은 "도전"이다. 유기농과 자연주의가 스파라면 신성분과 특허성분이 에스테틱이다. 이 점을 간과해서는 안될 것이다.

박정현의
뷰티바이블

여성의 적, 셀룰라이트

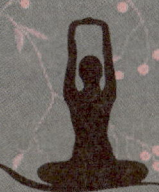

여성에게 있어 아름다운 바디라인을 유지한다는 것은
건강하게 나이들어가는 것이다.
진정한 well ageing은 노폐물과 독소의 덩어리인
셀룰라이트를 해결함으로써 detox하는 것이다.

BeautyBible 01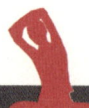

에스테틱 체형관리,
Body Contouring

방송인 이다 도시를 처음 만난 것은 12년 전이다. 한불 친선 모임의 회원이었던 나는 처음 만난 이다와 이야기를 나누면서 그녀가 얼마나 지적이고 아름다운 여성인지 한눈에 알 수 있었다. 그녀의 얼굴은 빛났고 정숙함이 배어 나왔으며, 몸은 늘씬하면서도 자신감과 겸손함이 함께 공존하는 아름다운 사람이었다. 하지만 그녀를 관리해 주면서 다른 프랑스 여성들이 그러하듯 그녀가 부종과 셀룰라이트로 힘들어하는 것을 알게 되었다. 프랑스 여성들은 지역 특성상 마시는 물에 석회질도 많고 체질적으로 수분 정체가 잘 되어 하체 승마 체형(승마바지 모양의 체형)을 대물림하며 많은 고생을 한다. 오래 동안 프랑스인들이 많이 살고 있는 서래마을에서 스파를 운영하고 프랑스 브랜드를 취급하다 보니 자연스럽게 프랑스 고객들의 바디를 많이 접해서 셀룰라이트에 대한 연구를 다양하게 할 수 있었다. 고질적인 셀룰라이트로 고생하는 그들의 고민은 상상을 초월할 만큼 심각하고 절실했다.

셀룰라이트로 명명된 이 증상이 세상에 알려진 것은 그리 오래된 일이 아니다. 대학 1학년 때쯤인가(1983년), 당시 미용에 큰 관심도 없었던 나는 모 해외 유명 화장품 브랜드 S제품에 대한 한 줄의 기사에 관심을 가지게 되었다(지금 생각하면 이 길로 들어서는 것이

박정현의
뷰티바이블

운명이었던 듯싶다). 이 제품이 출시되자마자 유럽에서는 품절이 되고 이웃 일본과 우리나라에서조차 초기 수입 제품이 동이 나서 재수입을 기다린다는 것이었다. 나는 그 기사에서 셀룰라이트라는 단어를 처음 접하게 되었다. 당시 어린 나이였지만 셀룰라이트라는 말이 궁금했다. 물론 인터넷도 없던 시절이니 무슨 자료가 있을 리가 없었다. 기사 내용으로 보아, 그저 서양여성의 중요 부위에 노폐물처럼 붙어 있는 오렌지 스킨의 원인 물질이라는 것 정도만 알 수 있었다.

셀룰라이트는 프랑스어이므로 원래 발음은 '셀룰리트'다. 셀룰라이트는 우리 인체가 물과 단백질로 되어 있는 한 절대로 없을 수 없는 골칫거리인 동시에 우리 몸의 순환을 방해하는 노폐물이다. 그러니 많은 사람들이 이를 없앨 수 있는 방법에 대해 수없이 고민했을 것이다. 셀룰라이트로 명명되기 전 우리는 이 모든 노폐물 덩어리의 젤리 상태가 피부를 치고 올라와 방석 누빈 것처럼 된 상태를 capitons라 하였다. 프랑스 제품 중에서 anti-capiton이라는 제품이 많은데, 이는 노폐물을 제거해서 매끈한 피부를 만드는 제품을 일컫는 것이다. 이렇게 죽은 세포며 노폐물 단백질들이 뭉쳐 있는 진피층은 흐르지 못하고 순환되지 않는 상태가 된다. 이러한 젤리 상태를 잠시나마 다시 부드럽게 솔루션 상태로 만드는 것이 우리 에스테티션들이 하는 매뉴얼 테크닉, 즉 마사지이다. 주무르고 반죽하는 행위는 모두 진피층의 젤리화된 상태를 부드럽게 만들어주는 가장 훌륭한 대체 의학이다. 약으로 혹은 주사로 체액을 흐르게 하는 적극적인 방법이 없기 때문이다. 손발이 저리고 마비증상이 올 때 나도 모르게 몸을 주무르게 되는 이 본능적인 행위가 마사지인데, 이를 전문적으로 하는 에스테티션은 얼마나 대단한 사람들인가.

셀룰라이트에 대한 다양한 이론이 있지만, 중요한 것은 셀룰라이트가 지방덩이가 아니라는 것이다. 지방이라면 연소가 되어야 하므로, 연소할 수 없는 상태의 노폐물 덩이라로 이해하는 것이 가장 합리적일 것이다.

셀룰라이트를 이해하기 위해 진피층으로 들어가 보자. 진피결합조직은 여러 가지 세포와 물과 친한 단백질과 콜라겐과 엘라스틴을 만들어내는 섬유아세포의 메트릭스 기능을 하는 기저물질(GAG, 당단백질)로 이루어져 있다. 이 기질은 편의상 물이라고 규정하고 이 물이 어느 정도인가, 또 어떤 점도로 되어있는가에 따라 건성피부인지 탄력이 있는지가 결정된다고 보면 된다. 이 물은 원래 말캉해야 정상이나, 끈끈하게 뭉쳐 있다면 그것이 정체이다. 셀룰라이트의 시작은 여기서부터이다. 단백질이 가장 좋아하는 물이, 세포 대사물질이나 여러 가지 노폐물 등에 달라붙는다. 물은 콜라겐 같은 단백질만 좋아하는 것이 아니라 단백질 찌꺼기, 즉 노폐물도 좋아해서 이런 것들이 서서히 뭉치기 시작하면 이물질이 되기 시작하는 것이다.

역사적으로는 1980년대에 들어서야 셀룰라이트로 명명되는 지방과 별개의 노폐물 단위가 밝혀졌으며, 이것이 체형이 미워지고 수분 정체의 원인이 된다는 사실이 알려졌지만, 도대체 어떻게 이것을 해소하는가에 대한 정확한 해결방법은 아직도 부족한 편이다. 물론 진피결합조직의 섬유화가 지방세포의 비대증을 낳고 지방세포가 커지면서 세로로 정렬하여 오렌지 스킨이 된다고도 하나, 지방으로만 인식한다면 운동으로 연소가 되어야 하는데 연소가 되지 않으니 이 또한 부정확하다. 또한 셀룰라이트는 아주 마른 여성에게도 많이 발견되는 것으로 보아 단순하게 지방으로만 이해해서는 안될 것 같다. 지방은 수분이 거의 없다. 따라서 무게도 수분보다는 많이 나가지 않는다. 셀룰라이트는 지방도 있지만 단백질 대사 찌꺼기와 노폐물, 거기에 수분이 붙은 것으로 일단 운동을 통한 지방연소나 지방분해의 논리로만은 접근할 수가 없다. 운동을 아무리 해도 단백질 찌꺼기와 수분이 뭉친 이 덩어리들이 그냥 연소될 리가 없는 것이다.

최근에는 정맥부전 환자와의 연관성, 높아진 조직액의 압력과 단백질 농도 때문에 미세혈액순환계에 변화가 오고 그로 인해 변화가 온 것이라는 데에 의견이 모아지고 셀룰라이트 병변에서 결합조직 및 지방조직의 변성이 관찰되고 있다. 이러한 근거에 따라 셀룰라이트의 기전은 결국 모세혈관과 미세 동맥의 변화로 지방세포 사이의 삼출액과 부종이 발생하고 그 부종에 의해 피부조직의 그물망 구조가 불규칙적으로 과형성되고 비후되며 콜라겐섬유가 주위 지방세포 그룹과 노폐물 등에 결합하여 미세결절을 만들고 미세결절들이 결합하여 거대결절을 만든다는 이론이 대세이다.

> **TIP**
>
> **셀룰라이트란?**
>
> 섬유화된 셀룰라이트는 만져보면 몽글몽글 덩어리가 잡히고 피부는 탄력이 전혀 없이 기저물질의 구조물이 쇠퇴하고 섬유화되어 수분이 없고 빈 자리가 많아 잡아보면 퍽퍽 소리가 나는 경우도 있다. 주로 팔 안쪽 액와 림프절 부위와 허벅지 안쪽 림프절 가까운 부위가 심하다. 나는 셀룰라이트 해결에 실패한 적이 있다. 대학 입학을 앞둔 고3 학생의 섬유화된 셀룰라이트, 그리고 13세부터 피임약을 복용했다는 아주 마른 체형의 40대 프랑스 여성의 고질적으로 섬유화된 셀룰라이트였다. 장기간 할 수 있는 관리는 다 했으나 성공하지 못했다. 셀룰라이트의 진행은 나이와 크게 관계가 없다. 오히려 운동하지 않고 식생활이 서양식인 경우 어린 나이에도 빠르게 진행되는 경우가 허다하다.

　　셀룰라이트로 고통을 겪는 여성들은 대부분 하체 비만형들이다. 하체는 특성상 중력 때문에 무거워지기 쉬운데다 혈액순환이 힘든 하중을 견뎌야 하므로 노폐물의 통로인 림프가 정체되고 붓게 된다. 초기 셀룰라이트는 점점 수분을 흡수하여 탱탱하게 되는데, 이것이 바로 부종의 시작이다. 일반적인 수종과는 달리 셀룰라이트는 순환 저하가 일어나기 때문에 진피층 내 기저물질들이 찐득찐득해지면서 흐르지 못하는 것으로 시작한다. 또한 점점 수분이 붙고 그 부분에 산소 공급이 저하되어 온도가 낮아지면서 딱딱해진다. 통통해야 하는 것은 세포인데, 세포외액이 불어나고 필요 없는 수분이 정체되니 남모를 습함도 있고 발에도 땀이 나며 여러 가지 질병에 시달리게 된다. 주로 이러한 경우에 본인이 통증을 느끼면서 자신은 근육형이라고 착각하게 되는데, 본래 건강하고 탄력 있는 근육은 딱딱하거나 통증이 없다. 즉 셀룰라이트가 물살형에서 부종형, 컴팩션 형태로 점점 진행되면서 통증이 생기고 딱딱해지는 것이다. 이렇게 진행된 셀룰라이트는 콜라겐 섬유가 단단히 포획하게 되어 모세혈관과 연결되면서 지방층과는 전혀 다른 피부병변이 생기는데, 이것이 섬유화된 셀룰라이트이다. 섬유증으로 진행되면 관리가 어려워지기 때문에 고질적인 오렌지 피부가 된다.

FAQ

셀룰라이트 관리는 어느 정도 해야 하나요? 결절이 좋아지면 다시 관리를 하지 않아도 되는 건가요?

고객뿐아니라 에스테티션들에게서도 많이 받는 질문이다.
셀룰라이트가 미세혈액순환과 부종의 문제로 시작이 되었다면 진행 단계별로 관리시간이 달라지겠지만, 기본적으로 가지고 있는 순환의 문제가 해결되지 않는다면 셀룰라이트로부터 자유로울 수 없다. 그러므로 셀룰라이트는 마치 우리가 식사를 하고 물을 먹는 것처럼 관리를 해야 하는 것이다. 다만 중증도에 따라 기간과 빈도를 달리해야 한다.
나는 고객들에게 최초 6개월간은 주 2회, 이후 6개월은 주 1회, 1년 이후는 월 2회의 전문 셀룰라이트 관리를 받도록 권하고 있다. 즉 강도보다는 지속성이 더 중요하다. 가끔 셀룰라이트를 없애겠다고 헬스클럽에 다니는 여성들이 있는데, 셀룰라이트는 절대 운동으로 해결되지 않는다. 헬스클럽에. 정기적으로 다니듯, 주 1회 정도 지속적으로 관리를 받는 것이 필요하다.

상체가 크고 팔이 물렁거리며 양팔을 수평으로 들어올리면 날개살이 심합니다. 액와 림프절은 늘 부어 있고 딱딱합니다. 이런 체형은 어떤 상태인가요?

상체형(안드로이드 림파틱) 고객들 중 이런 경우는 대부분 터미누스로의 림프 유입이 원활하지 못하고, 액와 림프절의 기능이 떨어져 팔이 많이 부어 있고 두껍다. 하체비만보다 관리와 개선이 어렵다. 선천적인 림프순환 저하로 문제가 많은 경우이고 얼굴 부위 부종이 잘 생기므로, 하체비만보다 전문적인 케어가 필요하다. 그러나 대부분 팔관리만 집중하게 되는데, 멍만 들고 좋아질리가 만무하다. 흉곽 펌프로 터미누스 주변의 림프 흐름을 원활하게 하고 액와 펌핑 등 상부 림프 흐름을 좋게 만드는 것이 최우선이다.

성공적인 체형관리를 위한 원칙들

인간의 수명이 길어졌다. 그에 비해 일하는 시간은 터무니없이 짧으니 놀면서 잘 먹고 잘 살아야 하는 시간이 상대적으로 너무 길다. 에스테틱 산업이 희망적인 것은 바로 이런 관점에서 예방의학이나 예방미학의 기대치가 점점 커지고 있기 때문이다. 체형관리 때문에 에스테틱 스파를 찾는 고객 역시 이제 더 이상 보이는 부위만의 관리가 아닌 보이지 않는 부위까지 관리하고 싶은 욕구를 갖고 있다. 웰빙을 실천할 때 가장 중요한 것이 자신의 만족감이기 때문일 것이다.

●

체형관리에 깊은 관심을 보이는 고객들에게 제대로 된 상담과 관리지침을 보여주는 것은 21세기 에스테틱&스파의 숙제이다. 피부관리 분야는 20여 년의 역사를 통해 훌륭한 선배 에스테티션들의 지침이 어느 정도는 전달되었다고 보이지만, 그에 비해 체형관리는 상대적으로 취약한 것이 현실이다. 체형관리에 자신이 없거나 스파를 개업한 후 프로그램을 짜는 데 어려움을 느끼는 많은 후배들을 위해 진실한 경험을 바탕으로 나름대로의 지침을 제시해 보고자 한다.

힘들게 얻은 것들을 함께 나누는 것은 정말 중요하다. 임상은 결국 통계임을 감안할 때, 통계적으로 성공적인 프로그램을 교육하고 성공적인 상담법을 여러분과 함께 나누고자 한다. 이 노력이 후배들에게 도움이 되기를 바란다.

에스테틱에서 접근하는 비만의 이해-좋은 상담자가 되기 위하여
●

흔히들 비만을 이야기할 때 의료적인 시각으로 접근하고 있기 때문에(과체중, 지방의 과다 축적) 비만 해결을 위해 최종적으로 내리는 결론은 운동과 식이요법, 이를 위한 행동수정으로 귀결된다. 그러나 우리가 간과하지 말아야 할 것은 에스테틱 체형관리의 본질은 운동하지 않고 식이조절을 하지 못하는 사람들을 관리한다는 점이다. 힘든 운동을 선택하기보다는 편한 방법을 선택해서 오는 사람들이기 때문에 그 출발부터 문제의 해결 방식이 틀린 것이다. 에스테틱 체형관리를 하려고 마음먹고 있다면 제일 먼저 고객의 습관을 고칠 수 있다는 생각을 버려야 한다.

행동수정이 될 수 있는 고객이라면 장기간 내 고객이 절대로 될 수 없다. 우리가 접하는 비만은 말 그대로 몸매를 다듬는 것이고, 가려운 곳을 긁어주듯이 보디라인을 아름답게 만들어주는 일이다. 근본적으로 피부는 마사지나 기기관리를 받아 탄력을 갖게 되기 때문에 제대로만 마사지를 하고 기기를 사용한다면 효과적인 드레니지는 물론, 피부 탄력이 복원되어 어느 정도 원하는 효과를 얻을 수 있다. 따라서 체중관리가 아닌 사이즈 관리를 해야 하는데, 이 부분에서 절망에 찬 고객을 설득하기가 쉽지 않다. 하지만 고맙게도 우리를 찾는 약 80%의 고객은 고도비만이 아닌 부분비만이나 약간의 과체중을 호소하기 때문에 상담 툴(tool)만 잘 만들어 놓는다면 별다른 문제없이 상담과 클로징(판매종결)이 가능하다. 그러나 효과적인 상담을 위해서는 비만에 관하여 정확한 지식 체계를 가지고 있어야 한다.

셀룰라이트(cellulite)에 대한 이해

다양한 이론이 있으나 셀룰라이트에 대한 정확한 인식이야말로 에스테틱 체형관리의 중요한 출발이기 때문에 그 중요성을 재차 강조한다. 지금까지 알려진 바로는 경험 유무와 관계없이 시술자가 반드시 셀룰라이트는 마사지 같은 물리적 자극으로만 해결 가능하며, 이를 위한 보조기구(기기)나 제품이 있다면 더욱 효과적이라는 것을 믿고 행해야만 한다.

체형별 비만에 대한 이해

어떤 체질이 어떤 체형을 낳고 각 체형별로는 어떤 관리가 효과적인지 대체로 공식화

할 수 있다. 공식 자료를 가지고 상담을 하면 딱딱 맞아떨어지는 상담에 고객이 놀랄 정도가 된다. 따라서 체질별, 체형별 비만의 이해가 반드시 필요하다(부록 참조).

림프 드레니지 시스템과 근막의 이해

●

우리 몸에서 노폐물의 대사를 책임지고 있는 림프에 관하여 쉽고 간결하게 상담할 수 있어야 한다. 배농(드레니지)에 관한 정확한 지식과 믿음은 체형관리에서 매우 중요한 부분이다. 근막의 경우도 림프와 혈액순환의 열쇠를 쥐고 있는 부분이다. 근막이완이 필수적으로 되어야만 모든 것이 순조롭게 풀린다.

  이 과정에서 압력이 센 마사지가 진행될 경우 오히려 부종을 초래하는 경우가 많이 생긴다. 셀룰라이트형 고객은 림프 드레니지와 그것을 촉진하는 보조요법들이 최우선적으로 진행되어야 한다.

진피결합조직의 탄력복원

●

효과적인 체형관리에서 피부 탄력이 얼마나 중요한지를 인식하고 프로그램의 종결은 반드시 탄력관리로 하도록 한다. 셀룰라이트는 깊이 있는 것이 아니라 진피층에 존재하기 때문이다. 탄력을 복원하는데 가장 효과적으로 사용할 수 있는 프로그램은 크리오테라피(콜드랩핑)이다. 수분 정체형의 하체나 팔을 가진 고객의 경우 그 만족도도 아주 높은 편이다.

효과적인 체형관리 상담을 위한 필수 준비사항

◆ **고객 스스로 행동수정을 하게 하는, 원인 분석을 위한 자가 설문지(SAQ)**

식이성 원인으로 비만이 되는 경우가 가장 많기는 하지만, 드물게 병인성과 스트레스성 비만이 발견되기도 한다. 고객 스스로 비만의 원인을 인정하고 자신을 돌아볼 수 있도록 유도하기 위해서는 고객의 라이프스타일이나 행동양식, 식습관을 알 수 있는 자료가 반드시 필요하다. 깨달음을 통해 행동수정을 유발하는 것이다.

◆ **다이어트 일기를 작성하게 한다**

다이어트 일기를 통해 분석된 식습관 중 비만과 가장 밀접한 관계가 있는 당분과 탄수화물을 체크하고 순서를 정하여 단계별로 조절하도록 상담한다. 단당류인 설탕 섭취부터 조절한다. 실제로 밀크커피를 습관적으로 하루에 2~3잔 이상 마시는 직장여성들의 경우 다른 식이요법 없이 이것만 안 마셔도 2개월 관리에 3~6kg 정도의 체중 조절 효과를 보았다.

◆ **임상자료집**

체형관리를 위하여 반드시 갖추어야 할 것은 임상자료집이다. 인터넷이 발달한 요즈음은 고객의 사진촬영이 수월하지 않지만, 가능하다면 사진촬영과 사이즈 감량 등의 여러 자료들을 갖추어야 한다. 사진촬영이 여의치 않다면 제품회사나 기기회사의 자료집이어도 좋다. 임상자료집을 100% 활용해야 한다.

고객들의 입장에서 보면 조금 귀찮기는 하나 매번 사이즈 측정이나 사진촬영을 하는 스파를 신뢰하고 스스로 노력하는 자세를 가질 수 밖에 없다. 고객과의 약속을 위해서라도 꼭 해야할 일이다.

◆ 체형관리를 위한 효과적인 기기 활용

체형관리를 하기 위해 최소한 갖추어야 할 장비가 있다. 체형에 따라 하이드로테라피(월풀, 스파, heating blanket)의 활용과 중주파, 초음파, 엔더몰로지 등의 기기가 아주 효과적이기 때문이다. 그런데 이것 역시 무조건 프로그램을 짠다고 효과를 보는 것이 아니므로 한두 가지 기기여도 단계적으로 체형관리 원칙에 따라 프로그래밍 해야 한다.

◆ 관리 프로그램이 진행되는 동안 고객관리 시스템과 생애관리 상담

어쩌면 가장 중요한 단계일 수도 있는 이 과정에서 많은 실수를 범하게 된다. 일단 티켓팅이 되고 나면 고객과의 심리전이 시작되는데, 상당 부분 관리 소홀로 고객이 불만족스러워 한다. 실제로 2~3회 정도 진행된 관리를 계약 파기하고 다른 곳으로 옮기는 고객들을 많이 볼 수 있는데, 고객의 얘기를 들어보면 대부분 믿음이 안 가고 프로그램이 마음에 안 든다는 것이다. 스태프들의 치밀한 사후관리 상담이 가장 필요하다.

체형관리를 성공적으로 하기 위한 준비사항과 원칙들을 대략적으로 알아보았다. 다시 한 번 정리하면 다음과 같다.

◆ 핵심 프로토콜

- SAQ(설문지 및 기타 활자화되고 매뉴얼로 만든 모든 상담 도구)
- 정확한 체성분 분석 및 사이즈 측정/기록(사진 자료면 더욱 좋다)
- 일관성 있는 단계별 프로그램의 활용(기기, 테라피, 제품)
- 다이어트일기 분석(식이습관 변경 제시)
- 첫 방문 시 데모관리 전후 측정, 방문 때마다 체중 측정, 중간관리 체크 및 상담
- 정기적인 사이즈 측정 및 체성분 분석 자료 남기기
- 생애관리를 위한 최소 1년 이상의 사후관리 프로그램 상담

에스테틱 스파 매출의 꽃인 체형관리를 성공적으로 해내기 위해서 내가 스스로 점검해야 할 것들이 많다는 생각을 했다면 그것이 성공의 첫걸음이다. 체형관리 시장은 하루가 다르게 변하고 있고 우리는 변화하는 시장 한가운데에 있다. 에스테틱 체형관리는 생애관리의 핵심이자 21세기 웰빙산업의 꽃이 될 것이기 때문이다.

셀룰라이트의 원인과 관리

부종형 체형이 아름다운 하체를 갖게 위해서는 순환을 위한 에스테틱 관리가 꼭 필요하다.

●

메디컬적으로 접근하는 것이 셀룰라이트의 해결책이 아니고 운동요법 또한 예방 이외의 기능을 하지 못한다면 셀룰라이트는 오히려 매뉴얼 테크닉을 수행하는 에스테티션이나 테라피스트들이 잘할 수 있는 일이라는 결론에 도달하게 된다.

셀룰라이트가 피부에 존재한다는 사실은 진피에서 수분이 정체되는 것과 무관하지 않다. 수분 정체 water retention 는 여성의 하체를 무겁게 하고 붓게 하며 체중을 늘게 하는 가장 큰 요인이기 때문에 수분 정체의 원인과 그 해결방법을 찾지 않는다면 하체비만을 해결할 수가 없다.

수분 정체의 원인

●

수분 정체라는 전문적인 비만 용어는 서양에서 비롯되었다. 동양에서는 습이라고 표현하는 수분 정체는 여성에게만 유독 잘 일어나는 문제이기 때문에 여성호르몬 에스트로겐과 관계가 깊다. 에스트로겐은 단백질과 마찬가지로 수분을 아주 좋아하여 에스트로겐이 많이 분비되는 여성들은 하체에 특히 수분이 집중적으로 몰리는 현상이 일어난

박정현의
뷰티바이블

다. 이 경우 진피층의 순환이 저하되고 정체되므로 부종과 함께 하체의 온도가 하강하여 손발이 찬 냉증이 유발된다. 대체로 이러한 체형은 동양체질로는 음인에 해당이 되어 사춘기 때부터 상체는 가늘고 둔부와 허벅지 아래로는 살이 오르는 여성스러운 몸매로 급격하게 바뀐다. 부종이 반복적으로 일어나면 당연히 그것이 본인의 사이즈로 굳어지며 나이가 들수록 하체로만 살이 찌는 하체비만형 체형이 된다. 대체로 상의와 하의의 사이즈가 한 사이즈 이상 차이가 나면 이러한 문제를 안고 있다고 보면 된다. 따라서 여성의 경우 생리 2일 정도부터 에스트로겐이 급격히 상승하면서 체중이 불고 생리가 끝나면서 다시 정상체중을 찾는 경우가 대부분이다.

수분이 정체되는 사람은 세포에 물이 통통하게 있는 것이 아니라 불필요한 곳에 수분이 몰려 있고 특히 체액이 과도하게 증가하는 경우이다. 이런 경우 조금만 피곤해도 땀을 많이 흘린다든지 발에 땀이 많은 경우가 많다. 정상적인 땀의 대사가 일어나는 것이 아니라 비정상적으로 수분이 여기저기 있어 견디지 못하고 나오게 되는 것이다

이런 고객들은 마사지만 받아도 순환이 좋아지며 상하체 체온이 맞춰지는 경향이 있어 하체 위주의 마사지를 하는 것을 즐기지만, 하체 부종을 해결하기 위해서는 반드시 하체에서 올라오는 림프를 모아주는 복부 림프절의 순환을 원활히 하는 것이 중요하다.

수분 정체가 2차적으로 초래하는 문제는 지방세포 비대증이다. 수분이 정체되어 혈관과 림프관이 압박을 받으면 혈액순환이 안 되고 산소 공급이 제대로 되지 않아 결국 지방세포의 효과적인 분해가 일어나지 않기 때문에 2차적으로 비만을 초래하게 된다.

지방세포 비대증

위에서 언급한 대로 순환의 문제는 단순히 부종의 문제만이 아닌 지방세포 비대증으로 발전하게 된다. 지방세포는 13세를 전후하여 그 숫자는 더 이상 증식하지 않고 이후로는 지방세포의 크기만 커진다.

정상적으로 산소 공급이 잘 되는 사람들은 혈관으로부터 공급되는 산소가 지방세포(TG-트리글리세라이드, 중성지방)를 분해하기 때문에 살이 찌지 않지만, 순환의 문제를 안고 있는 사람들은 산소 공급이 원활하지 못해 지방세포 비대증이 가중된다. 남성에 비해 상대적으로 치밀한 십자 구조를 가지지 못한 여성의 경우 지방세포가 수직으로 상승하며 진피층으로 올라와 탄력을 잃고 부피가 커지며 사이즈가 점점 커지는 문제를 일으킨다. 악순환이 반복되는 것이다.

생애관리의 Hot 키워드, 비만과 셀룰라이트

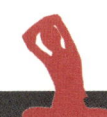

비만-코칭으로 접근한다

여성으로 살아가는 한 셀룰라이트를 피해갈 수 없다.
그래서 셀룰라이트 관리는 생애관리인 것이다.

●

에스테틱 비만관리는 미용적 접근의 과잉지방 관리를 포함하여 피부학적 접근의 셀룰라이트 관리까지 총체적인 Heath & Beauty Management라 정의된다. 매니지먼트라는 단어를 쓰는 이유는 고객이 스스로 자신의 영양을 관리하고 철학적 신념으로 의, 식, 주를 과잉하지 않으면서 관리하는 것이 핵심이기 때문이다. 이러한 핵심가치야말로 비만관리가 진정한 에스테틱&스파의 생애관리 프로그램으로 손색이 없게 만드는 키워드가 되기 때문이다. 지난 20여 년의 고객관리 차트와 고객성향을 분석해본 결과, 스킨케어(얼굴 위주의 관리로 정의한다)를 받은 고객의 주기와 바디관리를 받은 고객의 주기가 현저히 차이가 나기 때문이다. 바디관리를 주로 받은 고객 중에서도 셀룰라이트 관리와 체중관리를 받은 고객이 단순한 마사지 중심의 바디테라피를 받은 고객보다 훨씬 더 장기로 관리실을 찾으며 장기로 찾는 사이클 중에서도 1년에 2~3회의 주기적 관리패턴을 보이고 있다는 점에서 비만관리의 중요성을 간과할 수 없다.

최근 보도에 따르면 우리나라 성인 여성의 90%(정상체중)가 자신이 비만하다고 여긴 다고 한다. 이러한 심리적 비만은 사회성과 밀접한 관계가 있으나 전 세계 여성에게서 공통적으로 나타나는 심리일 것이다. 그렇다면 고도비만을 다스리는 의학적 접근으로 는 해결할 수 없는 미학적 접근이 반드시 필요한 것일 텐데 생애관리주기로 볼 때, 너무 비싼 돈으로 수술요법을 선택하거나 약물요법을 선택하는 수많은 여성들이 다이어트 에 실패하고 심리적 타격과 패배의식을 갖는다는 점에서 사회적으로도 매우 심각한 상 황이 아니라고 볼 수 없다. 기호식품과 인스턴트 식품으로 미각은 망가지고 연예인을 보며 자신의 몸매를 비교하고 목표로 삼는 우리나라의 현실에서 과연 우리 에스테틱은 어떠한 접근을 해야 하는가가 문제의 관점이 된다.

대체로 비만관리를 받으러 오는 고객을 보면 90년대에서 2000년대 초반까지는 소위 "체중관리"에 집중하여 과도한 비만 약을 섭취하고 급하게 살을 빼거나 운동도 체중관 리 목적으로 과하게 접근하여 관리의 영속성이 떨어진다. 비만은 습관을 고치고 금욕 적인 의식주를 해야만 다스려진다는 점에서 이러한 접근은 생애주기로 관리하기 어려 운 상황이었다. 비만관리 특성상 살을 빼주고 체중을 줄여주는 데에만 급급할 수 밖에 없는 목적형 관리였던 것이 근자에 들어 고객 스스로 엄청난 정보의 홍수 속에서 자각 이 강해지면서 서서히 그 흐름이 바뀌게 되었다. 요즈음의 고객들은 비만 약이 향정신 성의약품이며 이로 인한 내성과 부작용이 심하다는 것을 스스로 경험하고 깨달아 체중 관리보다는 골격을 바꾸고 몸매를 다듬는 쪽으로 흐름이 바뀌었다. 전 세계적으로 골 격을 줄이고 변형시키는 관리를 하고 그 관리가 생명력을 갖는 나라는 우리나라밖에 없을 것이다.

현재의 비만관리는 그래서 십 년 전과는 매우 다른 양상을 보이고 있고, 달라야만 한 다. 먼저 체중관리 부분인데 체중관리는 절식이나 단식이 아닌 제대로 된 식습관을 길 러주어 자주 코칭을 하고 피드백을 받아야 한다. 이러한 체중관리를 하려면 전문가적

태도로 영양학적으로 박학다식한 임상을 가지고 있어야 하며 고객의 미각을 서서히 교정하여 결과가 보이게 하여 고객 스스로 탄력적으로 변화를 추구하도록 코칭해야만 한다, 앞으로의 십 년 이십 년은 전문성을 확보하지 않는다면 살아남을 수 없다. 비만관리가 생애관리의 핵심 프로그램인 이유는 미각 교정을 하지 못하고 규칙적인 운동을 통하여 생활태도를 바꾸지 않으면 지속적으로 요요를 겪게 되고 심리적 자극을 잘 받는 부분이기 때문이다. 따라서 고객의 생활 즉, 라이프 사이클을 코칭하여 스스로 해결책을 찾을 수 있도록 도와주는 지속적 관리가 중요하다.

비만관리에서 키네틱의 중요성

물리적 관리 측면에서는 몇 가지 중요한 핵심을 통찰하는 것이 중요하겠다. 그 첫 번째는 고객의 심리상태이다. 보통 비만관리 전문 숍을 찾는 고객들은 쉽게 살을 빼고자 하는 사람들이다. 하지만 그것만으로는 체중감량이나 유지보수가 불가능하다는 것은 우리가 잘 알고 있다. 즉 고객의 의지에 따라 결과가 달라진다는 것이다. 성공적으로 체중을 감량했다 하더라도 단 일주일만 무신경하게 몸을 돌보지 않으면 요요가 오는 문제 때문에 보다 과학적이고 효과적인 방법을 써야 할 뿐만 아니라 중장기적인 비만관리, 개인 맞춤형 비만관리 프로그램을 개발하여 지속적으로 관리를 해야만 한다. 이 부분에서 우리가 수용해야 할 관리방법은 얼마나 자주 얼마나 오래도록 고객을 만날 수 있느냐에 초점을 맞추어 에스테틱 이용의 경제적 상황까지도 고려해야 한다는 것이다. 즉, 에스테틱 관리에 운동성을 가미하여 운동효과와 관리효과를 동시에 볼 수 있는 프로그램을 개발하는 것이 관건이다. 비만관리를 해야겠다는 결심을 하게 되는 연초와 바캉스 시즌 전의 프로그램, 그리고 웨딩 관리, 산후 관리에 적용되는 비만관리 프로그램이 달라야 한다. 이 부분은 절대 쉽게 접근할 수 없는 부분이기도 하므로 정확한 이론을 바탕으로 꾸준한 임상 데이터를 통하여 관리 프로그램을 유연하게 적용하는 것이 중요하다. 필자의 경우 슬리밍 패키지 한 달 혹은 두 달 프로그램을 운용하면서 매우 만족할 만한 효과를 보았다. 매일 같은 시간, 약 60분 동안의 다양한 맞춤관리 프로그램은 규칙적인 신체 환경 적응력을 높여주어 체중 감량에 매우 효과적임이 이미 임상으로 증명되었다. 매일 마사지를 받거나 매일 같은 프로그램을 운영하는 것보다는 60분 정도의 프로그램으로 기초대사량을 높이고 운동성을 강화한 프로그램을 적용하는 것이 좋다. 매일 과도하게 땀을 뺀다든지, 침습적인 마사지 방법을 반복적으로 하는 것은 좋은 결과를 도출하기 어렵다. 마사지 테라피, 기계관리, 탄력관리, 하이드로테라피를 돌려가며 적용하여 매일 운동을 하듯이 관리실을 찾고 그 동안에 지속적인 상담을 통하여 다양한 라이프 코칭을 했을 때 고객 스스로 행동수정을 하려는 노력과 함께 동기부여를 하여 좋은 결과가 도출될 수 있었다. 패키지 관리 이후에는 주 2회 정도의 유지보수 관리를, 약 2~3개월 이후에는 주 1회의 유지보수 관리를, 2개월 이후에는 2주에 1회 정도의 캐주얼한 프로그램을 운영하면 된다. 아예 첫 관리 상담 시 6개월에서 1년 정도의 중장기 프로그램을 파노라마처럼 펼치는 상담이 필요하다. 즉, 고객 스스로 단기간에 할 수 없다는 것을 인식하게 하고 꾸준한 관리 프로그램의 장점을 인식할 수 있도록 유도한다.

비만관리에서의 마사지 테크닉도 일반적인 스파테라피, 릴랙싱 프로그램과는 완전히 다르게 접근해야 한다. 그 이유는 근막의 재배치만이 림프채널을 원활하게 만들고 지방분해를 이루었어도 드레니지의 효과를 볼 수 있기 때문이다. 이론적인 강점이 얼마나 중요한가는 비만관리 임상을 하다 보면 매우 중요하게 다가오는 문제라는 것은 다 알고 있을 것이다. 고객은 감성으로 선택하지만 논리로 반박하고 반대의견을 찾기 마련이므로 상담의 단계에서부터 논리적 근거를 확실히 해야 한다는 점에서 상담은 매우 중요하다. 따라서 근막의 이완을 촉진할 수 있는 테크닉을 주로 사용하고 세포에 산소공급을 촉진할 수 있는 테크닉을 추가하며, 관리가 진행되는 동안 고객이 잠들어 릴랙스해지지 않도록 함께 호흡하는 것이 중요하다. 최근 유럽의 비만관리 프로그램 중에는 키네틱을 적용한 근력운동 효과를 줄 수 있도록 고객과 함께 호흡하는 트레이닝형 관리 프로그램이 인기이다.

에스테틱에서의 이러한 키네틱 마사지 테크닉이 상당히 고무적인 이유는 우리가 운동으로는 해결할 수 없는 셀룰라이트를 관리를 통해 동시에 해결할 수 있다는 점이다. 일단 생성된 셀룰라이트는 절대 운동으로 해결할 수 없고 물리적 자극으로는 그 해소가 가능하므로 운동성이 가미된 마사지 테라피라면 예방과 관리가 모두 가능하다는 점에서 쉽게 접근해 볼 수 있다. 고객은 납득할 수 있는 논리적 근거와 시연 관리에서의 효과를 통해 테라피스트를 트레이너나 코치로 받아들일 수 있게 된다. 지금까지의 상담 방법이 잘못되었다면 지금 바로 수정하여야 한다.

체중관리보다 더 신중해야 하는 셀룰라이트 관리

에스테틱에서 강점을 갖는 셀룰라이트 관리는 몇 가지 중요한 핵심 관리 포인트가 있다. 이 몇 가지 쟁점에 의거하여 관리하지 않으면 고객에게 외면당할 뿐만 아니라 에스테틱 전반의 불신으로 이어질 수 있으므로 책임감 있게 접근해야 한다. 우선, 셀룰라이트 관리가 양날의 칼이라는 점을 잊지 말자. 체중관리는 수치로 보여주면 되지만 셀룰라이트 관리는 피부상태가 개선되지 않으면 고객의 불신을 사게 되고 그렇게 되면 나뿐이 아니라 업계 전체에 신뢰도를 떨어뜨리게 된다. 따라서 셀룰라이트 관리는 피부 개선 정도를 눈으로 보여줄 수 있는 '진단- 관리-재 진단'의 단계를 반드시 거쳐 개선된 정도를 고객과 소통해야 하므로, 체중 조절과 관계 없다 하여 충분한 임상 없이 덤빌 수 있는 관리 프로그램이 아닌 것이다.

셀룰라이트 관리는 셀룰라이트에 대한 최대한 정확한 이론과 임상에 따른 개선도의 변화를 목표로 삼고 고객과 충분히 소통해야 한다. 주로 마른 비만의 고객이 셀룰라이트에 대한 고민을 많이 호소하게 되는데 셀룰라이트를 가지고 있었던 세월 만큼은 아니더라도 단기간 절대 해결할 수 없음을 충분히 상담하고 셀룰라이트의 주요 원인인 여성호르몬에 관련하여 충분한 상담이 필요하다. 따라서 셀룰라이트 관리는 과하지 않을 정도의 중장기 프로그램으로 접근하여 생애관리의 한가운데에 있게 되는 것이다.

나이에 크게 상관없이 식생활이나 호르몬, 운동 정도에 따라 중증 정도가 파악이 되어 실제로 티켓팅이 된다 해도 생각보다 좋은 결과가 오지 않을 수 있다. 진실로 전문영역의 관리이면서 메디컬이나 피트니스에서 접근성이 어려운 관리이기 때문에 쉽게 접근할 수 있는 관리는 아닌 것이다. 오히려 현재 피트니스나 메디컬에서 셀룰라이트 관리 프로그램을 융합프로그램으로 접근하고 있어 에스테틱의 영역을 빼앗길 확률이 상당히 높다고 볼 수 있다.

TIP

미세전류 자극과 지방분해

성인이 되어 어떤 이유로든 지방세포가 쪼개지지 못하고 비대해지는 것은 부분적으로 살이 찌고 몸매가 망가지는 원인이 된다.

지방세포(adipocyte)는 반지 두 개가 고리처럼 붙어있는 모양이다. 그리고 아드레날린 수용체가 세포와 연결되어 있다. 이는 세포 자체가 잘 쪼개진다는 것이고, 아드레날린에 의해 분해가 촉진된다는 얘기이다. 아드레날린을 분비시키는 살짝 기분 나쁜 정도의 미세전류 자극이 지방분해에 효과가 있는 이유이다.

셀룰라이트 관리 영역은 셀룰라이트뿐만이 아니라 부종관리까지 포함하여 림프 드레니지에 집중하지 않으면 안 되는 종합적인 스킨케어 영역이다. 피부 상단에 위치하고 있고 물리적 자극이 필요하다는 점에서 관련 제품의 활용이 효과적이다. 1980년대 초반부터 불어온 안티 셀룰라이트, 수분 정체 완화 화장품들이 불티나게 팔리고 있다. 하지만 셀룰라이트를 물리적으로 뽀갤 수 있는 에스테틱적 마사지테라피가 융합되었을 때 놀랄만한 효과가 나오는 것은 자명하다. 앞으로 우리 에스테틱에서 셀룰라이트

관리를 제대로 잡아내지 못한다면 유사업종에 주도권을 빼앗기게 되는 한심한 상황이 될 수도 있겠다.

셀룰라이트를 제대로 관리하기 위해서는 다음 5가지에 대한 전반적인 이론체계와 함께 진피에 대한 정확한 이해가 필요하다.

1. 림프드레니지 이론에 대한 공부
2. 혈액순환과 림프순환의 이해
3. 세포 운동학
4. 운동처방학
5. 근육 펌핑

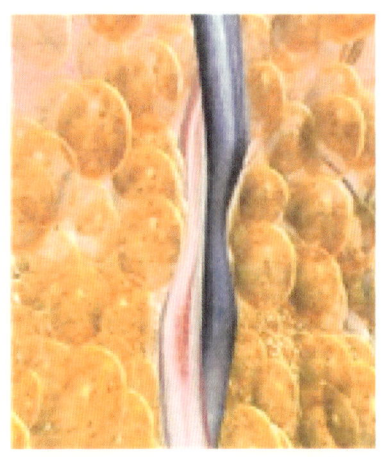

자료 8 비대해진 비만세포가 동정맥을 압박하는 모습

BeautyBible 03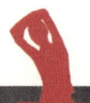

하체비만은 극복할 수 있다

하체비만의 4가지 타입

◆ 물살형

앞서 언급한 수분을 정체시키는 셀룰라이트형 하체비만도 그 정도에 따라 경, 중으로 분류된다. 우선 물렁물렁한 물살형 하체는 근육량이 적고 저녁이 되면 부종이 심해져서 장단지가 딴딴해지며 사이즈가 커진다. 아침에는 부종이 없다가 저녁이 되면 붓고 커지는 다리 사이즈 때문에 고민을 하게 된다. 이미 셀룰라이트가 진행되고 있기는 하지만 노력 여하에 따라 좋아질 수가 있다. 수분 정체와 부종의 문제를 안고 있으므로 하중이 하체에 쏠려 심한 근력운동을 하면 다리가 단단해지면서 더욱더 굵어진다. 따라서 이 경우는 정맥과 림프를 펌핑하여 순환을 극대화시킬 수 있는 요가나 스트레칭을 하는 등, 꾸준한 노력이 필요하다.

◆ 부종형 셀룰라이트 (edema)

물살형 셀룰라이트가 점점 수분을 끌어당겨 부종형이 되는 경우로, 뒤에서 보면 엉덩이와 허벅지 부분에 선이 생기고 결절이 보이며 심하면 종아리 부분까지 물결 모양의 셀룰라이트가 잡힌다. 주로 고객을 엎드리게 해서 피부를 손가락으로 튕겼을 때 잔잔한 물결이 일면 부종형이다. 이미 부종이 많이 진행되어 셀룰라이트 자체에 수분이 많기 때문에 물리적인 자극을 주어 수분을 줄이는 노력이 필요하다. 셀룰라이트는 단순한 지방이 아니므로 유산소 운동으로 분해가 일어나지 않는다. 따라서 물리적인 꼼꼼한 자극이 필요하고, 그 이후에는 진피층의 탄력을 복원하는 탄력관리까지 필요하다. 이 단계에 이르러서야 사람들은 셀룰라이트를 인식하고 관리의 필요성을 느끼는데, 이때 대부분 울퉁불퉁한 오렌지 피부에 하지정맥류 같은 혈관 이상 증상이 동반되기도 한다.

◈ 단단한 셀룰라이트 (compaction)

근육이 아닌데 마치 근육처럼 보이는 경우이다. 셀룰라이트가 팽팽하게 수분을 머금고 진피의 공간을 점유한 상태로 터지기 직전의 모습으로 발전되는 것이 compact화된 셀룰라이트이다. 이 경우는 고객이 하루 종일 다리가 탱탱한 것을 알고 심한 경우 통증도 동반한다. 다리를 만지면 딱딱하고 마사지를 할 때 매우 큰 통증을 느낀다. 강한 마사지를 하지 않아도 멍이 쉽게 들며 압력이 센 마사지를 싫어한다. 심한 근육운동이나 러닝머신 등을 하면 다리가 걷잡을 수 없이 굵어진다. 또 밤에 자다가 다리에 심한 경련을 자주 겪는 등 순환의 문제가 심각하다. 부드러운 드레니지 기법을 사용하여 지속적인 관리가 필요한 경우이다. 고주파나 스톤테라피로 근육을 부드럽게 이완시키고 부드러워지면 차후에 점점 압력이 있는 마사지를 시행한다.

◈ 섬유화된 셀룰라이트 (fibrous)

결합조직에 이미 수분은 없고 탄력도 없으며 노폐물을 이물질로 인식한 콜라겐섬유의 증식으로 작은 포도알 같은 알갱이가 만져지고 탄력을 완전히 상실한 상태의 셀룰라이트로 어떠한 시술로도 개선되기가 매우 어렵다. 마사지 후 잠깐 좋아지는 듯 하나 물리적으로 셀룰라이트를 뽀개기 어려운 상태이므로 원상복귀한다. Fibrous화 되기전에 관리해야 한다.

• TIP •

셀룰라이트 관리의 효과

셀룰라이트 측정 특수 체열 필름을 가지고 촬영한 셀룰라이트 단계별 사진들을 통해 관리 직전과 관리 직후를 비교해 보았다. 상상할 수 없을 정도로 완전히 바뀌는 순환의 상태를 보면서 나는 더 희망을 갖게 되었다. 역시 셀룰라이트는 에스테틱에서 가장 잘할 수 있는 프로그램인 것이다.

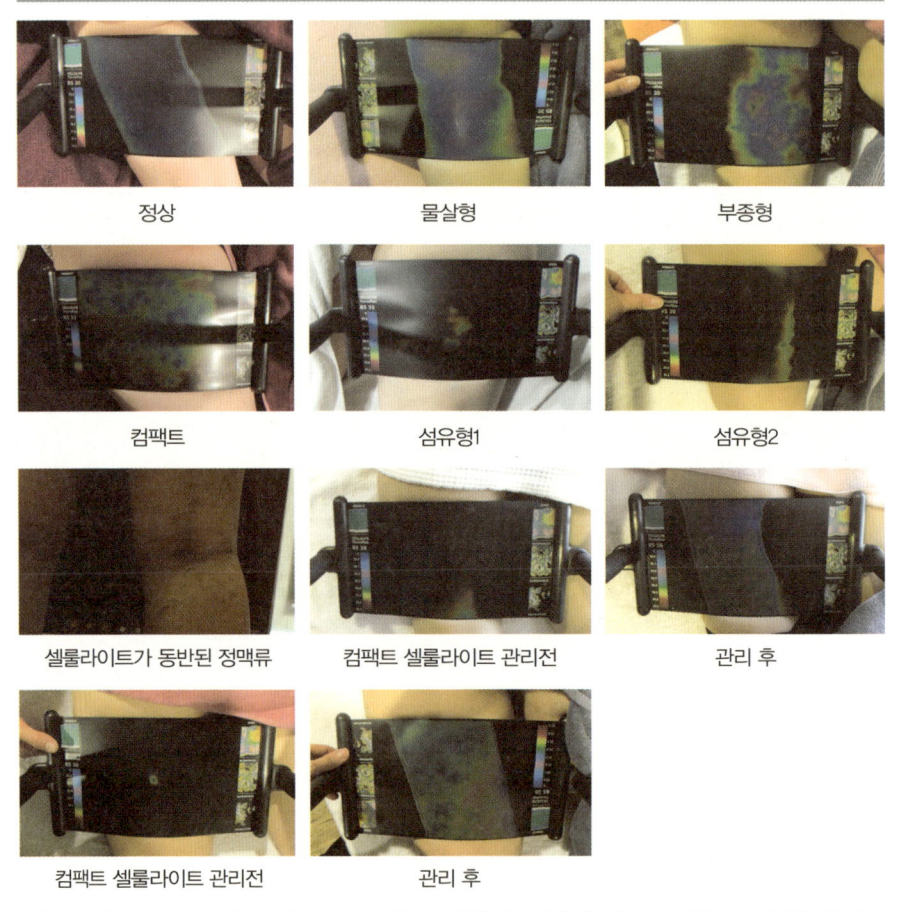

자료 9 셀룰라이트 사진

하체비만의 대표적인 체형, 승마형 다리(Gynoid 체형)

흔히 지노이드형 체형은 여성스럽다 하여 여성형 혹은 승마형, 또는 위보다는 아랫부분이 큰 서양 배형이라고 한다. 하체 림프절마다 부분적으로 셀룰라이트가 많이 적체되고 부종도 동반된다. 대체로 둔부가 커지는 시기는 여성으로서의 성장기인 사춘기 때이고 생리 시작과 동시에 체형이 변하게 된다.

또한 여성은 남성과 달리 복부와 허벅지를 둘러싼 승마 부위에 저장지방층이 하나 더 있다. 이 저장지방은 근막과 근육 사이에 단단히 포획되어 운동으로도 연소되지 않는 것으로 알려져 있다. 자궁 보호를 위한 신의 선물인지도 모를 이 저장지방층이 여성의 승마형 다리나 아랫배에 영향을 끼친다고 보여진다.

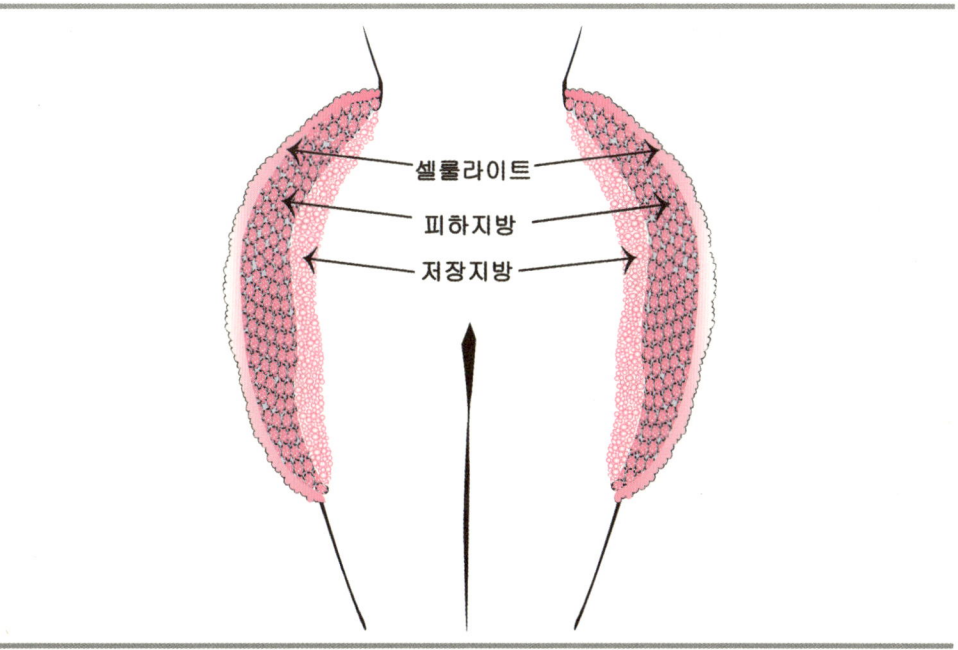

자료 10 여성 승마 부분의 지방층

골반의 모양에 따라 두 가지 유형으로 나뉜다. 선천적으로 골반이 벌어진 경우와 그렇지 않은 경우이다. 승마형 다리를 상담할 때는 반드시 뼈의 생긴 모양을 보아야 한다. 허벅지 최상단 바깥쪽을 만져보아 뼈가 만져지고 다리 사이가 벌어진 경우는 사이즈 축소는 가능하나 승마형 다리를 고치기가 쉽지 않다. 반면 다리 사이가 벌어지지 않고 승마형인 경우는 놀라운 효과를 볼 수 있다.

에스테틱 하체관리의 당위성
●

　이처럼 체형을 분석하고 나면 효과적인 관리로 어느 정도의 결과치가 나올 수 있는지에 대해 짐작할 수 있다. 셀룰라이트 부종형을 상담할 때 가장 먼저 얻을 수 있는 효과는 부종의 완화와 혈액순환이다. 바로 이 점 때문에 하체비만에 에스테틱 관리가 그 당위성을 갖는다. 하체로 습이 몰리는 경우(수분 정체), 한방에서도 여러 가지 처방을 하지만, 약을 먹으면 하체의 습만 빼는 것이 아니라 몸 전체의 수분을 빼게 되므로 장기적으로는 효과가 덜하다. 어쨌든 우리 몸에 수분은 필요한 것이기 때문에 서양에서는 오히려 림프 드레니지 같은 물리적인 방법을 많이 쓴다. 실제로 임신과 출산을 겪으면서 하체 부종과 셀룰라이트가 가중되는 여성에게 의사가 해줄 수 있는 치료는 물리적인 테라피뿐이다. 그래서 서양의 의사들은 탈라소센터나 물리치료사에게 보험 혜택을 받아 림프 드레니지 관리를 할 수 있도록 처방해 준다. 에스테틱이 만들어낼 수 있는 최상의 결과는 하체관리에 있다는 사실이 증명되는 것이다.

에스테틱 하체관리의 방법론

대체적으로 하체의 문제는 체질이라는 생각 때문에 체중을 줄이고 운동을 해도 다시 돌아온다는 낭패감을 안고 있는 고객들, 그러나 날씬한 다리를 갖고 싶은 20~30대 여성의 간절한 소망 때문에 끊임없는 문의와 상담이 이어진다. 실제로 젊은 여성들이 가장 고치고 싶고 관리하고 싶은 부위 1, 2위는 가슴과 다리이다. 수년간 에스테틱 하체관리를 상담하고 관리한 임상으로 최고의 결과를 도출하는 나름대로의 방법을 소개한다.

우리 몸은 스스로 지방을 연소시킬 수 없다. 운동을 해야 지방이 연소되는 것이다. 그렇다면 부종의 문제와 순환의 문제를 해결할 수 있는 곳은 에스테틱 스파 뿐이라는 결론에 이른다. 고객에게 이 사실을 인식시키고 건강과 아름다움을 함께 가꾸는 관리 프로그램을 시작하는 것이다. 실제로 20년간 하체부종과 림프의 문제를 효과적으로 치유해 온 방법은 알려진 것처럼 LPG사의 엔더몰로지이다. 이 방법은 복잡한 임상적 노력이 필요 없다는 점에서는 훌륭하지만, 장비가 워낙 고가이다 보니 소규모 스파에서는 쉽게 접근할 수 없다는 단점이 있다. 따라서 수기를 이용한 림프 드레니지와 효과적인 근육, 근막관리 그리고 냉동 래핑을 프로그래밍했을 때 정말 훌륭한 효과를 거둘 수 있다. 여기에 체질적인 문제를 해결하기 위해 식생활 개선과 효과적인 제품 활용을 적극적으로 권한다. 실제로 셀룰라이트의 연결고리를 끊는 데 효과적인 초음파관리와 림프 드레니지를 시작으로 근육 마사지와 냉동 래핑을 프로그래밍하여 15~20회 관리를 하면, 허벅지 사이즈는 평균 3㎝ 이상, 발목 사이즈는 평균 1㎝ 이상 줄어든다는 임상 결과를 얻었다. 결국 이론적으로 무장된 상담과 효과적인 프로그램을 통해 진실된 결과를 도출할 수 있다.

Beauty Bible 04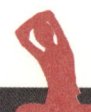

진보하고 있는 에스테틱 체형관리 기기

에스테틱 비만관리의 핵심은 셀룰라이트와 수분 정체의 해결에 있다는 기본 출발에서 기기 관리는 비만관리의 열쇠가 된다고 볼 수 있다. 특히 정체된 진피층의 GAG(수분으로 통칭)를 재빨리 풀어주고 수분을 잃어 진득거리는 젤 상태가 되어가는 진피 내 기저 물질을 솔(sol) 상태로 만들어주는(thixotropy-액화) 기기관리 없이 에스테틱 체형관리를 한다는 것은 매우 아쉬운 일이다. 하지만 연일 업그레이드된 사양의 기기들이 쏟아져 나오는 시장의 현실 속에서 과연 어떤 기계를 사용하고 프로그래밍하느냐는 중요한 문제이다.

기기 사용의 출발을 살펴보면 물리치료 영역의 통증치료나 스포츠의학에서 비롯되었다는 것을 알 수 있다. 본래 부종의 문제는 림프 문제에서 출발한다고 전제했을 때 림프 순환의 불균형을 전기를 사용하여 물리적 자극을 줌으로써 근육의 미세한 움직임을 유도하여 림프 엔지온을 인위적으로 조장하는 기기의 효과를 백분 활용한다는 점에 주목해야 한다. 막연하게 중저주파가 림프의 흐름을 원활하게 한다는 교과서적 효과를 그대로 수용하기 이전에 전기의 힘을 이용한 기기와 음압을 이용하는 기기의 완전히 다른 접근을 이해할 필요가 있다. 즉 기기를 그 태생의 목적별로 분리해서 그 기능을 이해해야 한다는 것이다.

일반적으로 기기는 석션suction 기능을 이용한 버큠과 엔더몰로지, 전기 흡수를 이용한 중저주파, 교류전류이지만 강력한 열을 발생시키는 RF고주파, 불가청 음역의 진동

박정현의
뷰티바이블

을 이용하는 초음파 등으로 나눌 수 있다. 여기에 빛을 이용하는 컬러테라피까지 다양한 기기가 비만시장을 공략하고 있다. 그러나 실제로 이 기기를 사용하는 사람들은 정확한 임상이나 그 목적을 잘 모르고 있기 때문에 유행처럼 번지는 기기를 매번 사야 하는지 또 어떻게 활용해야 하는지를 몰라 당황스러워한다.

실제로 에스테티션들이 창업을 할 때 가장 난제로 대두되는 것이 기기 구입이다. 스킨 스크러버나 이온 투입기처럼 용도가 정확한 기기는 문제가 없으나, 비만 체형관리에 사용되는 기기는 값도 비싸고 기기마다 가격 차이도 크기 때문에 성능에 많은 의구심을 품는다.

기기 구입에 앞서 내가 하는 체형 프로그램의 가격과 생산성 문제를 반드시 고려해야 한다. 어떠한 기기도 종합적인 효과를 내면서 비만관리에 사람의 손을 대신할 수는 없다. 그렇다면 어느 부위를 어느 정도 시간을 들여 관리하는가에 주안점을 두어 기기를 프로그래밍해야 하는 것이다.

초음파의 활용

●

지방분해에 효과가 탁월한 초음파의 경우 사용 범위의 제약을 많이 받기 때문에 비만관리를 할 때 부분관리 위주의 스파에서는 효과적이지만, 전신 체형관리를 할 때는 그 활용도가 상당히 떨어진다. 초음파의 깊은 파장은 근육층을 넘어 깊이 들어가므로 마사지만으로는 해결하기 어려운 복부 비만관리에서 그 진가를 발휘한다. 내장비만형 복부나 여성의 복부처럼 저장지방층이 하나 더 있는 경우 초음파의 적극적인 활용은 놀랄 만한 결과를 선사한다. 성형외과에서 지방흡입 시술 시 일단 초음파관리를 하는 것을 보면 초음파가 고체의 지방을 액체화하는 강력한 효과를 자랑한다는 것을 금방 이해할 수 있다. 단지 초음파관리를 한 후에 얼마나 효과적으로 드레니지를 하는가가 관건이다. 하지만 우리가 알다시피 심층 림프 드레니지의 수기 테크닉이 쉽지 않고 효과가 눈에 보이는 것도 아니라는 점이 문제이다. 림프로의 흡수가 관건인데 초음파 자체의 진동이 워낙 훌륭하여 림프절로의 흡수를 기대해봄직하다. 근막긴장으로 인한 복부의 비만현상은 다양한 수기 테크닉 중 스킨롤링과 페트리사주petrissage(비틀기) 테크닉이 효과를 볼 수 있다.

   초음파의 활용이 기대되는 부위는 액와(겨드랑이)와 팔 안쪽의 정체이다. 부위가 좁고 미세한 테크닉이 필요한 부위이다 보니 초음파의 미세관리가 셀룰라이트의 연결고리를 끊고 림프 드레니지를 하는 데 매우 효과적이다. 다만 림프절 가까이까지 관리하므로 수기 림프 드레니지 테크닉의 원칙을 살려 팔 중간 부분에서 액와 방향으로 아주 천천히 진행해야 한다.

   위에서 언급한 대로 에스테틱 체형관리의 핵심은 림프 드레니지를 하여 수분 정체를 해결하는 데 있으므로 셀룰라이트형이나 부종형 체형인 경우에 가장 효과를 볼 수 있는 기기는 초음파이다. 만일 이런 체형에 강한 음압의 석션기를 사용하여 혈액순환 차원의 관리를 계속한다면 홀로 움직이기 어려운 림프가 받는 심한 스트레스로 부종이 오히려 심해지는 결과를 낳는 것은 당연하다.

진공음압기와 엔더몰로지

한국형 체형관리 기기 1세대인 석션은 서양에서는 '버큠'이라고 불리는 진공음압을 활용하는 기기이다. 원래는 림프 드레니지가 주목적이고 림프절 부분의 펌핑 목적으로 쓰이는 것이 맞다. 훼이스 관리 시 림프 드레니지 목적으로 사용할 때 압력을 낮추어 사용하고 림프절에서 펌핑한다.

   그러나 이것이 우리나라에서는 경락 마사지기로 둔갑하여 실제로 사람이 직접 하는 마사지를 일부 대체할 수 있는 기기로 그 대중성이 어마어마하다. 석션은 등 같이 피부가 두꺼운 부위와 뭉친 근육을 풀어주고 순환을 개선시킬 수 있으나 과하게 사용하면 문제가 된다. 전반적으로 단단한 근육형 비만체형 관리에 적절하게 사용하면 아주 효과적이다. 부위별 5분 정도씩 20분을 넘기지 않고 과한 압력으로 석션하지만 않으면 효과적인 기기이다. 하지만 압력에 내성이 생기기 때문에 오래 적용하면 아무런 효과를 얻을 수 없다. 석션을 적용하기 좋은 부위는 등 관리이다. 따라서 상체형 비만인 양인들에게 효과가 큰 기기인 것이다.

근육도 부종이 생기고 긴장이 생기기 때문에 너무 강한 압은 오히려 근육과 피부를 두텁게 만들어 효과가 점점 없어지는 것이 문제이다. 부황요법을 생각하면 한 부위를 짧은 시간(5분 이내)에 적용해야 순환에도 효과적이고 내성이 생기지 않아 그 효과를 만끽할 수 있다. 이때 바이브레이터를 적용하면 더 큰 효과를 볼 수 있다. 하지만 근육이나 지방세포에 너무 강한 압을 적용하면 스트레스를 받아 세포가 더 비대해진다.

이보다 더 효과적일 수 있는 기기는 엔더몰로지이다. 엔더몰로지가 스킨케어 시장을 강타한 것은 최근의 일이지만, 사실 이 기기는 25년 이상의 역사를 가진 오래된 기기이다. 20년 이상 메디컬 영역에 묶여 우리가 사용하지 못했을 뿐이다. 진피층의 수분 흐름과 탄력 복원, 근막층의 긴장 완화, 근육통증에 매우 효과적인 이유는 수기 테크닉인 스킨롤링을 기기화한 것이기 때문이다. 즉 사람의 손보다 더 빠른 시간에 다양한 효과를 얻어낼 수 있는 것이다. 전신에 적용했을 때 혈액순환을 비롯한 인체의 신진대사가 3~5배 증가한다. 단, 적용 시간을 40~50분 이상 넘지 않도록 각별히 신경 써야 한다. 관리가 끝나면 바로 일어서지 않도록 고객을 조심시킨다.

체형관리의 모든 기기가 권장 시간이 정해져 있는 이유는 바로 이런 점 때문인데, 이것을 무시하고 지나치게 장시간 관리하면 오히려 치명적인 역효과가 날 수 있다. 엔더몰로지와 감압기인 석션기의 차이는 헤드의 모양이다. 엔더몰로지는 롤러가 피부를 집 듯이 끌어올려 꼬집고 가는 스킨롤링 하드 근막이완 테크닉이기 때문에 석션기보다 한 차원 높은 효과를 낼 수 있고 피부 탄력에 효과가 있다. 특히 엔더몰로지는 프랑스 LPG사에서 세계 최초로 셀룰라이트를 겨냥해 만들어진 기기이므로 섬유화된 고질적인 셀룰라이트에도 효과를 발휘한다. 여기서도 너무 강한 음압은 근육과 지방세포에 스트레스를 주므로 압력과 시간의 조절이 매우 중요하다.

FAQ

기기관리는 어느 정도의 빈도로 해야 하나요?

기기를 활용한 체형관리의 빈도에 대한 질문을 자주 받는데, 운동 치료적인 차원에서 볼 때 근육의 휴식은 48시간을 주어야 하므로 강한 압을 이용한 마사지는 48시간에 한 번 정도가 적당하다고 판단한다. 매일 쉼 없이 관리할 경우 근육과 피부가 받는 스트레스는 어마어마하여 피부탄력이 오히려 저하되고 부종을 일으킬 수 있다는 점, 심장에 큰 부담을 줄수 있다는 점을 생각하여 주 3회 이상은 자제하는 것이 좋다.

관리 시간은 어떻게 정해야 하나요?

잠들지 않게 하라!
비만관리/체형관리의 시간은 60분이 넘지 않는 것이 좋다.
그 이유는 보통 수평으로 누워서 관리를 받을 경우 60분이 넘어가면 부종이 오기 쉽고, 어떤 상태에서든 릴랙스되어 잠들기 쉽기 때문이다. 고객이 잠들어버리면 산소 흡입이 줄어들어 키네틱 효과가 없고 살이 빠지기 쉽지 않다. 비만 체형관리의 테크닉이 진동이 많고 다이나믹한 이유는 흔들리는 행위 자체를 통해 세포에 산소 공급이 되기 때문인데, 고객이 잠들면 효과면에서 좋지 않다.

저주파, 중주파, 심부발열기 Radio Frequency

마지막으로 주파수를 활용한 기기를 살펴보자. 1세대인 저주파는 주파수가 짧기 때문에 피부 자극이 심하므로 1시간 이상의 체형관리에는 적합하다고 볼 수 없다. 저주파가 메디컬 치료기로 많이 사용되는 이유도 여기에 있다. 근육의 기시(시작 부분)와 정지(끝 부분)에 프로브를 접촉시켜 근육을 운동시켜 지방분해를 유도한다. 이론적으로 가능하다고 보여지나 중주파에 비하면 운동효과가 덜하다. 기본적으로 교류전류를 이용한 기기들은 진피 내 활성, 림프 드레니지, 세포 물질교환을 통한 탄력 복원이란 공통적인 특징을 갖는다.

어떤 기기를 가지고 있느냐보다는 어떻게 활용하느냐가 관건이다. 저주파보다 주파수가 길고 진폭이 다양하고 깊은 중주파는 상대적으로 피부 저항이 적어 환영을 받는다. 주로 프로그램이 내장되어 있어 림프 드레니지 목적인지 슬리밍 목적인지 탄력복원 목적인지에 따라 본 관리 전에 적용할 것인지 사후에 적용할 것인지를 결정하면 된다. 다양한 임상실험과 논문을 통해 비만관리에서의 효과가 입증됐다.

강력한 열을 진피층에 전달하는 RF 고주파는 관리 직후 육안으로 가장 먼저 효과가 확인되는 것이 장점이다. 온냉요법 개념을 도입한다면 역시 온열로 진피 내 젤리 현상을 복구하여 순환을 촉구하고 콜라겐을 녹여 근막층을 안정시키므로 매우 가시적인 효과를 얻는다. 다만 근육운동을 시키지 못해 지방분해에 효과가 있다기보다는 무엇보다도 피부 탄력복원에 상당한 효과가 보인다. 피부과나 성형외과에서 사용하는 서마지 리프트 같은 기기를 생각하면 이해가 빠를 것이다. 비만관리에 적용할 때 고주파와 콜드랩은 찰떡궁합으로 온냉요법을 통한 피부 탄력복원은 눈부신 결과를 얻을 수 있다. 따라서 20회 단위의 체형관리 프로그래밍을 할 때 마지막 5회 이상은 고주파와 콜드랩을 권한다.

기기는 다만 알고 쓰는 것, 적절한 프로그래밍이 중요할 뿐이다. 내 스파의 규모와 관리시간, 인적자원 등을 고려하며 목적에 맞는 기기를 활용한다면 보다 성공적인 체형관리가 가능할 것이다.

BeautyBible 0 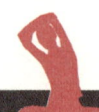 5

생체 균형을 잡아주는 밸런싱테라피

신체발란스는 호르몬 발란스로부터 온다

1일 1식부터 간헐적 단식, 원푸드 다이어트까지 안 해본 것이 없는 A양, 저녁을 안 먹는 것은 이미 일상이 되었고 칼로리로만 보면 도대체 섭취하는 열량이 미미하기 그지없는데, 살은 빠지기는커녕 배만 나오고 있다. 남들은 내장지방이 아니냐고 하지만 내장지방을 불러올 음식을 섭취하지도 않기 때문에 이해할 수가 없다. 이 모든 것이 스트레스에서 출발한다면?
이런 고객을 만나는 것은 이제 흔한 일이 되었다. 대체 식사일기를 보아도 상담을 해보아도 살이 찔만한 이유가 없는 식습관과 생활태도를 가졌다. 운동을 좋아하지 않는 것 말고는 특별한 이유를 찾을 수가 없다. 이런 고객을 상담하고 관리를 하게 되면 긴긴 싸움이 시작된다. 고객의 호르몬과의 싸움. 모든 것은 균형이 핵심이고 균형이 깨지면 모든 것이 교란된다. 그 균형에 대한 이야기를 해보도록 하겠다.

●

현대인은 신체 내분비계의 교란으로 모든 질병을 만나고 그 질병은 만성질환이 되어 괴롭히게 된다. 밸런스란 결국 덜하지도 과하지도 않는 적당한 상태로 모든 것이 공급되고 소비되는 것을 말한다. 혈액순환계와 림프순환계의 균형적인 순환으로 혈액, 체액, 림프액이 균형적으로 펌핑되어야만 부종이나 산화가 없는 몸이 되듯이 내분비계 역시 적정한 양의 호르몬이 분비되어 부정적인 상황을 제어하고 끝난다면 좋겠지만, 언제나 과하거나 약하여 다양한 부정적인 효소 반응을 하게 되면서 우리 몸은 균형이 깨지고 망가지게 되는 것이다.

박정현의
뷰티바이블

LPL(lipo protein lipase)의 활동

나이에 따라 살이 찌는 신체 부위가 다르고 빠지는 것도 다른 이유는 "효소" 때문이다. 지방분해 및 저장 효소인 LPL의 경우 청년기에는 허벅지 쪽에서, 나이 들어서는 복부 쪽에서 활발한 활동을 한다. 우리 몸의 호르몬과 효소는 일정한 양을 가지고 태어난다고 한다. 그래서 이 호르몬과 효소의 균형이 깨지면 부분적으로 살이 찌고 빠지는 것을 반복하게 되는 것이다. 알수록 신비로운 인체는 균형의 미학이 없이는 아름다울 수가 없는 것이다. 바깥에서 아무리 마사지를 하고 노력을 해도 이 균형이 깨진 신체는 원하는 결과를 우리에게 선사하지 않는다. 그래서 젊을 때는 허벅지 엉덩이가, 나이 들어서는 복부에 살이 찌게 된다. 살이 빠지는 순서가 상체와 얼굴부터인 이유도 따로 있다.

신의 선물, 아드레날린

콩팥 바로 위에 있는 두 개의 부신, 부신 내의 수질에서 분비되는 아드레날린은 흥분 상태에서 전기적 자극에 의해 분비된다. 아드레날린을 신의 선물이라고 말하고 싶은 이면에는 비만에 매우 긍정적 효과가 있기 때문이다. 사실 아드레날린뿐만이 아니라 모든 호르몬은 인체의 생리적 균형을 맞추고 외부자극으로부터 보호하기 위한 최대한의 지원을 아끼지 않는다. 다만 모든 것은 균형이 깨졌을 때 문제가 생기는 것이다. 지방세포는 원래 크기가 커지려 하면 분해되어야 하는 운명을 타고 태어났다. 그래서 지방세포에 연결되어있는 베타 아드레날린 수용체를 통하여 아드레날린이 지방세포로 흡수되면 지방이 분해되는 효과가 있다. 따라서 전기적 자극으로 인한 아드레날린의 효과는 지방분해에 아주 효과적이라고 볼 수 있다. 다만 얼굴과 상체 쪽에 더 많이 분포되어 있는 이 베타 수용체 때문에 얼굴부터 살이 빠진다.

또한 분노의 호르몬이라 불리는 노르 아드레날린의 경우 아드레날린과 서로 조절 작용을 하며 극도의 분노상태나 흥분상태가 되었을 때 모르핀과 같은 맹독성의 형태로 우리의 통증을 둔감하게 만드는 기능을 수행한다. 이러한 기능으로 아드레날린이 가히 신의 선물이라 말하지 않을 수가 없는 것이다.

코티솔, 뜨거운 감자

비만 특히 복부비만과 아주 밀접한 관계가 있는 코티솔은 이 장에서 가장 깊이 다루고 싶은 호르몬이다. 비만관리/체형관리에 대한 임상을 오래 하다 보니 도저히 원칙적인 관리를 해도 해결되지 않는 비만의 형태를 볼 수 있다. 특히나 '과잉영양→운동부족→지방세포의 비대증'이라는 연결고리로는 도저히 설명할 수 없는 저열량의 상태에서도 비만이 개선되지 않는 만성증후군의 경우를 수없이 접하면서 알게 된 것이 코티솔이다. 우리 같은 체형관리 테라피스트들이 반드시 정복해야 할 호르몬이다.

단지 적게 먹고 운동량을 늘린다 하여 살이 빠지지 않는 고객과 다른 부위는 다 날씬한데 복부비만인 고객이 늘고 있다. 비만에 대해 단순하게만 접근할 수 없는 임상결과를 보면서 얼마나 많은 현대인들이 제어할 수 없는 반복적인 만성 스트레스에 시달리고 있는지에 대해 고민하고 연구할 필요를 절실히 느낀다.

스트레스란 어떤 현실 앞에서 이러지도 저러지도 못하고 주춤하는 사이 우리 몸이 통제할 수 없는 호르몬의 교란을 지속적으로 겪게 되는 상태를 의미한다. 스트레스를 받으면 뇌의 시상하부에서는 우리 몸의 항상성을 유지하기 위하여 CRH를 분비한다. CRH(Corticotrophin Releasing Hormone)는 ACTH(부신피질 자극 호르몬)를 방출시키는 호르몬이다. 혈액으로 흘러들어간 ACTH는 부신에 도달하여 1차 스트레스 호르몬인 코티솔 분비를 촉진한다. 처음 몇 초, 몇 분 동안은 우리 몸을 통제하기 위해 일을 하지만 곧 과잉상태가 되어 근골격 손상, 체지방 합성, 고혈압, 면역계 교란 등을 일으키며 바람직하지 못한 일을 하기 시작한다. 바로 여기서 앞서 얘기한 균형의 문제가 야기되는 것이다.

스트레스가 반복적으로 지속되는 것이 무서운 이유가 바로 여기에 있다. 코티솔은 알려진 바에 따르면 당의 신진대사와 밀접한 관계가 있다. 혈액 내 당을 높이고 지방조직이나 근육에 당이 흡수되는 것을 막아 혈중 당 농도가 더 높아지는 것이 그것이다. 피할 수 없는 지속적이고 반복적인 스트레스는 그래서 필요 이상으로 혈당을 높이고 면역체계를 교란시키는 등 건강상의 문제를 야기시킨다. 즉 현대병인 것이다.

11-HSD-1 효소와 코티솔의 부부관계

부부는 악연으로 산다고 했다. 악어와 악어새처럼 피할 수 없는 불가분의 관계로 끊임없이 교류하는 HSD(지방 저장 효소)와 코티솔의 관계를 통해 복부지방에 대해 알아보기로 하겠다.

유난히 복부만 나온 마른 비만의 고객들을 많이 보면서 다이어트에 대한 강박과 HSD의 관계에 대해 생각해 보았다. 다이어트는 혹은 저칼로리 식사나 절식은 특별한 철학과 신념이 없이는 무의미하다는 어느 일본 의사의 인터뷰를 보며 무릎을 친 적이 있다. 바로 이것이다.

필자는 중학교 2학년 때부터 다이어트를 시작했다. 시작은 단순히 날씬해지기 위한 것이었으나 그것이 스트레스로 작용하기 시작하면서부터 정체기와 요요현상을 겪었다. 하지만 비만 전문가, 비만임상 교수라는 타이틀을 달게 되면서 특별한 신념을 갖기 시작했는데 그것은 금욕에 대한 나의 신념이었다. 모든 것에 탐욕을 줄이고 정신을 맑게 하기 위한, 그리고 직업적으로 진정성을 갖고자 하는 나의 신념과 철학은 이십여 년 전부터 쭉 계속되어왔다. 날씬해지고자 하는 욕구 역시도 욕심이고 탐욕으로 본다면 그것이 스트레스일 것이다. 다이어트를 개인적인 철학으로 승화시킬 필요가 있다.

각설하고, 우리는 결국 건강하게 잘살기 위해 다이어트를 하는 것이다.

지방세포 깊은 곳에 존재하는 극소량의 효소인 HSD는 24시간 안에 비활성화된 코티솔을 다시 살려 활성화시키는 필요악이다. 이 효소로 말미암아 코티솔에 노출된 신체는 복부에 지방을 축적한다. 따라서 지속적인 다이어트에 대한 강박이나 또 다른 반복적인 스트레스는 많이 먹지 않는데도 복부를 나오게 한다. 국부에 살이 찌는 경우, 대부분 이 상황이라고 인식하면 될 것 같다. 일반적으로 HSD의 활성도는 유전적으로 결정되는 경우가 많다고 한다. 유전적으로 복부가 나온 집안은 대체로 복부비만이 많고 간 기능이 저하되는 경우가 많은 이유가 그것이다. 또한 HSD는 나이가 들어감에 따라 그 활성도가 높아진다고 하니 나이가 들어갈수록 복부 둘레가 커지는 것은 어쩌면 당연한 결과일 수도 있을 것이다.

대체로 운동을 통해 복부비만이 해소되는 것을 볼 때 운동량이 적어지는 나이가 되면 그리고 관절의 기능이 퇴화되어 운동을 하고 싶어도 신체가 통제되지 않을 때, 더 심해지는 것이다. 또한 남성호르몬인 테스토스테론의 분비가 줄어드는 시점에서 복부비만이 더 잘 생기는 것을 볼 때 테스토스테론의 수치를 떨어뜨리지 않는 것이 중요하다고 볼 수 있겠다. 여성도 남성의 약 1/10에 해당하는 테스토스테론은 분비되어야 한다. 여성의 경우 테스토스테론이 극소량이라 해도 나오지 않게 되면 복부를 날씬하게 유지하는 데 있어 절대적으로 불리하다.

테스토스테론 사수하기

믿을 수 있는 얘기인지는 모르겠지만 넷째 손가락이 둘째 손가락보다 더 길 경우, 선천적으로 테스토스테론이 많다고 한다. 운동신경이 발달한 여성들의 경우 대체로 넷째 손가락이 긴 편이고 다리가 가늘고 활동적인 경우가 많다. 여성호르몬과 남성호르몬이 서로 길항한다고 믿는 경우가 많지만 꼭 그렇지는 않다. 테스토스테론은 나이가 들수록 줄어들고 특히 여성의 경우는 우울증을 겪는 경우 테스토스테론이 감소한다고 한다. 즉 테스토스테론은 인생의 활력과 매우 관련이 깊은 것이다. 30대에 들어서면 점차 줄어드는 테스토스테론을 사수하려면 규칙적으로 즐겁게 운동을 하고 스트레스를 통제하는 방법을 터득해야 한다는 결론이다. 활기찬 생활은 기초대사량을 촉진하고 콜레스테롤을 감소시키는데 중요한 역할을 하는데, 역시 지방 분해에도 역할을 한다는 임상연구가 있다. 즉 테스토스테론은 죽을 때까지 사수해야 할 호르몬인 것이다.

결국 우리는 타고난 호르몬의 영향을 받고, 효소의 생산과 사용이란 체내 시스템 하에서 움직이고 있다. 이것을 뒤엎을만한 엄청난 노력을 해야 자신이 가진 체형을 바꾸고 건강하게 살아갈 수가 있다는 결론에 도달하게 된다. 이러한 호르몬과 효소가 적재적소에서 잘 사용되게 하려면 균형 잡힌 식사와 적절한 운동을 끊임없이 반복해야 함은 물론 기본적으로 비만과 대사 이상에 가장 큰 영향력을 행사하는 코티솔을 다스려야 한다는 어려운 문제에 봉착하게 된다. 스트레스를 다스린다는 것은 기본적으로 건강에 대한 철학과 신념으로 죽을 때까지 자기 자신을 훈련해야 한다는 의미이다.

대체로 스파나 에스테틱에서 관리를 통해 살을 빼고자 하는 고객의 심리는 운동을 하지 않고 식사조절을 제대로 하지 않고서 가만히 누워 수동적인 노력을 하겠다는 것이 가장 큰 파라독스이다. 고객의 일상적이고 반복적인 스트레스를 다스려주지 못하는 상태에서 우리의 기술만 가지고 고객의 몸을 달라지게 한다는 것은 어불성설이다. 기본적으로 테라피스트는 영양학적으로 지식체계가 훌륭해야 하고 고객의 육체뿐 아니라 정신적인 영역까지도 일정 부분 책임을 져야 한다는 점에서 보통의 내공으로는 점점 더 고객이 원하는 결과를 도출할 수 없다는 것이다. 체중을 줄이고 몸매를 바꾸어야 한다는 스트레스에 사로잡힌 고객에게 우리가 할 수 있는 것을 하고, 고객이 해야 될 부분은 학습시키고 설득시켜야 할 것이다. 그것이 테라피스트의 몫이다.

고객의 스트레스 지수를 측정하는 설문지는 매우 중요하다. 스트레스라는 모호한 말로 고객관리의 부정적인 결과를 매도할 수는 없다. 책임질 수 있는 것과 없는 것을 설득하려면 고객의 스트레스 지수를 측정해야 하는데 고객 스스로가 자신을 괴롭히는 스트레스를 인정하고 받아들이지 않으면 클레임에 시달리게 된다. 다양한 어프로치를 활용하여 고객 스스로 자신의 문제와 대면하고 중장기적인 행동수정을 할 수 있도록 유도하는 것이 중요하다. 이것이 시스템이다.

고객의 체형관리에 있어 고객이 받아들여야 하는 비만의 원인을 직시하게 하고 자신을 괴롭히는 스트레스를 통제할 수 있도록 정신적 지원을 할 수 있는, 한 차원 높은 관리를 해야만 하는 시대이다. 결국 사람이 중심이 되고 그 사람을 감동시키고 힐링시키는 영적인 매니지먼트를 수행할 수 있는 테라피스트로 거듭나야 한다. 할 수 있는 것과 할 수 없는 것의 영역을 정확히 구분하고 평생의 조력자로, 고객의 균형 관리자로 거듭나는 테라피스트가 되어야 할 것이다. 그러기 위해서는 먼저 우리 자신이 자신의 몸과 스트레스를 통제하는 "지성"과 "꾸준함"을 제 1의 덕목으로 삼고 노력해야 할 것이다.

다이어트도 철학이 있어야 한다

철학이 있는 다이어트란 명확한 목표 의식을 전제한다. 그저 체중을 얼마 줄이겠다는 목표는 목표가 아니다.

●

얼마 전 대유행을 한 간헐적 단식, 애킨스 다이어트, 1일 1식 등등, 나는 직업이 직업인지라 유행하는 다이어트 방법들에 대해 관심을 가지고 지켜보는 편이다. 대체로 유행하는 다이어트 방법은 연예인 누구누구가 해서 성공을 했다든지 하는 근거 없는 것이거나 일회성인 경우가 많았으나, 어느 일본 의사가 제안한 '1일 1식'은 이미 내가 10년 이상을 해온 다이어트 방법이라 더욱 관심을 갖게 되었다.

나는 책을 보거나 트렌드를 접할 때 주로 내가 평소에 생각하는 것들을 입증하는 기회로 삼는다. 이것은 잘난 척이 아니다. 나는 '생각'이 사람의 존재 가치 그 자체라고 생각한다. 평상시 생각을 많이 하는 편인 나는 내 생각과 비슷한 생각을 읽거나 듣게 될 때 즐거움을 느끼곤 한다. 가끔 작가들이나 음악가들이 표절 시비에 휘말리는데, 나는 그 표절이라는 것이 충분히 의도치 않게 일어날 수 있다고 생각한다. 왜냐하면 나와 똑같은 생각, 심지어 똑같은 표현을 하고 있는 작가나 강사들을 자주 많이 보기 때문이다. 생각의 표절은 있을 수 없으므로, 이런 경우 앞서가는 사람들, 특히 생각을 많이 하는 사람들의 공통적인 통찰쯤으로 이해하면 쉬울 것이다.

어찌되었든 10여 년 전부터 하루 한끼를 먹어온 나는 본시 물만 먹어도 살이 찌는 대사 불균형의 체질을 타고났다. 식탐은 없으나 미식가여서 하루에 한끼를 먹더라도 대충은 먹지 않는다. 나는 우연히 이 일본 의사의 인터뷰를 보고 정말 기뻤다. 그는 내 생각을 딱 그대로 표현해주고 있었다.

"맹목적인 다이어트는 의미가 없습니다. 다이어트도 철학이 있어야 합니다. 나는 최상의 정신과 몸의 상태에서 환자를 수술해야 하기 때문에 하루 한끼 저녁식사만 하는 것입니다(그는 유방암 전문 외과의사다)."

철학이 있다는 것은 명확한 목표가 있다는 것을 의미한다. 나에게 있어 다이어트의 철학, 즉 목표는 비만 임상을 하며 그것을 가르치는 사람으로서 비만한 모습을 보여서는 안 된다는 것이고, 한치의 늘어짐 없이 나이를 먹고 싶다는 것이다. 즉 금욕적인 삶이 필요한 직업이기 때문이다. 고객들의 목표를 체크하고, 관리 계획을 세우고, 관리와 함께 행동수정은 어떻게 할 것인지 상세하게 계획해야 한다. 고객이 원하는 목표가 단기 체중 감량과 같은 불합리한 것이라면 지속적인 코칭을 통해 건강한 아름다움에 대한 철학을 교육해야 한다고 생각한다. 자칫 헛된 목표와 과정으로 고객의 신체를 망치고, 좋지 않은 결과가 나왔을 때 불신과 자괴감에 시달려서는 안 될 것이기 때문이다.

내가 생각하는 에스테틱 체형관리의 가치와 철학은 다음과 같다.

"물리적인 디톡스를 통한 적극적 방법을 통해 바른 체형과 체질을 회복하고, 지속가능한 행동수정과 다이어트 철학으로 심신건강 일체를 만들고 나아가서는 웰에이징을 위한 신체적 자아실현을 하도록 도와준다."

운동에도 조력자가 필요하고 트레이너가 필요하듯이 뷰티 테라피에도 뷰티 트레이너가 필요하다. 그래서 내가 운영하는 스파에서는 체형관리사라기보다 뷰티 트레이너로서 총체적인 코칭을 하여 오래도록 고객의 상담자가 되어주는 것을 비전으로 제시하고 있다.

미각을 다스려야 완성되는 체형관리

근본적으로 에스테틱에서의 체형관리는 고객이 식욕을 다스리지 못하는 한 한계가 있을 수밖에 없다. 식습관의 코칭은 어쩌면 가장 중요한 문제일 수도 있다.

●

박민수 원장님('미각 교정 다이어트', '마흔 건강'의 저자)의 '거꾸로 식사법'은 평소 내가 실천하는 식사법이기도하다. 나는 뷔페에 가도 과일 먼저, 그리고 샐러드, 탄수화물 순으로 식사를 한다. 오랫동안 체중이 늘지 않고 현재의 체중을 유지하고 있는 이유가 여기에 있었다는 것을 비만 전문의인 박민수 원장님을 통하여 확인받으니 그대로 밀고 나가기로 하였다. 약간의 단맛을 먼저 주고 배를 부르게 한 뒤 식사하면, 식사량은 적어질 수밖에 없다. 과일은 식욕을 떨어뜨린다는 것을 임상을 통해 알고 있는 나는 스파에서의 스파 푸드는 과일이어야 한다고 생각한다. 체형관리 고객은 식사를 한끼 굶고 오거나 굶는 것에 익숙해진 고객이 많은 편이다. 체형관리의 오랜 경험으로 보면, 고객이 관리 후, 특히 하이드로 테라피 후에는 수분 손실과 함께 매우 허기지기 때문에 잘 참다가도 한 번씩 폭식을 하게 되고 다이어트에 실패하게 되는 경험을 많이 하게 된다. 따라서 체형관리 후, 고객의 스파푸드를 과일로 접대하면 폭식을 줄일 수 있을 것이다. 요즈음 유행하는 해독 주스나 요쿠르트도 좋다.

고객의 식습관을 수정하는 것은 쉽지 않다. 기본적으로 체형관리를 받으러 오는 날보다 그렇지 않은 날이 훨씬 많기 때문에 매니지먼트 자체가 어려운 고객의 식생활, 스스로 행동 수정을 할 수 있도록 고급 정보를 주고 스스로 고칠 수 있게끔 식사일기를 쓰게 한다. 다음은 고객의 식생활 수정을 위한 체크리스트이다.

1. 일주일 단위로 식사일기를 쓰게 한다.
2. 대략적인 칼로리 표를 포함하는 고급 정보를 준다.
3. 식사일기에서 체크해야 할 것들
    - 식사시간과 규칙성
    - 식사량과 종류
    - 탄수화물, 지방, 기호식품 등의 섭취량
    - 물 섭취량
    - 기상 및 취침시간 체크
4. 식사일기 체크 후 야식이나 회식의 횟수 등을 체크하여 수정한다.

고객 식습관 점검의 장점은 스스로 식습관의 문제점을 인지하고 조절할 수 있도록 코칭할 수 있다는 것이고, 단점은 고객이 체형관리의 결과를 식습관으로 몰고 간다는 오해를 할 수 있다는 것이다. 고객을 잘 코칭하기 위해서는 코칭의 의미 그대로 고객 스스로가 본인의 식습관에 무엇이 잘못되었는지 깨닫고 수정하는 해결책을 찾게 하는 것이다. 대부분 이과정에서 많이 실패하게 되는데, 고객에게 테라피스트는 식이요법에 대한 고급정보를 줄 수 있도록 공부하고 노력해야 한다.

CHAPTER 7

테라피는 감동이며 힐링이다

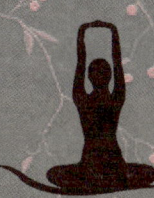

첨단의 과학과 전인적 감동,
완전한 힐링이 만나는 접점에 에스테틱&스파가 존재한다.
이 시대, 감동과 힐링을 받을 수 있는 대상이 많지 않다는 점에서
자부심을 가질 만하다.

Beauty Bible 01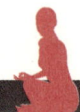

빛의 힐링, 컬러테라피

컬러는 과학이고 의학이다—컬러의 빛으로 힐링하라
태초에 하나님이 천지를 창조하시니라, 하나님이 이르시되 빛이 있으라 하니 빛이 있었고……

●

필자는 1990년대에 에스테틱을 시작한 사람으로 당시 프랑스 프렌차이즈 브랜드를 수입하면서, 컬러에 대해 관심을 갖기 시작하였다. 브랜드의 심볼 컬러가 푸시아(핫핑크)였고 브랜드 히스토리를 알게 되면서 차크라에 대해 공부하기 시작하였다. 아카데미를 설립하면서 심볼 컬러를 목 차크라 컬러인 블루를 사용하고 소통과 교육에 대해 스토리텔링했다. 인테리어를 할 때도 아카데미와 에스테틱의 컬러는 완전히 구분하여 컬러테라피를 형상화하였다. 몇 년 전부터는 특별히 컬러와 인체의 에너지 장에 대해 더욱 관심을 갖게 되었고 특히 세포의 호흡이나 에너지 대사에 관련하여 더모코스메틱과 관련하여 깊은 관심을 갖게 되었다. 상담심리학적으로도 컬러를 적극 도입하게 되었다. 컬러에 대해 공부하고 임상을 하면서, 무슨 컬러가 어떻고 무슨 컬러가 어떤 장기와 관련이 있고 하는 단편적인 문제로 접근하는 것이 얼마나 위험할 수 있는가에 대해 생각하여 컬러와 빛의 파장과의 관계, 즉 보다 본질적인 문제에 대해 관심을 갖게 되었다. 인체가 단순하지 않듯이 단순논리로의 접근보다는 본질에 대한 이해가 우선되어야 한

박정현의
뷰티바이블

다는 생각에 이 글을 쓰게 되었다.

 에스테틱과 테라피를 하고 있는 우리는 모두 에너지를 믿는 사람들이다. 에너지의 실체는 에너지장에 의해 발현된다. 에너지 장을 믿고 안 믿고는 이제 선택의 문제가 아닐 정도로 인체의 에너지 장은 과학으로 인정받고 있다. 인체는 발광하는 세포들로 이루어져 있고 빛과 공명하기 때문에 빛의 존재이며 세포의 빛의 파장이 aura로 나타난다.

 자연은 태양 빛으로부터 자기에게 필요한 색을 받아 스스로 자기 자신을 완성한다. 인체의 100조 개 세포들은 조명과도 같이 빛을 받아 투과하거나 흡수하거나 하는 필터의 역할을 한다고 한다. 세포의 색 필터(염색체)에 의해 빨간색 조명은 빨간색을 투사, 파란색 조명은 파란색을 투사한다. 각각의 컬러는 에너지를 가지고 있어 그 파장의 에너지가 생명체에 영향을 주게 되는 것이다. 필자가 출강하는 대학원 수업에서 학생들에게 컬러(빛)의 파장과 에너지에 대해 강의하고 토마토 실험을 과제로 내주었는데 학생 하나가 아래와

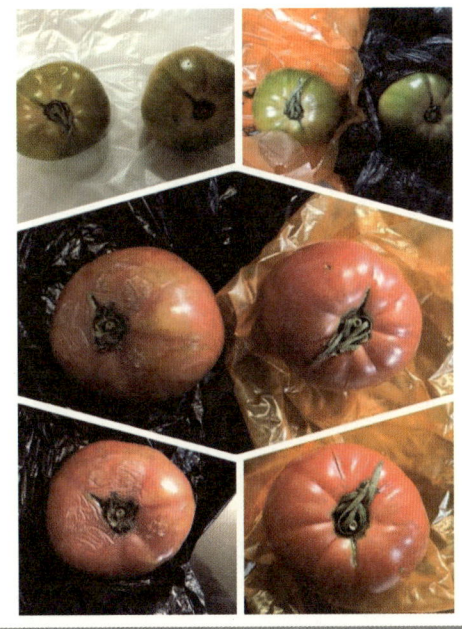

자료 11 토마토 실험

같이 놀라운 결과가 나왔다고 사진을 보내왔다. 덜 익은 토마토를 하나는 붉은 봉지에 하나는 검은 봉지에 싸서 2~3일을 두었는데 붉은 봉지의 토마토는 완숙되면서 수분을 잃지 않고 통통해지고, 검은 봉지의 토마토는 빛을 받지 못해 시들어가고 있는 사진이었다.

토마토와 달리 인체는 피부라는 포장지를 가지고 있어 느끼지 못할 뿐 세포 레벨에서부터 빛을 발하고 있다. 그러므로 세포는 작은 우주, 인간은 우주인 것이다. 이런 개념에서 볼 때 화장품의 컬러, 여러 가지 빛 치료기는 세포에 에너지를 주기 위해 필요 색을 투사하며 우리의 건강과 미용에 엄청나게 영향을 끼치고 있다는 사실을 알아야 한다.

인체 에너지장인 오라aura는 눈에 보이지 않지만, 오라의 컬러가 좋지 않은 사람은 느낌과 감정으로 전달되고 아픈 사람도 역시 그 상태가 기운으로 전달된다. 오라의 상태를 측정하는 오라 판독기도 사람마다 각각 다른 컬러로 분석을 해내는 것을 보며 놀라움을 금치 못하게 된다. 에스테틱&스파에서 고객의 심신 상태를 판독할 수 있는 오라 측정기를 적용한다면 아주 좋은 어프로치가 될 것이다. 릴랙스한 관리를 받기 전과 후, 오라 상태가 변화되는 것을 고객에게 직접 보여줄 수 있기 때문이다.

Bio-Photon(생체광자)의 발견

포톤의 발견으로 모든 생명체는 물질적 차원의 육체 이외에 전자기적 에너지장을 가지고 있음이 증명되었다.

양자의학에서는 인체의 세포조직을 구성하는 원자나 중성자, 양성자 및 전자를 이루고 있는 소립자들에서 바이오 포톤이라는 생체광자의 에너지가 발생되고 있으며, 이 에너지에는 우리 몸이 갖고 있는 치료의 잠재적인 생물학적 기능의 모든 비밀을 가지고 있다고 한다. 우리 몸은 수많은 바이오 포톤의 네트워크인 양자에너지 장Quantum Energy Field에 의해서 슈퍼컴퓨터처럼 조절되고 관장된다고 한다. 중국과 인도의학에서 말하는 기나 프라나Prana와 같이 양자의학에서는 바이오 포톤과 그 네트워크인 양자정보 에너지 장에 의해서 이루어지고 있다고 본다.

양자의학에서의 사람은 눈에 보이는 육체와 눈에 보이지 않는 육체의 정보장이 있고, 이 육체의 정보장을 오라aura라고 하며, 조직에는 조직과 조직의 정보장, 더욱 세분하여 들어가면 세포에는 세포와 세포의 정보 장이 있으며, 세포를 이루는 분자, 분자를 이루는 원자, 원자를 이루는 전자, 중성자, 양성자에도 각기 에너지 장이 있으며, 그 물질에는 각기 고유의 미약한 에너지 장이 있고, 그 에너지 장 속에는 그 물질 고유의 정보가 담겨있다고 한다.
-'자연치유와 양자의학'에서 인용

에스테틱에서의 컬러 활용은 우선, 시각적으로 보여지는 컬러와 화장품의 컬러, 조명, 빛 치료기 등을 들 수 있다. 고객이 들어서면서부터 만나는 다양한 컬러로 이미 힐링은 시작된다. 고객에게 풍요로운 컬러를 눈으로 선사하는 것은 그래서 정말 중요한 일인 것이다. 화장품의 컬러를 가만히 들여다보면 놀랍게도 그 성분이 가지고 있는 본연의 컬러가 얼마나 자연친화적인지 알 수 있다. 또한 인위적으로도 데이크림, 나이트크림, 보습 전용, 노화 전용, 여드름피부용 등 목적에 따라 컬러테라피를 적용하고 있는 것을 알 수 있다.

컬러테라피 활용사례-화장품에서의 컬러테라피

●
모든 컬러는 같은 파장의 컬러를 흡수한다.

◆ **Day cream**

데이크림은 보통 흰색을 띈다. 흰색을 내는 성분은 티타니움 디옥사이드 같은 흰색 가루 성분으로 자외선 난반사의 기능과 크림에 흰색을 내는 용도로 사용된다. 흰색의 컬러는 모든 빛을 흡수하므로 당연히 태양이 빛나는 낮 동안에 모든 에너지를 흡수할 수 있도록 데이크림엔 흰색을 쓰는 것이 보통이다.

보통은 검은색이 빛과 에너지를 흡수한다고 생각하지만 검은색은 빛을 흡수하지 못하고 흰색이 모든 빛을 흡수한다. 그러므로 겨울에는 오히려 흰색 옷을 여름에는 검은색 옷을 입는 것이 더 효과적이다.

◆ **Night cream**

나이트 크림은 모든 빛이 차단된 밤에 사용하는 것이므로 주로 피부의 증상에 맞는 컬러를 사용하게 된다. 붉은 빛이나 노란 빛 혹은 푸른 빛을 사용하는데, 노화피부를 위한 크림의 컬러는 붉은 빛이나 노란 빛이 많다. 붉은 빛은 적색 파장이 가장 길기 때문에 진피 층까지 흡수되기를 희망하는 컬러테라피를 적용하는 것이다. 붉은 피부의 진정용이나 여드름피부는 아쿠아 컬러를 많이 사용하는데, 컬러테라피에서의 푸른색은 수딩의 기능이 있기 때문이고 특히 라벤더나 카모마일 같은 진정기능이 뛰어난 허브의 컬러가 푸른색이기 때문에 자연의 컬러를 사용하는 경우도 많다. 노란색, 갈색은 주로 위장, 비장의 컬러로 주황색까지도 모두 드레니지와 관련이 있어 밤 사이에 피부가 흡수보다는 배출을 하기 때문에 독소 배출의 개념으로 컬러테라피를 적용하는 것이다.

재미난 예로 주황색의 컬러는 명품 브랜드에서도 흔히 볼 수 있는데 주황색은 주로 40대 이상의 여성들이 선호하는 컬러이고 그 이유는 아마도 몸에 독소가 많이 생기는 나이이기 때문이 아닐까 생각한다. 자연스럽게 몸의 상태에 따라 좋아하는 색깔이 변하게 되는 것은 어찌 보면 당연한 이치일 것이다.

광선기기요법(light therapy)
●

적외선 치료법을 기본으로 하여 그 동안 다양한 컬러테라피 기기가 있어 왔으나 최근까지도 그 효능 효과에 대하여 그다지 알려지지 않았던 것은 의학적 치료의 발전성과 무관하지 않은 듯하다. 컬러테라피 기기는 특정 광선을 피부에 조사하여 세포의 활성화를 꾀하거나 혹은 그 반대의 효과를 기대할 수 있는 요법이나 피부관리에 적극적으로 도입되지는 않았던 것이 사실이다.

특정 컬러의 파장과 진동을 저주파와 연계하여 트리트먼트를 하는 기기가 있긴 하였으나 컬러 단독으로는 고객들의 호응을 얻기가 힘들었던 것이 사실이다. 최근에는 양자의학이 많이 알려지고 각종 피부 치료 등에 적극적으로 광선테라피가 적용되어 향후에는 에스테틱에서도 상당히 저변 확대가 될 것으로 보여진다. 사람들은 이제 눈에 보이는 것보다 보이지 않는 것에 대해 관심을 갖기 시작하였고 그것이 기능적으로 입증된 안전한 것이라는 확신만 든다면 얼마든지 받아들일 준비가 되었기 때문이고 코스메틱, 에스테틱 분야도 이제 세포에 주목하기 시작하였기 때문에 세포 레벨에서의 컬러테라피 효과에 관심을 갖기 시작했다고 보여진다.

강파장 광, 레이저
(Laser, Light Amplification by Stimulated Emission of Radiation)
●

병원에서 사용한다는 이유만으로도 에스테틱에서는 매우 부정적이나 이 역시 근원은 빛을 증폭기 안에서 유도 방사하여 인위적으로 증폭시키는 것이다. 일반적으로 레이저란 말은 레이저 빛을 발생하는 장치를 지칭하기도 한다. 레이저는 단색성으로서 한 가지 파장으로만 된 빛이다. 백열전구에서 나오는 빛은 여러 가지 색깔의 빛이 섞여 있으나 레이저 빛에서는 한 가지 색깔만이 존재한다. 근원은 빛이고 더욱이 강력한 빛이어서 치료효과가 있는 반면 부작용을 무시할 수가 없는 것이다. IPL 같은 강 파장 광은 효과도 크지만 손상도 클 수 밖에 없다. 최근 많이 보급되어 있는 프락셀은 피부 손상을 많이 줄였다고 하지만 강력한 에너지를 주어 피부를 태우는 시술이기 때문에 건성피부에는 심각한 PIH(과색소 침착)를 남기기도 한다.

여드름 치료에 효과가 입증된 PDT(Photodynamic Therapy)

최근 에스테틱에서 많이 활용하고 있는 PDT치료는 빛에 반응하는 광감작제를 피부에 바른 뒤 특정 파장의 빛을 쏘이면 질병세포에만 선택적으로 빛이 축적되어 치료적 효과를 갖는 것이다. 광감각제가 흡수된 피부 병변에 도달한 빛 에너지는 해당 세포 내에서 활성산소의 발생을 촉진하여 세포를 파괴한다. 빛의 파장 특성에 따라 치료 대상이 되는 질병이 다르지만, 화농성 여드름에 대한 치료효과가 좋은 것으로 알려져 있다. 현재 많이 사용하고 있는 광감각제로는 5-ALA_{5-aminolevulinic acid} 및 MAL_{methylaminolevulinic acid}이 있으며, 각각 레불란과 메트빅스라는 이름으로 상용화되어 있다.

스트레스와 심리, 힐링에 활용되는 컬러테라피

부산의 태종대에는 자살바위가 있다. 우울한 사람은 깊고 푸른 바다를 바라보다가 짙푸른 색을 받아들여 우울증이 더 심해져 바다로 뛰어들게 된다는 사실을 우리는 이미 알고 있다. 그래서 감정도 결국은 빛을 받아들인 세포의 상태로 설명할 수 있다는 결론에 다다르게 된다. 따라서 우울증을 치유하는 컬러는 붉은색이고 흥분된 감정을 진정시키는 컬러는 푸른색이 되는 것이다.

스트레스가 만성적이 되거나 오래 되면 면역시스템을 압도하게 되고 양자에너지 장을 망가뜨리고 각종 궤양이나 다른 질병들의 원인이 된다고 생각한다. 이때 스트레스는 감정적으로 몸의 생화학적이거나 호르몬적 변화를 야기시켜 자가치유 능력을 손상시키고 질병을 일으키게 된다고 본다. 그러므로 감정도 분명 세포의 빛의 파장에 영향을 끼치고 반복적인 자극은 세포의 변이를 일으키게 된다. 심리적 고통은 결국 세포의 파장을 변화시키므로 컬러테라피로 심리적 상태를 확인하고 심리치료가 가능한 컬러를 필터로 사용하여 감정을 치유하고 세포를 보호할 수 있게 된다는 결론이다.

에스테틱&스파에서 흔히 다루고 있는 "홀리스틱" 혹은 "힐링"이라는 개념은 스트레스나 통증의 원인을 찾아 치유하는 것을 의미한다. 그런 관점에서 고객의 스트레스를 알아낼 방법이 없다면 우리는 치유도 할 수 없다는 것이다. 진정한 힐링은 직접적으로 감정을 다스리는 것이라기보다는 보다 구체적이고 과학적인 다양한 어프로치를 통하여 결과에 도달할 수 있다고 생각한다.

필자의 고객 한 분은 한동안 관리를 받으러 오지 못했다. 오랜만에 스파를 방문한 고객은 치매에 걸린 어머니를 요양원에 보내고 슬픔에 잠긴 터였다. 전해 들어 알고 있는 내용이었으나 섣불리 아는 척을 할 수 없었다. 관리를 끝내고 우울한 표정으로 나서던 고객은 평소와 달리 매장 입구에 진열된 컬러 바틀(컬러 더 엘)을 물끄러미 보다가 내게 질문했다. "이건 뭐죠?" "음, 무슨 컬러가 눈에 들어오시나요?" 나의 질문에 그 고객은 대답했다. "난 평소에 붉은색 별로인데 오늘은 빨간색이 너무 예뻐 보이네요." "고객님, 마음이 오늘 좀 우울하신 것 같아요. 제가 그거 하나 선물로 드릴게요. 핸드백에 넣고 다니시다가 우울할 때 보세요." 그 고객은 갑자기 울음을 터트리면서 "나 요즈음 우리 엄마 때문에 너무 슬퍼요" 하는 것이었다. 그 고객은 우울한 마음을 붉은색의 필터로 자가치유하고 싶었던 것이다. 이렇게 컬러의 힘은 실로 대단하다.

양자의학에서는 마음은 육체와 별개로 존재하지만, 몸과 마음은 긴밀하게 연결되어 있고, 마음은 몸의 구석구석에 있는 세포의 DNA와도 연결되어 있다고 생각한다. 과학자들은 림프구인 T세포와 B세포의 변화량을 관찰하는 실험을 통하여 마음이 면역세포와도 연결되어 있다는 것을 이미 밝혀 내었다. 즉 슬프고 고통스러운 마음이 지속되면 DNA에 변화를 줄 수 있다는 것이다. 극심한 고통이 지속되면 결국 면역체계에 이상이 오고 세포의 변이를 가져와 암과 같은 돌연변이 세포를 만들어낸다. 우리는 암과 같은 질병이 세포의 변이에서 온다고 이미 알고 있고, 스트레스가 만병의 근원이고 림프의 순환을 방해한다는 것 역시 이미 알고 있다. 그러므로 에스테틱&스파에서의 힐링은 이러한 세포의 변화를 초래하는 여러 가지 감정적인 문제들을 직접 감정으로 풀어내는 것이 아니라, 컬러 같은 물리학적으로 근거가 있는 방법으로 간접적인 어프로치를 통하여 치유할 수 있다면 더없이 훌륭한 방법이 될 수 있다.

예를 들어 불면증의 치료로 수면제를 처방한다면 가장 저급의 치료가 될 것이고, 햇볕을 보게 하고 광학치료를 통하여 멜라토닌의 기능을 정상화시킨다면 낮 동안에는 활

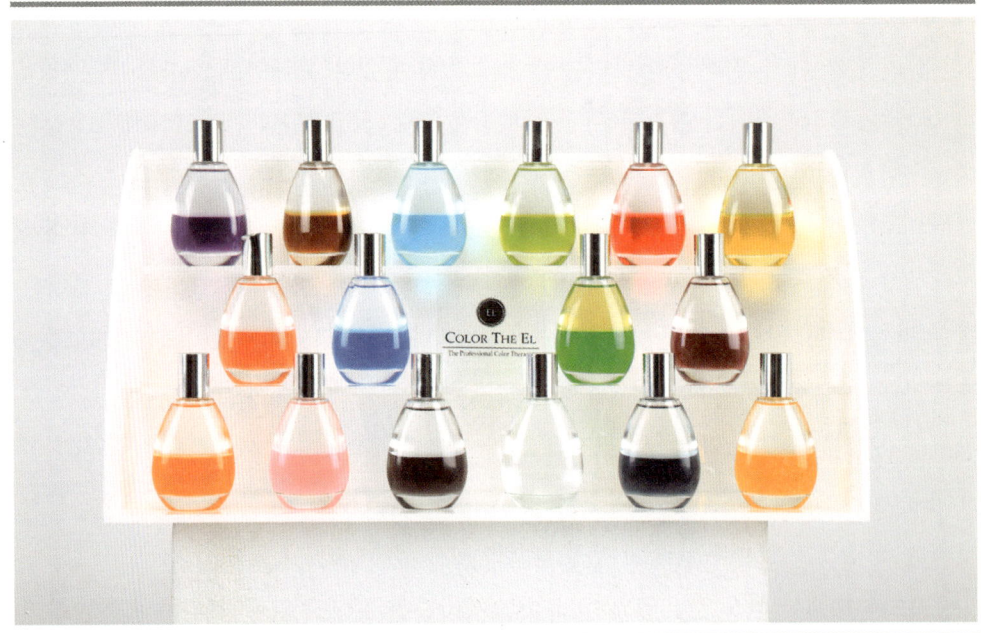

자료 12 컬러 바틀
컬러 심리전문가 스파더엘, 이미나 대표가 만든 컬러 더 엘.
고객과의 접점에서 좋은 어프로치 재료가 된다.

동하게 하고 밤에는 잠을 잘 자게 되는 효과가 있을 것이다. 우울증이 있는 사람은 낮에 빛을 보기를 꺼려하고 방안에서 잠만 자려는 성향이 있다. 적어도 하루에 30분 이상의 햇빛 보기를 권한다면 빛의 힘에 의해 우울증이 치유될 수 있을 것이다.

인체와 컬러의 신비한 밸런스
갑상선 수술 후 나는 파란 컵에 물을 담아 삼십 분 두었다가 물을 마신다. 빛의 힘을 믿기 때문이다.

●

장기 하나하나를 컬러로 나누기 이전에 우리의 몸을 세 부분으로 나누면 삼원색이 된다. 배꼽 아래는 붉은색 계열, 흉부와 복부는 노란색 계열, 머리는 파란색 계열이다. 여기서 좀더 자세히 일곱 가지 색깔로 나누는 것이 인도의 차크라고 차크라나 중의학에서 보는 장기의 컬러나 골조는 비슷한 것을 알 수 있다. 머리는 차갑게 하복부는 따뜻하게, 결국 빛과 온도는 매우 밀접하게 우리 몸을 형성하고 있다. 이와 반대로 하체는 차고 상체는 뜨거울 때 여러가지 건강상의 문제가 생기는 것을 보면 정말 신기하다고 느껴진다.

결국 우리 인체의 각 부위에 적용하는 컬러는 체온과 관계가 있고 수분과도 밀접한 관계가 있다. 붉은색은 수분과는 상반되는 색이므로 하복부 아래가 붉은색이라는 것은 하체에 수분이 차 있으면 안 된다는 의미이다. 하체에 수분이 차면 하체 수분정체와 셀룰라이트에 문제가 되고 수족냉증에 시달리게 된다. 지하실에 수분이 차고 축축하고 차가운 것을 상상하면 된다.

차크라에서 두경부가 푸른색이라는 것은 뇌에 수분이 많이 있음을 의미하는 것이다. 그래서 뇌세포에 수분이 부족하면 기억이 흐려지고 뇌가 쭈그러드는 문제가 생길 수 있는 것이다. 가끔 정신분열이 있는 소녀가 머리에 빨간 꽃을 꽂고 다니는 것을 볼 수 있는데 바로 머리 쪽에 붉은 기운이 올라와 문제가 된다고 해석할 수 있겠다.

에스테틱&스파에서 고가의 컬러테라피 장비를 새로 구입하여 컬러테라피를 하는 것보다는 기존의 1인실에 빛을 추가하고(컬러 램프나 그냥 백열등도 좋다) 색색의 컬러 천을 사용하거나 컬러 마스크 등을 활용하는 것은 큰돈이 들지 않으면서도 효과를 볼 수 있는 좋은 방법이 될 수 있다. 빛이 있어야 하므로 밝은 조명과 관리 프로그램에 맞는 컬러 천을 준비하는 것을 생각해보자. 같은 컬러는 같은 컬러의 빛의 파장을 흡수하는 것이므로 장기와 체형과 증상에 맞는 컬러를 흡수시키기 위해 여러가지 천(커버)을 활용하는 것이 좋은 방법이라고 생각된다.

◆ 동양의학에서 보는 오장 오부와 컬러 에너지

폐	흰색	대장	회색
비장	주황	위장	노랑
신장	검정	방광	검정
심장	빨강	소장	분홍
간	파랑	담	초록

◆ 아유르베다에서의 차크라

1차크라	회음	빨강
2차크라	단전	주황
3차크라	위장	노랑
4차크라	가슴	초록
5차크라	목	파랑
6차크라	미간	남색
7차크라	두정	보라

일반적인 차크라와 장기 경락 에너지 컬러는 다른 책에서 많이 다루고 있으므로 필자는 체형 분류와 리딩, 그리고 그에 맞는 컬러테라피를 소개해 보도록 하겠다.

체형의 구분과 리딩

히포크라테스는 일찍이 사람의 체형을 네 가지로 분류했다. 네 가지 체형의 특성은 서양인들에게 대체로 들어맞고 동양인들게는 잘 안 맞는 부분이 있어 필자의 체형 임상에 맞추어 보완해보았다. 한 특징적 체형에서 다른 체형으로 넘어가는 중간 단계의 체형도 허다하게 존재하며 건장한 근육형이면서도 림프 정체가 팔로만 오는 경우, 실제로 한쪽만 림프순환이 어려운 림프부종의 문제를 갖고 있는 체형도 있다. 임상적으로는 각각의 체형이 관리 프로그램을 적용할 시 70~80%의 성공률을 보이므로, 장기 프로그램을 정해두고 5~6회 단위로 효과가 없을 경우 프로그램에 변화를 주는 것도 중요하다.

◆ A. 전신적 특징의 체형

● 림프순환 지배 전신 부종형

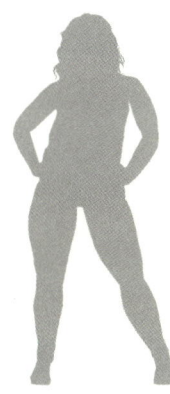

전신적으로 물컹물컹한 체형이고 부어있다. 만지면 통증을 느끼고 항상 무겁고 나른하다. 체력 이상의 운동을 조금만 해도 붓고, 관절 부위를 누르면 피부가 다시 올라오는 시간이 길다. 근육이 보이지 않고 잡히지 않는다.

전신 부종형은 림프의 정화가 잘 되지 않아 독소가 많고 언제나 피곤하다. 피부는 차고 울퉁불퉁하기 쉽고 다리는 혈관이 보이기도 한다. 근육 펌핑에 의한 림프순환이 없으므로 림프가 느리게 작동하는 것은 당연하다.

이런 경우 림프의 장기인 비장의 컬러 주황색이나 황토색의 컬러를 사용하고 탈라소 웜 래핑을 너무 뜨겁지 않게 하면 매우 효과적이다. 탈라소 성분의 다양한 랩핑 재료는 따뜻하게나 차갑게, 혹은 상온에서 사용할 수 있는 최고의 복합 물리요법 적용 대상이다. 컬러와 함께 접목해도 시너지 효과를 기대할 수 있다. 기본적으로 땅(earth)이 가지고 있는 컬러, 황색의 의미를 생각해본다면 다양한 머드 계열과 해조류 재료는 드레니지를 효과적으로 수행하는데 부족함이 없다고 보여진다.

● **너버스(신경계지배형)**

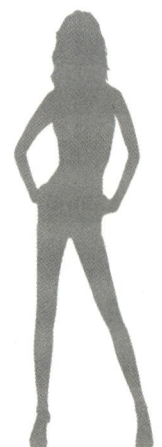

　신경이 예민하여 아드레날린 호르몬의 영향을 받아 살이 찌지 않으며 어깨가 좁고 가슴이 덜 발달한 경우가 많다. 한국인 여성의 경우 너버스 체형이면서도 하체는 부종형인 복합적인 경우가 보이는데, 관리가 어렵고 결과가 잘 안 나온다. 위장의 질환을 많이 호소하기 때문에 노란색의 컬러를 사용한다면 안정을 줄 수 있겠다. 또한 마음의 안정을 요하는 초록색, 핑크색을 사용하면 심신 안정과 힐링을 할 수 있다.
　체형에 따라 사용하는 베드 커버나 타월의 색깔을 달리해보는 것도 추천할 만한 컬러테라피이다.

● **빌리오스(건장한 체형)**

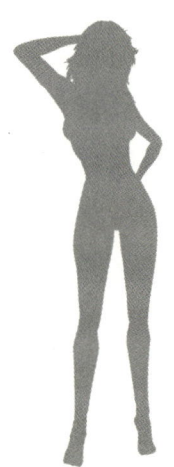

　전반적으로 지방보다는 근육이 많고 건장하고 단단해 보이고 다부진 체형이고 균형적이다. 하지만 급진적으로 살이 찔 수 있는 담습옹조 형으로 간 기능이 원활치 않아 지방대사에 문제가 생기기 쉽다. 여드름으로 나타나기도 하고 피하지방이 많이 생기기도 한다. 식욕이 왕성한 편이다.
　빌리오스 체형의 경우는 식욕을 다운시킬 필요가 있어, 전체적으로 푸른색을 볼 수 있도록 푸른 컬러의 벽지나 롤스크린을 사용한다. 보통 슬리밍 관리에 많이 사용하는 히팅 블랭킷의 표면이 푸른색이 많은 이유다.

◆ B. 지노이드(Gynoid) 하체형

● Sanguine(쌍긴) 정맥순환 저하형

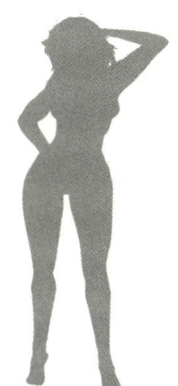
지노이드 하체형은 소음인에게서 많이 볼 수 있다. 또한 한국 여성에게 가장 많이 보이는 체형으로 동맥의 순환은 문제가 없는데 정맥의 순환에 문제가 있어 전반적으로 하체가 건강하고 상체는 말라 있는 체형이다. 이 체형의 경우는 정맥순환이 저하되다 보니 전반적으로 독소 배출이 안 되어 조금만 먹어도 살이 찌는 듯이 보이지만 실제로는 독소 양이 많은 체형이다. 정맥류가 보이고 발목은 날씬한 경우가 많지만 임신 출산을 겪으며 다리가 굵어지는 경우가 많다.

한국형 스파에서 프로그램을 적용하였을 때 가장 효과를 많이 보는 체형이다. 역시 주황색이나 푸른색 컬러를 사용하여 관리하면 효과적이며, 탈라소 웜래핑을 할 경우 하체는 뜨겁지 않게 적용한다. 콜드랩핑으로 크리오 효과를 기대하는 것도 매우 추천할 만한 테라피이다.

● 하체 부종형(림프 흐름 저하)

하체 부종형은 전신부종형과 다르게 특별히 상체는 말라있는 경우가 많다. 한국 여성의 경우는 다리가 길지 않아 무릎 아래쪽부터 발목까지도 많이 부어있는 편이다. 보통은 이런 경우 상체의 근막이 긴장되어 있는 경우가 많다고 보고 상체 근막을 뜯어주는 관리를 병행하는 것이 좋다. 압이 센 마사지는 멍이 들기 때문에 압력보다는 주요 림프절 주변 동맥 펌프 등을 병행하면서 드레니지를 촉진한다. 스트레칭이 효과적이다. 주황색 컬러를 추천한다.

◆ C. 안드로이드(Android) 남성형

상체가 하체보다 큰 체형으로 한국에서는 태음인들이 많이 속하는 체형이다. 이 체형의 사람들은 넉넉한 식욕과 식탐이 있는 경우가 많고 여유가 있는 성품이 많아 슬리밍 관리에 효과를 보기가 어렵다. 근본적으로 드레니지를 촉진하고 셀룰라이트를 분해하는 에스테틱 슬리밍 관리의 특성상 안드로이드 체형은 상대적으로 결과가 잘 나오지 않는 경향이 있다. 컬러테라피로는 역시 식욕을 억제하는 컬러인 블루를 사용하면 좋을 것이다.

 안드로이드 중에서도 단단하고 다부진 근육형은 태생부터 근육양이 많은 편이므로 체형을 변화시키기가 어렵다. 하체 단련을 위한 근력운동을 권하고 빠르게 걷기, 뛰기 등이 효과가 있음을 조언한다. 복부가 비만하기 쉬우므로 노란색, 주황색을 중복부에 사용하면 효과적이다.

Beauty Bible 02

물의 치유효과, 스파-하이드로 테라피

물은 세포를 숨쉬게 한다

인체의 70%는 물이다. 지구에서 바다가 차지하는 비율도 약 70%라니 이 어찌 신비로운 일이 아닐 수 있을까.

우리가 먹는 물은 생명을 지탱하는 가장 중요한 원천이 되지만 가장 잃기 쉬운 대상이기도 하다. 물이 우리 생명체에게 갖는 의미는 삶의 원천일 뿐만 아니라 생로병사의 근원이다. 물을 어떻게 생각하고 쓰느냐에 따라 삶의 질이 달라질 수 있음이다.

우리 몸의 70%는 물이고, 지구의 70%는 바다이다. 사람의 몸이 우주라더니, 놀랍게도 모든 것이 일맥상통한다는 사실을 알고, 새삼 조물주의 놀라운 힘에 고개가 숙여진다. 우리가 섭취하는 음식물부터 음료수, 생수에 이르기까지 하루에 섭취하는 수분은 우리가 생각할 수 없을 정도로 어마어마한 양이지만 발한, 배설 등으로 잃는 수분의 양도 대단히 많다. 이렇게 잃은 수분을 섭취하고도 늘 부족한 물의 양이 하루에 약 2ℓ 정도라고 한다. 이 부족한 물은 말 그대로 우리의 몸을 지탱하는 생명수가 된다. 세포가 어떻게 물을 보듬고 있는지는 단층촬영을 했을 때 잘 나타난다고 한다. 바로 우리의 세포와 함께 물이 육각수의 형태로 존재하고 있다는 것이다.

몸속에서 일어나는 자유기 free radical 의 형성은 필연적인 것인데 바로 이때 우리가 살아 있는 미네랄 생수를 섭취하여 적극적으로 산화를 막을 수가 있는 것이다. 건강한 사람의 몸에는 세포를 둘러싸고 건강한 물이 있는 반면, 환자나 병든 사람의 몸에는 물이 육각수의 형태로 존재하고 있지 않다는 사실은 물이 생명연장에 가장 필요한 물질이라는 것을 다시 한 번 상기시킨다.

물은 보약처럼 마셔야 한다

●

물이 보약이다. 우리가 늘 들어온 이 말은 우리에게 물에 대하여 더 많은 것을 공부하라는 명제인 듯하다. 단순하게 물을 수분을 보충하기 위해 먹어야 하는 것으로 생각하면 하루에 내게 부족한 양의 물을 찾아 먹기도 힘들겠지만, 물이 가지고 있는 숨겨진 힘을 알게 되면 물을 보약으로 느낄 수 있을 것이다.

활성수소가 풍부한 알칼리수를 마시면 산화를 막을 수 있다. 그런데 인간이 살아가는 데 꼭 필요한 미네랄과 미량원소는 나이가 들고 수분이 말라감에 따라 점점 줄어들고 피부와 몸은 생기를 잃어가게 된다. 미네랄을 보충하는 방법은 바로 미네랄과 미량원소(올리고엘리먼트)가 풍부한, 특히 그 중에서도 마그네슘처럼 활성수소가 풍부한 좋은 물을 마시는 것이다. 마그네슘이 풍부한 청정수로 잘 알려진 해양심층수는 무병장수를 위한 먹는 하이드로테라피라 할 수 있다.

알칼리수, 심층수–미네랄이 풍부한 생명수

●

이제 더 이상 오염되지 않은 것을 찾기 어려울 정도로 오염된 환경 속에서 신선한 물을 찾기란 쉽지 않다. 우리가 매일 마시는 산성 음료수나 역삼투압 방식의 정수기에서 걸러지는 증류수 상태의 물은 우리 몸에 도움을 주지 못한다.

좋은 먹을거리에 너무나 광적인 일본은 1980년대 초부터 마실 물의 고갈을 염려하여 해양 심층수에 대한 연구개발을 끊임없이 해왔다고 한다. 해양 심층수는 깊은 바다의 물을 이용한 워터테라피이다. 그린란드와 남극 해역의 차가운 기온으로 인해 표층 해수가 냉각되면서 염분을 배출한다. 주변 표층수의 염분이 증가하고 수온 하강에 의해 밀도가 높은 표층 해수는 침강하여 200미터 이상의 심해로 흘러들어가게 된다. 표층수와의 온도 차이로 인해 섞이지 않고 띠를 형성하게 되는 것이다. 그 물이 지구를 한 바퀴 돌아 우리나라나 일본까지 오는 데 걸리는 시간이 4,000년 정도나 된다고 한다. 이 심층수는 오랫동안 숙성되어 영양물질이 풍부하고 무균성이며 활성수소와 마그네슘이 풍부하여 인체에 필요한 모든 성분이 골고루 함유되어 있다. 수천 년 동안 숙성된 물이기 때문에 성질이 안정되어 있고 각종 효소들이 작용하여 항산화 기능이 풍부해 차세대 물로 각광받고 있다. 결국 바다는 공해로 오염된 지구인에게 마지막 희망을 주는 '물'을 선물로 주고 있는 것이다.

물, 그 기원과 활동에 관한 가이드

우선 물에 대해 알기 위해 몇 가지 용어에 관련된 개념부터 정리해 보자. 물을 이용한 여러 가지 치료나 대체요법을 우리는 하이드로테라피 hydrotherapy라고 한다. 하이드로테라피는 우리가 열이 날 때 냉습포를 쓰는 행위부터 시작된다고 할 수 있다. 물과 인체가 만나 치유효과가 있다면 하이드로테라피라 할 수 있다. 에스테틱&스파에서 가장 많이 사용하는 온습포며 냉습포 역시 하이드로테라피의 일종이다. 하이드로테라피란 이렇게 일상적으로 우리 주변에서 쉽게 만날 수 있는 것들이다.

열이 우리 인체에 주는 효과는 보온뿐만 아니라 눈에 보이지 않는 치료효과가 있어 더욱 소중하다. 열이 침투하면 우리 몸은 일단 혈액이 빠르게 순환하고 백혈구의 이동이 증가하며 면역력이 강화된다. 온기는 심부까지 침투하기만 하면 인터페론을 형성시키는 인자가 된다. 그 중에서도 하이드로테라피의 습열은 우리에게 더없이 소중한 건강요법인데, 이는 바로 그 열의 침투력 때문이다.

열과 함께 물을 만나는 방법은 입욕만큼 좋은 것이 없다. 입욕은 단순한 휴식 차원을 넘어선 심신 치유효과를 주는 최고의 방법이다. 입욕 부위에 따라 완전 침수욕(전신욕), 반신욕, 족욕 등이 있지만 이 모든 입욕 관련 테라피를 우리는 발네오테라피 balneotherapy 라고 한다.

하이드로테라피의 경우 1920년 하바드 탱크를 비롯하여 회전식 입욕기(월풀 욕조)가 활발히 만들어지고, 현재는 월풀이라는 말이 욕조 이름의 대명사처럼 불리고 있다. 이러한 물의 회전을 이용한 목욕법은 물의 압력으로 인한 마사지를 통하여 근육이완, 통증해소에 큰 역할을 한다. 건강 정도에 따라 전신욕을 할 것이냐 반신욕을 할 것이냐를 결정하는데, 이러한 입욕에 관련된 전문적인 교육이 절실히 필요하다. 여러 가지 병증에 따라서 적용해서는 안 되는 입욕 방법이 있기 때문이다.

반신욕의 경우 물의 온도는 약 38℃라고 일반적으로 알고 있지만, 계절별 혹은 목욕실의 온도나 환경에 따라 조금씩 차이를 두어야 한다. 아파트처럼 실내온도가 차이가 없는 경우에는 상관이 없지만, 욕실 온도가 낮을 경우 오히려 감기에 걸릴 수 있으므로 환경적인 조건이 매우 중요하다. 전문 스파에서는 욕조의 온도를 유지시키는 기구가 있으므로 38~39℃ 정도면 적당하고, 일반 가정에서는 욕조의 물이 식는다고 느껴지면 조금씩 뜨거운 물을 보충해야 한다.

인체는 심부 온도(체온)가 올라가야만 발한이 되는 특징이 있다. 땀이 나려면 체온이 상승해야 하는데 만일 반신욕을 해도 땀이 나지 않는다면 성공한 반신욕이 아님은 물론 체온조절이 되지 않아 오히려 좋지 못하다. 일반적으로 반신욕은 전신욕에 비해 피해야 할 금기사항이 없으므로 누구나 즐길 수 있는 웰빙의 실천이라 할 수 있다. 그래서 스파에서는 반신요법을 적용하며, 고객이 즐길 수 있는 음악이나 잡지를 준비하고 느긋하게 땀을 낼 수 있도록 분위기를 만들어주며, 입욕 전 반드시 수분을 보충해 주어야 한다.

하이드로테라피의 영역은 무궁무진하지만 외국의 탈라소테라피 센터에서나 볼 수 있는 압주욕douche a jet(제트샤워)도 근육통증 해소나 여러 가지 병증의 물리치료에 많이 이용되는 요법이다. 고객은 베드에 누워 있거나 벽에 서 있고 고압의 샤워를 해주는 것으로, 목적에 따라 냉수나 온수를 적용한다. 프랑스의 유명한 Vichy(광천수를 사용)나 Aix 지방의 제트샤워가 이 분야의 시작이다. 이런 물의 수압을 이용한 관리는 일찍이 유럽에서는 의료 분야와 공조하여 발전되었다. 엄격히 전문적인 물리치료와 마사지 요법을 병행하는 관리로, 의료 처방에 의한 치료법으로 사용된다. 최근 국내에서 찜질방이나 대형 스파에 무분별하게 도입되고 있는, 경계를 알 수 없는 설비를 볼 때 테라피스트에게 하이드로테라피 전문 교육이 절실하다는 생각이 든다.

> **TIP**

유럽형 웰빙 스파테라피

와츄(water siatchu)/floating
하이드로테라피와 마사지가 결합한 것으로, 와츄는 워터 시아츄의 줄인 말이다. 물 속에서 마치 엄마 뱃속에 있는 것처럼 편안한 스트레칭을 통하여 부드럽게 이완을 하는 것이고 이후 사운드와 함께 물 위에 편안히 떠 있을 수 있는 플로팅이 이루어진다. 장소가 넓고 입수할 수 있는 pool을 갖추고 있어야 한다는 점에서 진정한 스파하이드로 테라피가 아닐 수 없다.

Hay Bath
건초스파는 건조를 따뜻하게 하고, 그 안에 누워 온열요법을 시행하는 것이다.

스톤테라피
동양권은 물론 전 세계 스파에서 스웨디쉬 마사지와 함께 소개되고 있는 테라피이다. 근육과 근막을 따뜻한 스톤으로 부드럽게 이완시키는 테라피이며, 괄사요법과는 완전히 구분된다.

메디컬 스파와 에스테틱 스파, 그 경계에 서다

하이드로테라피의 자연적인 치료효과는 마사지를 비롯한 여러 가지 대체요법을 활용하는 에스테틱 스파의 커다란 변화를 가져왔다. 이미 초대형 스파들이 줄줄이 개업하고 또 개업을 준비 중인 대형 스파와 리조트들이 훈련받은 전문 직원을 채용하고 프로그램을 도입하여 서비스를 하고 있다. 반면에 하이드로테라피에 전혀 접근하지 못하던 국내 메디컬 센터들도 뒤늦게 하이드로테라피를 적극 수용해 스파 서비스를 시작하고 있다. 하이드로테라피가 각광받고 스파테라피가 대중에게 사랑받는 것은 좋은 일이나, 제대로 된 교육이 절실하다.

우선 앞서 언급한 대로 습열이 인체에 주는 선물은 자가면역력을 증강시키고 대체요법을 시행하는 데 매우 긍정적인 결과를 준다는 점이다. 그러나 여러 가지 주의할 점이 있다. 기본적으로 일반적인 에스테틱&스파에서는 한냉요법을 적용하거나 고온욕을 적용하는 경우가 많지 않겠지만, 간혹 고객의 요구에 따라 지나치게 물의 온도를 높인다거나 미온욕 등으로 고객의 체온을 떨어뜨려 불행한 사태를 초래할 수 있기 때문에 주의를 요한다.

◆ 전신욕

몸을 완전히 욕조에 담그는 목욕법은 주로 데이스파를 활용하는 에스테틱 스파보다는 메디컬 하이드로테라피 센터의 성격에 더 맞는다고 생각한다. 전신욕의 경우 고온욕일 때가 많은데, 혈압이 상승하면서 혈류가 증가하는 등 급작스런 몸의 변화가 올 수 있다. 특히 공기압 마사지가 매우 강한 욕조일 때 어지럼증이나 메스꺼움을 호소하는 경우가 있으므로 전신욕과 고온욕을 권하는 질병을 가진 고객을 제외하고는 활용하지 않는 것이 좋다. 인체는 온각수용기와 냉각수용기를 가지고 있는데 냉각수용기에 비해 온각수용기가 현저히 작기 때문에 어느 정도 뜨거워도 잘 느끼지 못하다가 40℃가 되면 느낌이 최고조가 되고 45℃가 넘어가면 통증으로 느끼게 된다. 하지만 43℃ 이상이 되면 고온욕에 속하므로 고혈압 환자나 간질환자, 노약자 등은 각별한 주의가 필요하다.

고혈압 환자나 열이 있는 고객의 경우 고온목욕을 피하고 온도를 미온수로 적용하는 것이 좋다. 해열을 위해서는 찬물보다는 30℃ 미만의 미온으로 전신욕을 하면 오히려 몸의 열을 빠르게 빼앗아 정상체온을 유지할 수 있으므로 몸이 가뿐해지고 맥박수가 좋아지는 효과가 있다고 한다. 가정에서도 고열이 날 경우 빠르게 열을 내리는 방법으로 적극 추천하는 목욕법이다.

◆ 입욕시간 및 준비물

반신욕이 유행하면서 일반적으로 입욕시간은 30분 정도로 많이 알려져 있다. 하지만 입욕시간은 정해져 있는 것이 아니라 고객이나 환자의 신체반응에 따라 차등적, 점진적으로 적용되어야 한다. 예를 들어 더운 것을 참지 못하는 고객에게 30분의 반신욕을 권하는 경우 더위와 습을 참지 못해 매우 괴로워하고 아무리 좋은 요법이라 해도 부정적인 결과를 초래할 수 있다. 메디컬 하이드로테라피에서는 정신과 치료에서만 장기 입욕을 권한다고 하는데, 이 경우에도 응급조치를 위한 만반의 준비를 끝내고 진행하는 것이 원칙이다. 응급조치를 위해 준비해야 하는 것은 냉습포와 얼음주머니, 담요 등이다. 에스테틱 스파에서도 고객이 입욕을 참기 힘들어하면 머리에는 찬 수건을 대주거나 찬 목베개 등을 준비하고 고객이 편안하게 입욕을 즐길 수 있도록 배려해야 한다. 그러나 사람의 몸은 심부체온이 올라야 진정한 발한을 하게 되므로 적어도 피부온도의 급격한 상승으로 인한 헛땀이 아닌 두피부터 떨어지는 땀이 날 때까지는 참고 있어야 노폐물 배설에 도움이 된다. 고객이나 환자가 하이드로테라피에 적응할 수 있도록 최적의 환경을 만들어주는 것은 매우 중요하다.

● **TIP** ●

입욕 전 수분 보충

사람은 대부분 수분이 부족한 상태이기 때문에 환자나 고객이 입욕 전 땀으로 배출할 수분을 미리 보충시키는 것이 중요하다. 찬물이 아닌 미지근한 음양수를 준비하여 입욕 전에 마시게 하는 것은 필수적인 사항이다. 효과가 뛰어난 테라피일수록 사고의 가능성이 내재되어 있다. 특히 하이드로테라피의 경우는 공복상태에서 고온에 노출되거나 빈혈기가 있는 경우 심각한 쇼크 상태에 빠질 수가 있다. 병원이 아닌 스파에서 응급상황이 생기면 돌이킬 수 없는 사태가 발생하므로 혈당을 빨리 올릴 수 있는 전해질이나 급한 대로 설탕물 등을 공급하여 저혈당상태에서 빨리 벗어나도록 응급처치해야 한다. 스파를 운영하면서 한두 번은 겪게 되는 일이다.

BeautyBible 03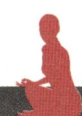

바다의 선물, 탈라소테라피

자연은 언제나 옳다 – 모리스 메세게

우리나라 여성들은 출산 후 해독을 미역국으로 한다. 프랑스 여성들은 출산 후 림프부종 등을 해결하기 위해 탈라소테라피 센터에 간다.

●

에스테틱의 본고장 프랑스를 비롯한 유럽에서는 대체요법 중 으뜸으로 탈라소테라피 thalassotherapy(불어 발음은 딸라소테라피다)를 꼽는다. 프랑스 노르망디나 지중해 연안의 유명 탈라소센터는 여러 질병의 환자들로 문전성시이다. 부작용 없이 신체 발란스를 유지할 수 있는 테라피라면, 단연 탈라소테라피를 꼽을 정도로 인정받는 대체요법이다.

바다의 품에 안겼을 때 사람은 가장 편안해진다고 한다. 이것이 바로 우리 몸을 구성하고 있는 체액과 가장 흡사한 성분을 가지고 있다는 해수의 힘이 아닌가 싶다. 탈라소테라피는 우리나라 여성들에게는 조상 대대로 출산 후 무의식 중에 먹는 미역국으로 풀어내는 배독, 순환의 핵심이 되는 요법이다. 그래서 탈라소테라피의 본고장 프랑스에서는 미역국을 먹는 우리와는 다르지만 모든 해독과 림프 드레니지를 바다의 힘으로 풀어낸다. 특별히 그들이 바다를 사랑하고 여름이면 긴긴 바캉스를 외딴 모리스 섬이나 타히티 같은 곳에서 보내려는 이유도 이것으로 해석해 볼 수 있다.

바다가 주는 큰 선물은 풍요롭다는 데 있다. 바다는 풍요롭고 아름답다. 광우병 파동으로 동물성분을 사용하지 못하고, 식물성분은 훌륭하기는 하나 그 특성상 동물성분에 비해 여러 가지 부작용이 있다. 이에 21세기 화장품 원료로 가장 각광받는 원료는 탈라소 성분, 즉 바다에서 나는 해조류이다. 우리에게 필수적으로 필요한 단백질, 미네랄, 무기질, 비타민 모두 바다에 풍부하게 존재하고, 그것도 부작용 0%의 안전성이 있다는 점에서 탈라소테라피는 더욱 무궁무진한 가능성을 갖는다.

특별히 어떤 물리적 힘을 가하거나 특별한 방법을 쓰지 않아도 자연스럽게 독소를 배출시키며 내 몸이 항상성을 발휘하며 면역력을 회복할 수 있다면 그것이 바로 자연치유일 것이다. 자연치유력의 증강은 바로 하이드로, 스파, 탈라소테라피로 이어지는 자연의 선물로만이 가능하다. 경락마사지(에너자이징 테크닉)나 딥티슈 마사지나 아로마마사지 등 에스테틱 스파의 대체요법들을 더욱 빛나게 하고 완성시킬 21세기의 건강요법, 힘들이지 않고도 내 몸을 이완시키며 심신을 안정시킬 수 있는 미네랄과 올리고엘리먼트(미량원소)를 풍부하게 공급하는 힘의 원천, 그것이 바로 탈라소테라피이며 웰빙시대를 화려하게 꽃 피울 스파의 무기가 될 것이다.

해양요법을 총칭하는 탈라소테라피는 그 영역이 매우 넓다. 그저 해조류 성분을 먹는 것에서부터 바르고 뿌리는 것까지 다양한 상품과 응용분야가 생겨나고 있다. 바다가 주는 선물은 지구상에 오염되지 않은 유일한 창구가 바다라는 사실 하나만으로도 충분하지 않을까 생각한다. 그래서 탈라소테라피는 다양한 방법으로 질병예방과 치료 목적으로 메디컬 대체요법으로 시술되고 있다. 우선 탈라소테라피라 일컫는 프로그램에는 해수와 이에 걸맞는 해양요법의 환경이 필요하다. 기후(태양)와 해조류(알개, Algae), 기타 바다로부터의 추출물들이다.

해수의 경우, 공해로부터 유일하게 멀리 있는 물로, 따로 떠서 관리하더라도 그 자체의 생명 성분이 지속되는 것은 오직 48시간뿐이기 때문에 바다에 인접한 탈라소테라피 센터가 아니라면 실질적으로 해수의 치유 기능을 만끽하기란 어려운 일이다. 해수를 이용한 아쿠아 수영장, 뜨거운 해수탕, 그 밖에 제트샤워jet shower 시설 등을 갖춘 바닷가의 탈라소테라피 센터는 주변 환경 그 자체가 치료도구이다 보니 의료시설, 숙박시설, 피트니스 센터 등을 갖춰 대형 타운을 형성하기도 한다. 이런 곳은 사실 바닷가에 굴러다니는 해조류 줄기를 몸에 감고 태양 아래서 선탠만 해도 류마티즘 등의 질병에 치유 효과가 나타나는 환경적 친화 코드를 갖고 있는 것이다.

탈라소테라피의 치료 영역은 단순히 근육통증이나 부종 등을 치료하는 것에서부터 심신이 완전히 릴랙스되면서 스트레스로부터의 완전한 해방까지이다. 유명한 탈라소테라피 센터나 바닷가가 아니더라도 이런 탈라소테라피의 정화, 독소배출 등의 효과를 모든 사람이 만끽하도록 바다의 재원을 제품화한 것이 바로 우리가 만나는 탈라소테라피 제품들이다. 탈라소테라피를 위한 스파테라피는 광천수나 일반 미네랄수와도 현격히 구분되는 삼투현상으로 진행된다. 삼투 현상을 통한 독소배출은 인간의 세포외액의 염분과 해수의 염분이 적절하고 조화롭게 반응을 일으켜 균형을 유지시키는 밸런스 테라피가 된다. 물론 질병이 있는 사람의 경우는 필히 의사의 지시에 따라야 하지만. 대부분의 경우 특별한 주의사항이나 부작용 없이 탈라소테라피를 즐길 수 있다.

바닷가가 아닌 도시의 탈라소테라피 센터라면 해수를 사용하는 대신 해수의 역할을 대신할 입욕제를 선택한다. 입욕제는 적절한 온도의 물을 받은 욕조에 정해진 양을 풀고(제조사의 지시에 따르는 것이 매우 중요하다) 하이드로테라피를 적용하면 된다. 뜨거운 해수 목욕은 이미 기원전 1500년경부터 아리스토텔레스 등의 지식인들이 치료효과가 있다고 적고 있다. 해수 입욕 시 특별히 욕조가 월풀욕조이거나 값비싼 장비일 필요는 없다. 만일 욕조가 없다면 아로마 소금이나 보디 각질제거용 소금 등을 사용하여 전신을 릴랙스하게 각질제거와 래핑을 해주어도 아주 훌륭한 결과를 도출할 수 있다. 여러 가지 탈라소 재료를 이용한 래핑이야말로 탈라소테라피의 진수를 보여준다. 해조류의 특성상 특히 알개 등의 성분은 모세혈관까지 침투하여 혈류를 증강시키고 혈관 혹은 평활근을 강화하는 효과가 있기 때문에 단순히 발라서 싸 놓았을 뿐인데도 여러 가지 치유효과가 있는 것이다. 또한 해조류는 독소와 지방산을 함유한 수분 정체를 감소시키고 체온을 상승시켜 신진대사를 촉진한다.

래핑의 재료로는 참으로 다양한 것들이 쓰이는데, 되도록 제품화되어 있는 것을 사용하도록 권한다. 천연재료를 사용했을 경우 특히 염분을 적절히 사용하지 못해 오히려 피부건조증이나 부종을 일으킬 수 있기 때문이다. 입욕제의 경우에도 정량을 사용하지 않고 지나치게 많은 양을 사용하면 피부가 건조해질 수 있다. 소금이 아무리 좋다 해도 적당한 염분의 농도를 지키지 않으면 오히려 좋지 않다는 것은 잘 알려진 사실이다.

탈라소테라피 센터의 여러 가지 프로그램

탈라소테라피는 필수적인 3가지 요소를 활용한 프로그램과 물리치료나 마사지요법을 기본으로 하며, 그 재료의 특성상 발네오테라피, 광천스파 등과는 완전히 다른 개념으로 보아야 한다. 탈라소테라피는 메디컬 대체요법으로 처방할 수 있는 것이다.

◆ 해수, 해조류, 머드를 이용한 여러 가지 하이드로테라피

주로 뜨거운 해수 입욕, 해조류탕, 머드탕 등이 있는데, 규모가 큰 센터나 바닷가에 위치한 탈라소테라피 센터에서 활용하는 방법

- 해수: 이온교환을 통해 피부로 침투하는 올리고엘리먼트(미량원소)가 조직의 기능에 균형을 유지하도록 해주는 놀라운 효과를 발휘한다.
- 해조류(알개): 우리가 숨쉬는 공기에 산소를 공급하고 오존층을 보호하는 기능

을 수행하며, 지구상에 2만여 종 이상이 존재한다. 갈조류, 홍조류, 녹조류, 청조류 등 크게 4종류로 나눈다. 비타민과 미네랄의 보고로 국소적으로 적용하거나 전신 마사지를 할 경우 피부 깊숙이 침투하여 기능을 한다.

◆ 물리치료 영역의 마사지테라피

비만, 부종, 셀룰라이트에 효과적인 다양한 마사지법을 활용한 테라피적 요소가 강한 릴랙세이션 프로그램

- 림프 드레니지 프로그램
  스킨롤링, 엔더몰로지, 롤링음압기
- 시아추(일본식 마사지), 발반사요법 등 동양식 마사지법
- 왓츄, Hay bath
- 전기치료(저주파, 고주파, 중주파, 초음파)
- 프레소테라피(공기압을 이용한 림프 드레니지)
- 스톤 테라피
- 크리오테라피(냉동요법)
  민트, 캠퍼 등의 허브를 주성분으로 하는 냉동 리퀴드를 활용한 밴디지 요법
- 보디 랩(알고, 팡고, 카카오, 머드 등)

◆ 보조 프로그램

사우나, 하만hammam(터키식 탕), 해수 아쿠아 수영장(치료 및 운동), 피트니스 센터

탈라소테라피 제품을 활용한 프로그램
●

탈라소테라피 센터가 아닌 도심에서도 탈라소테라피의 효과를 극대화할 수 있는 여러 가지 프로그램을 활용하여 비만관리나 안티 스트레스 관리에 적용할 수 있다. 하지만 탈라소테라피는 전문교육을 받지 않았을 경우 제품 사용이나 보조 프로그램 사용이 적절치 못했을 때 오히려 큰 효과를 얻지 못할 수도 있다. 따라서 스파의 규모에 맞는 설비와 기기, 제품의 적용이 필요하다.

◆ **스파테라피를 위한 욕조의 선택**

광천수나 온천수를 사용하는 스파와 달리 탈라소테라피를 하기 위한 욕조는 월풀 시스템보다는 일반 욕조가 더 좋다. 월풀 욕조의 경우 흡입구와 배출구를 통한 공기압 제트 방식이므로 욕조를 싸고 있는 호스에 이물질이 들어갈 경우 청결이나 관리에 오히려 문제가 생기므로 일반 욕조가 오히려 편리하다. 개인용 작은 욕조에 여러 가지 입욕제를 풀고 고객의 증상에 따라 반신욕이든지 전신욕을 적용한다.

◆ **마사지 프로그램**

스킨롤링은 제대로 할 경우 오히려 장시간이 걸리며 매우 힘들다. 하지만 셀룰라이트가 많은 부위에는 스킨롤링을 활용하여 효과적인 드레니지를 하고 근막을 부드럽게 이완하며 콜라겐을 부드러운 근육 마사지로 녹일 수가 있다. 이때 사용하는 제품은 알개를 주성분으로 하는 제품으로 직접 피부에 침투되는 알개 고유의 특성 때문에 힘들이지 않고 비만을 해결할 수가 있다.

◆ **기기 사용**

탈라소테라피에서 사용되는 기기는 주로 롤링마사지기거나 엔더몰로지다. 엔더몰로지는 셀룰라이트 파괴에 유일무이한 기기로 인정받고 있으나, 단순지방인 경우 큰 효과를 보기 어렵다. 엔더몰로지가 없을 경우에는 석선기를 사용하는데 부황요법보다는 스트레칭 테크닉을 많이 사용한다. 역시 제품은 해조류 성분을 주 성분으로 하는 오일을 사용한다.

◆ 지방 분해를 위한 히팅젤의 사용

알개 성분 중에서 녹조류는 열과 만났을 때 매우 효과적인 지방분해 슬리밍 효과를 발휘한다. 그렇기 때문에 주로 히팅블랭킷(원적외선 매트 종류)을 사용할 때 쓰이는 알개 제품은 주로 녹색을 띤다. 효과적인 슬리밍 결과를 도출하기 위하여 관리 마지막에 알개 온열 래핑을 실시하면 400g~1kg 이상의 체중감량까지도 가능하다. 물론 이렇게 땀을 빼기 전에 미리 수분을 보충하여 빠진 체중이 수분만이 아님을 보여주어야 한다.

히팅블랭킷이 적외선이어야 하는 이유는 적외선이 습열과 마찬가지로 근육층의 5~6㎝까지 열이 침투하기 때문이다. 원적외선은 빛의 파장이 길기 때문에 해악은 없고 온열요법으로 인한 다양한 치유효과가 있는 것이므로 비만관리에서 사용하는 적외선은 매우 큰 역할을 한다. 고객이 힘들어하고 답답해할 수 있으므로 통풍에 신경 쓰고 찬 목베개를 해주고 얼굴을 찬 물수건으로 관리해 주는 것이 중요하다. 스파와 마찬가지로 관리 후 저혈당 증세를 나타낼 수 있으므로 아주 굶은 상태이거나 지친 상태에서는 적용하지 않는다. 이것은 탈라소테라피 래핑 중에서 가시적인 체중감량 및 독소배출 효과가 가장 뛰어난 프로그램이며, 욕조가 없는 소형관리실에서도 얼마든지 활용할 수 있는 관리 프로그램이므로 적극 권한다. 단, 심장질환이나 고혈압 환자의 경우는 금한다.

◆ 솔트를 이용한 각질제거

외국에서는 탈라소테라피 제품에 들어 있는 미네랄과 미량원소들을 피부에 효과적으로 침투시키기 위해 소금을 이용한 각질제거 프로그램(피부 사용 시 아주 부드럽고 고운 게랑드 솔트 같은 품질이 좋은 제품을 사용한다)을 많이 하는데, 우리나라에서는 몸에 각질이 있는 경우가 흔치 않기 때문에 많이 하지 않는다. 그러나 소금을 이용한 각질제거를 직접 해보면 만족감이 큰 프로그램으로, 글로벌 스파 프로그램 하나 정도는 갖추는 것도 좋다고 본다. 래핑용 비닐 드래이프를 베드에 깔고 전신 각질제거를 에플로라주 effleurage(복부에서 다리, 팔에서 등 쪽으로 진행하며 부드럽게 쓰다듬는 방법) 테크닉을 활용하여 시행한다. 각질제거가 끝나면 래핑을 하고 잠시 두었다가 습포로 닦아주거나 물로만 샤워하게 한다.

> **TIP**
>
> **탈라소 관리 후 주의사항**
>
> 탈라소 관리 후에는 비누나 샤워젤을 사용하지 않도록 사전에 고객을 교육시켜야 한다. 해조류 성분은 피부에서 2~3일 동안 잔류하며 보습막을 형성하고 흡수되기 때문이다.

◆ 크리오테라피(냉동요법-콜드래핑)

크리오테라피cryotherapy는 냉동요법을 칭하는 용어로, 림프부종이나 혈액순환 장애를 개선하는 복합 물리치료의 한 방법인 압박붕대법의 에스테틱 버전으로 보면 된다. 혈액순환 장애는 혈관과 근육의 움직임으로 도움을 받아 움직이는 림프의 순환장애를 동반하는 경우가 보통이므로, 정맥류·하지부종·하체비만 등에 매우 즉각적인 효과가 있다. 래핑을 적용할 때는 관리 마지막에 하는데, 부드러운 전용 탄력붕대를 사용해야 한다. 부분관리라 해도 혈액순환 개선이 목적이므로 사지 말단부터 감아올리는 것이 중요하고, 특히 부드러운 탄력 붕대를 사용하고 압력을 너무 주어서는 안 된다. 압박 밴디지 요법과 완전히 구분되어야 하는 점이 바로 이 부분이다. 냉동요법은 총 관리 프로그램의 전반부 혹은 후반부에 지속적으로 관리해 주어야 하고, 고객이 집에서 관리할 수 있는 홈케어 제품을 처방해 주면 더욱 좋다.

> **TIP**
>
> **냉동 밴디지 시 주의사항**
>
> 냉동 밴디지를 하면 고객이 냉기를 참기 어려워한다. 고객의 인내를 돕는 가장 흔한 방법으로는 복부에 적외선이나 스톤을 적용해서 복부를 따뜻하게 하는 것이다. 냉동요법을 하면서 프레소테라피(공기압 마사지)를 동시에 적용하면 림프 드레니지 효과를 배가할 수 있을 뿐만이 아니라 편안한 관리가 될 수 있다. 놀라운 것은 고객은 추위하는데 밴디지를 한 부위는 열이 발생해서 따뜻해진다는 사실이다. 피부온도와 체온의 격차를 줄이기 위해 순환이 촉진되어 자가 발열을 하는 것으로 기초대사량이 높아져 슬리밍을 유도할 수 있는 것이다.

◆ 프레소테라피(공기압 마사지)

프레소테라피가 유럽에서는 림프 드레니지와 혈액순환 개선을 위한 전문 치료기로 사용될 정도로 잘 알려진 방법이지만, 우리나라에서는 서비스 상품 정도로 인식되고 있다. 프레소테라피는 림프부종 환자에게 정해진 시간보다 초과해서 사용할 경우 심각한 부작용을 초래할 수도 있기 때문에 조심해서 적용해야 한다.

◆ 스파에서 활용할 수 있는 여러 가지 래핑

사해 머드나 아로마 솔트 등의 재료를 활용하여 전신관리 마지막에 래핑한다. 특별히 온열기를 쓰지 않으면서 래핑하고, 원적외선을 조사하는 방법도 괜찮다. 탈라소테라피 제품은 앞서도 여러 번 얘기했듯이 피부에 바르고 적용만 해도 흡수되어 작용을 하므로 단순한 래핑으로도 만족할 만한 결과를 쉽게 얻을 수 있다.

이상과 같이 탈라소테라피를 적용하는 관리 프로그램을 개발하고 제품을 사용하기 위해서는 하이드로테라피나 스파테라피, 그리고 탈라소테라피의 메디컬 에스테틱 영역의 교육을 필수적으로 받아야 한다. 교육 시 역시 여러 가지 프로그램과 그에 따른 활용법을 알려줘야 한다. 가장 흔한 월풀 욕조 시스템부터 여러 가지 테라피까지 전문적인 교육을 받은 사람이 안내하고 주도하는 관리는 그 자체가 럭셔리한 가치를 갖는다.

하지만 체계적이지 못하고 중구난방으로 제품과 프로그램을 적용하면 고객은 당연히 실망할 수밖에 없다. 해외여행이 자유롭고 삶의 질이 높은 요즈음, 외국의 유명 스파에서 탈라소테라피나 하이드로테라피를 받아본 경험이 있는 고객을 쉽게 만날 수 있으리라는 상상을 해보자. 부끄러운 일이지만 우리는 아직도 현실과 이상이 따로 노는 경영을 하고 있지는 않은가. 스파의 규모는 작더라도 조악하지 않은 인테리어와 차별화된 프로그램으로 고객을 붙잡을 수 있다. 이는 외국의 유명한 데이스파의 규모가 그리 크지 않다는 사실에서도 증명된다. 꼭 비싼 수입 월풀 장비나 스파가 아니어도 얼마든지 나만의 탈라소테라피를 할 수 있는데, 이는 바로 탈라소테라피 제품 그 자체가 흡수, 물질교환, 배농이 가능한 신의 선물이기 때문이다.

탈라소테라피와 비만-알고테라피(algo-therapy)
●

탈라소 성분 100%의 제품으로 오랫동안 체형관리 임상을 했던 나는 그 놀라운 효과를 잘 알고 있다. 재료가 비싸고 고객관리가 약간 번거롭기는 하지만 탈라소 성분의 놀라운 슬리밍 효과를 반드시 알리고 싶다. 탈라소테라피 중에서도 해조류 성분으로 관리하는 것을 특별히 알고테라피라고 한다. algae(알개)라고 불리는 갈조류는 특히 그 효과가 놀랍다. 그 이유 또한 매우 과학적이다.

미네랄 솔트라고 불리는 해조류의 염분은 8Hz의 전기가 통하는 인체와 아주 잘 맞아떨어진다. 즉 전해질의 역할을 해준다는 것이다. 고농축된 해조류의 염분은 알칼리의 염분으로 인체의 피부에 갈바닉 효과로 좀처럼 피부에 침투하기 어려운 미네랄과 엄청난 량의 미량원소를 피부에 흡수시킨다. 이렇게 흡수된 다양한 미네랄과 미량원소는 피부에 침투되어 체액을 알칼리로 전환시키거나 진피결합조직에서의 세포 삼투압을 돕는다. 과한 체액을 밖으로 밀어내는 역할이 그 중 가장 놀라운 효과이다. 적절한 농도와 염분이면 부종이 자연스럽게 해결된다는 의미이다. 게다가 해조류에 풍부한 요오드 성분은 지방세포를 분해하는 아드레날린과 흡사한 역할을 하는 효소를 가지고 있어 지방을 분해한다. 따라서 마사지나 물리적 자극이 없어도 자연스럽게 교감신경을 자극하여 지방을 분해하는 것이다.

체액의 알칼리도를 유지하고 지방세포를 분해하는데서 그치는 것이 아니다. 림프 드레니지를 촉진하는 갈조류의 평활근 강온작용 또한 놀라운 효과이다. 평활근이란 근섬유로 이루어진 근육이 아니라 말 그대로 운동신경의 영향력이 없는 자율신경의 지배를 받는 내장근들이다. 이러한 평활근의 모틸리티(자율적 운동)를 자극하여 드레니지를 촉진한다는 사실은 기초대사량을 높이는데 매우 효과적이며 자율적으로 체온을 높여 천연 인터페론을 형성하는 기능이 있다는 얘기이다. 즉, 자연면역 촉진이다.

탈라소 주요성분	효능 및효과	Tip
요오드	지방분해, 유기상태 요오드는 아데닐시클라아제에 명령을 보내 중성지방(TG)을 글리세롤과 유리지방산으로 분해시킴	아드레날린과 비슷한 역할 수행
셀레늄	면역에 관여, 항산화 기능	
염화나트륨	근육안정, 미세혈액순환 자극, 신진대사 개선	
칼륨	근육의 위축 방지, 수화 조절, 신경과 근육정보의 전달	
소디움	생리적 보습제	
설파	조직에 자양공급, 혈액순환 개선	소량 적용
아연(zinc)	적극적 피부재생	
마그네슘	진통, 재생, 항산화, 노폐물 흡착, 배농	
구리	항염증	
칼슘	항알러지, 항염증, 세포조직 강화, 근육수축	
철(Fe)	혈액순환 자극	

BeautyBible 04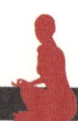

기능성 래핑, 드레니지의 미학

드레니지를 통한 순환의 개선은 드라마틱한 결과를 선사한다.

외국계 모 스파의 냉동 전신 래핑이 알려지면서 일반인들에게까지 냉동 래핑이 유행이다. 래핑wrapping(프랑스어는 envelopment)을 기능적인 면에서 살펴보면 '싼다, 둘러싼다. 포장하다'의 단순한 사전적 의미에서부터 '습포로 찜질하다'라는 메디컬적 의미까지 포함한다. 하지만 분명히 래핑의 출발은 메디컬이며, 특히 습찜질이라는 관점에서 보면 하이드로테라피의 물리치료 영역에서 비롯되었다고 할 수 있다. 온습포로 열찜질을 하든 냉습포로 한냉찜질을 하든 수건이나 헝겊을 물에 적셔 몸을 덮는 형태의 하이드로테라피가 발전을 거듭하여 다양한 치료법이 개발되었으며, 에스테틱에서 이러한 하이드로테라피와 메디컬 밴디지요법을 결합시킨 래핑을 만들어낸 것이다. 이 점에서 볼 때 단순히 래핑을 냉동 래핑으로만 인식하고 있는 시각을 조정할 필요가 있다.

우선 붕대요법이다. 근육이나 인대에 문제가 발생했을 때 이용되는 붕대요법과 림프부종의 치료로 사용되는 붕대요법 등은 전적으로 메디컬 영역이기 때문에 전문교육을 받지 않고 시술했다가 큰 문제를 일으킬 수 있다. 혈액과 림프순환 촉진을 위한 붕대요

박정현의
뷰티바이블

법은 사지 말단에서 출발하여 정해진 압력으로 감아주어야 하고 붕대의 두께나 탄력도 매우 중요하다. 간혹 에스테틱 스파에서 전문 에스테틱 붕대를 사용하지 않고 압박붕대를 사용하는 경우가 있는데, 압력을 무시하고 붕대를 세게 감으면 심한 경우에는 부종이 더 심각해질 수 있으므로 붕대의 오남용은 절대 불허한다.

래핑은 붕대로만 하는 것이 아니고 차가운 것만 있는 것도 아니며 모든 종류의 기능성 성분이 들어 있는 제품으로 가능하다는 것이다. 유럽의 탈라소테라피 센터에서 가장 많이 행해지고 있는 래핑은 그 목적이 주로 독소배출이며, 그래서 다양한 제품을 적용하게 된다. 전신에 머드 혹은 알개를 바르고 래핑을 하거나 등이나 복부 등 국소 부위에 독소배출 기능이 있는 제품을 바르고 래핑을 해준다. 이때 랩은 단순한 비닐보다는 외부온도를 차단할 수 있는 보온효과가 있는 특수필름을 사용하는 경우가 많다. 등산이나 바닷가에서 야영을 할 때 혹은 빙벽등반을 할 때 보온효과가 있는 특수필름을 사용하는데, 그런 재료로 만든 랩이면 더욱 좋다. 즉 이러한 필름지는 외부온도를 효과적으로 차단하고 제품의 침투를 쉽게 하여 독소배출 효과를 높일 수 있게 한다.

스파에서 부분 슬리밍 효과를 위해 사용하는 미용 모델링 마스크도 래핑의 일종으로, 더운 열기를 발산하는 석고가 그 열기를 밖으로 내뿜지 못하고 제품을 침투시키는 데 큰 몫을 하는 것이다. 더 나아가서 원적외선이 방사되는 온열 매트를 사용하는 경우 전신에 알개 젤이나 여러 가지 독소배출용 제품을 바르고 열을 가하면 습열과 마찬가지로 근육층까지 열이 침투하여 혈류를 촉진시키고 백혈구의 활동을 높여 면역력을 증가시키는 기능을 한다. 이것이 바로 하이드로테라피에서 습열과 원적외선을 조화롭게 응용한 최상의 온열 래핑이다. 주로 사용하는 제품이 탈라소테라피의 알개 성분이므로 알고테라피algotherapy라고도 하며, 이것은 현재 유럽, 특히 프랑스에서 가장 성행하고 있다. 열기구는 반드시 원적외선이어야만 하는데, 그 이유는 앞서 말한 대로 열의 침투력 때문이다. 그 목적이 독소제거와 슬리밍에 있으므로 근육층까지 깊숙이 침투하는 원적외선을 이용하는 것이 효과적이다.

목적에 따른 래핑의 분류

래핑을 할 때는 그 목적에 따라 확실하게 온열 래핑인지 냉동 래핑인지를 분류하여 관리해야 한다. 하지부종, 특히 림프순환계의 문제나 정맥류 등 혈관에 문제가 있는 경우에는 확실하게 냉동 래핑을 적용해야 한다. 에스테틱 고객이라 할지라도 외국의 경우 의사의 처방으로 스파에 림프 드레니지를 하러 오는 고객이 많다. 이때 림프 드레니지 MLD를 해줄 수 없는 경우엔 우선적으로 무거운 다리를 해결하기 위해 냉동 래핑과 프레소테라피(공기압 마사지 요법)를 진행하는데, 냉동 래핑은 앞서 언급한 대로 가벼운 질감의 부드러운 붕대를 발끝에서부터 감아올려야 한다. 이때 발목 부분까지는 약간의 압이 있어도 좋지만 위로 올라갈수록 붕대의 압력을 느낄 정도로 감으면 안 된다. 메디컬이 출발이지만 우리는 엄연히 에스테틱 차원의 래핑을 하는 것이므로 이 점에 반드시 유의하여 래핑해야 한다.

한편 이때 쓰이는 리퀴드는 민트나 캠퍼 같은 허브 종류와 차가운 알개 성분 등인데, 이 성분들은 모세혈관까지 침투가 가능하고 혈류를 촉진시키며 림프의 흐름을 촉진시킨다. 그 때문에 부종을 가라앉히고 림프순환을 촉진하여 혈행을 좋게 하며, 기초대사량을 높여 결국 몸이 스스로 열량을 소비할 수 있도록 도와주는 아주 적극적인 방법의 슬리밍 케어가 될 수 있다. 그러므로 냉동실에 넣어둔 젖은 붕대로 단순한 래핑을 하는 경우(불행히도 이런 경우가 왕왕 있으므로) 단순한 냉찜질은 될 수 있으나 지속적인 한기를 절대 가질 수 없으므로 냉동제품의 성분은 반드시 꼼꼼히 살펴보아야 하고 정량을 사용해야 한다.

공기압을 이용한 프레스테라피 presstherapie의 경우 림프 드레니지를 목적으로 하는 확실한 보조기이다. 따라서 한쪽만 발생한 림프부종이나 심각한 림프순환에 문제가 있는 환자라면 그 강도와 시간을 의사의 처방에 따라야만 한다. 이 점 역시 스파에서 관리시간을 무시하고 남용하고 있는 공기압 마사지의 사용을 조심해야 하는 중요한 대목이다.

다음은 전신 독소관리나 슬리밍 관리, 산후관리 차원에서 래핑을 하는 경우이다. 유럽의 탈라소테라피 센터에서 주로 행해지는 압주욕 douche a jet이나 해수 침수욕은 일반 스파에서는 하기 어려운 관리이다. 이에 고가의 장비나 공간 없이도 손쉽게 할 수 있는 온열 래핑은 효과가 뛰어나고, 우리나라 여성들이 가장 좋아하는 찜질문화 관점에서 봐도 전혀 손색이 없는 훌륭한 래핑이 될 것이다. 우선 알개나 기타 다른 슬리밍 성분을 배합한 좋은 기성제품이 많이 있으므로 좋은 제품을 선택하는 것이 중요하고, 경락마사지든 딥티슈마사지든 효과적인 마사지 요법과 병행했을 때 최고의 효과를 기대할 수 있다. 단순한 래핑도 좋지만 래핑 후에 원적외선을 사용하여 흡수와 배출을 돕는다면 바닷가의 탈라소테라피 센터를 찾아 며칠간 요양을 한 것과 버금가는 개운함을 선사할 수 있다. 특히 이 래핑 요법은 출산을 막 경험한 산모들에게 아주 효과적이며 전신 비만에도 아주 놀라운 결과를 얻을 수 있다.

이러한 전신 래핑에는 알개 성분이나 민트 허브 등의 성분만을 쓰는 것이 아니다. 류머티즘이나 통증치료에 효과적인 팡고테라피 fangotherapie나 항산화 기능이 풍부한 카카오를 사용하는 카카오테라피 그리고 염증치료와 독소제거를 목적으로 겨자를 사용하는 머스터드테라피 mustardtherapie 등 그 종류가 다양하다. 물리치료사의 영역이 확실한 유럽에서는 이러한 다양한 재료를 목적에 따라 사용하여 미용 또는 치료 목적을 분명히 한다. 단, 이러한 전신 래핑에 사용되는 모든 재료는 완제품으로 만들어진 상품이어야 한다. 예를 들어 포도가 좋다고 포도를 갈아 밀가루에 섞어 바르는 등의 천연재료를 활용한 모든 민간요법은 하이퍼알러지 테스트를 거치지 않은 탓에 경우에 따라서 큰 부작용이 발생할 수 있기 때문이다.

우리가 알게 모르게 고객에게 적용하는 여러 가지 관리들이 래핑에 근거한 것임을 알고 보면 비싼 장비나 인테리어가 아니더라도 고객에게는 얼마든지 훌륭한 래핑 서비스를 개발할 수 있다. 서비스의 질적 향상은 비싼 장비와 꼭 비례하는 것은 아니라는 점을 말해두고 싶다.

Beauty Bible 05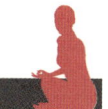

스파의 핵심 역량, 마사지테라피

골라먹는 메뉴처럼 스파에서 고르는 마사지-스파는 레시피로 관리한다

마사지는 스파의 핵심 역량이다. 스파는 에스테틱과 달리 1회성 릴랙스 관리를 해야 하므로 레시피 대로 관리할 수 있다. 그럼에도 불구하고 마사지 테라피의 정리가 필요하다.

●

우리나라는 에스테틱과 스파의 구분이 확실하지 않아 업계에 종사하는 사람도 고객도 혼돈의 상태에서 그 영역이 확장되어 있다. 더구나 특이하게도 의료법의 구속 때문에 마사지란 용어를 사용하지 못하면서 일반적인 건식마사지는 스포츠마사지라는 이름으로 불리며 대중 속에 자리잡았다. 현재 우리나라는 건식과 습식의 구분이 확실히 되어 있어 스포츠마사지라는 이름으로 건식마사지가 대변되고 제법 스탠다드하게 프로그램이 운영되고 있다고 보여진다. 스포츠마사지란 운동선수들이 근육의 피로와 젖산이 쌓이는 것을 방지하고 부종을 완화하기 위하여 받는 마사지이다. 고객의 입장에서 다양한 마사지테라피가 있다는 것은 좋지만 메뉴판에서 아무 사전 지식 없이 프로그램을 고르기란 쉽지 않다. 테라피스트가 고객을 상담할 때 간단하게 문진을 하고 골라서 해줄 수 있는 프로그램은 순환에 도움을 주는 릴랙스한 마사지뿐이다. 조금만 클리니컬하게 들어가려해도 간단한 문진으로는 고객의 몸을 다 알기가 어렵다.

전 세계적으로 스파가 트렌드이고 웰에이징의 핵심에 스파가 자리잡고 있는 요즘, 목적에 맞는 마사지의 종류와 개념을 이해하고, 마사지를 하는 사람이나 받는 사람이나 개념에 대한 이해를 해야 할 때라고 판단이 된다.

나는 기원전으로 거슬러 올라가는 마사지의 역사를 논하거나 마사지의 종류를 논하기 위하여 이 글을 쓰는 것이 아니다. 물리치료사나 마사지테라피스트가 아니어도 에스테틱은 스파 문화와 융합이 되면서 다양한 마사지테라피를 해야 하고, 또 할 수 밖에 없는 현실이다. 마사지는 더 이상 근육이나 림프를 잘 모르면서 선택할 수 있는 일이 아니다. 때문에 에스테틱을 공부하는 우리가 스스로 구분하고 정리할 필요가 있기 때문에 마사지를 목적 별로 구분해보는 것이다.

릴랙스를 위한 스웨디시 마사지 vs. 치료를 위한 딥티슈마사지

●

전 세계 스파의 마사지 대명사인 스웨디시 마사지는 스웨덴 사람인 피터 링Pehr Hend rick Ling에 의해 연구 발전되었다. 전 유럽을 여행하며 배운 다양한 마사지와 동양권의 마사지를 혼합한 전신 마사지의 개념으로 이해하면 좋을 듯 하다. 마사지를 연부조직 마사지soft tissue massage와 보다 깊게 자극하는 딥티슈마사지deep tissue massage로 구분한다면, 통증 완화 보다는 릴랙스를 위한 스웨디시 마사지는 연부조직마사지라 할 수 있다. 딥티슈마사지는 결합조직 마사지의 창시자인 Elisabeth Dicke와 구조통합요법Rolfing의 창시자인 Ida Rolf의 수기 테라피에서 유래되었다.

이 두 사람이 모두 여성인 것을 보면 강한 압력과 체력을 필요로 하는 전신마사지의 개념이 아닌, 부분적인 문제의 해결을 위한 클리니컬 수기 테라피인 것을 알 수 있다.

딥티슈마사지는 상대적으로 상당히 깊은 조직을 관리하는 것이므로 strong(강하다)하다고 표현한다. 강하다는 의미는 세다는 의미보다는 그 효능 효과가 우수하다는 의미로 해석하는 것이 옳다. 고객이 마사지를 받으러 와서 프로그램을 고를 때, 에스테티션

스스로 개념을 정리하고 있다면 좀더 명확한 상담과 추천이 가능할 것이다.

보통 마사지를 배우러 오는 학생들은 딥티슈마사지가 마사지 테크닉의 일종이라고 생각한다. 하지만 깊은 자극을 주기 위해, 혹은 근육이나 관절 부위의 신장이나 자극을 위해 사용하는 도구가 괄사일 수도, 엄지일 수도, 하완일 수도 있다는 점을 생각해보자. 임상적으로 해당 고객의 근육 상태나, 근막 상태, 통증 상태에 대한 진단이나 조직에 대한 진단이 없이 이루어진다면 딥티슈마사지라 보기 어렵다는 것이 내 생각이다.

마사지를 스웨디시마사지(연부조직마사지)와 딥티슈마사지로 구분하기보다는 순환을 목적으로 하는 마사지냐, 통증관리를 목적으로 하는 마사지냐에 따라 구분하는 것이 합리적일 것이다. 목적에 따른 구분은 매우 중요하다. 그 구분에 따라 전신적인 마사지를 할 것이냐, 부분적인 마사지를 할 것이냐, 시간은 어느 정도로 할 것이냐, 어떤 도구나 제품을 쓸 것이냐를 결정하게 되기 때문이다.

앞서 말한 대로 마사지는 내가 관리하는 조직의 깊이에 도달하는 관리자의 손이 중요하다. 천층림프를 drainage하기 위해서는 반드시 피부의 신장이 필요하다고 말한다. 림프관이 가로로 혹은 세로로 신장되었을 때 림프의 흐름이 증폭된다는 것이 입증 되었기 때문이다. 림프 드레니지보다 좀 더 깊이감이 있는 마사지 기법으로 우리가 사용하는 스웨디시 마사지는 모든 마사지 동작의 기본 동작들을 대변하고 있다. 결국 쓰다듬고 주무르고 눌러서 강하게 밀거나 진동하고 두드리는 동작들을 어느 부위에 얼마나 깊이, 얼마나 신중하게 하느냐에 따라 마사지의 효과가 달라지는 것이다. 흔히 마사지를 할 때 사용하는 도구의 이름을 따서 테라피를 명명하는데, 결국 개념적으로 어떤 부위에 어떤 깊이의 마사지를 하느냐가 중요하지, 도구 자체가 중요한 것이 아니라는 뜻이다.

스파의 가장 일반적인 마사지는 스웨디시 마사지로 볼 수 있다. 전신적인 스웨디시 마사지는 다섯 가지 주된 테크닉을 이용해 고객에게 맞추어진 적절한 압력으로 특정 부위에 집중하지 않고 리드미컬한 마사지를 시행한다. 특별한 금기사항을 두지 않아도 될 정도의 평균적인 속도와 압력으로 마사지를 시행하고, 고객이 편안하게 일어날 수 있다면 성공적인 순환마사지이다. 순환을 촉진하고 체온을 올려 면역력을 강화하고 근막과 근육이 이완된다면 만점이다. 여기에 고객에게 맞는 아로마에센셜 오일을 블렌딩한 식물성 오일을 사용한다면 독소배출 기능도 강화할 수 있을 것이다. 스파 프로그램에 있어 빠질 수 없는 기본 프로그램이다.

딥티슈마사지는 심부의 연부조직을 자극하는 마사지라는 뜻이다. 따라서 전신적인 마사지냐 부분적인 마사지냐 하는 문제가 아니다. 여기저기 스파에서 행해지고 있는 딥티슈마사지는 결국 관리자가 임상적으로 근육학에 대해 잘 알고 있고 해부학적인 고찰이 있어야만 가능한 것이다. 1부터 10까지 마사지 테크닉으로 프로토콜을 가지고 누구에게나 똑같이 적용하는 마사지는 아닌 것이다. 따라서 고객이 스파에서 마사지 테라피를 고를 때 반드시 어프로치 단계에서 통증관리냐 순환관리냐를 묻고 진단하는 단계가 필요할 것이다. 단순 상품으로 일정 시간에 맞추어 전신적인 마사지를 해야 한다면 스웨디시 마사지가 가장 적절할 것이다. 딥티슈마사지를 결정하는 고객은 특정 부위의 통증을 완화하기 위한 상담을 진행하고 그 부위를 클리니컬하게 마사지하기 위한 진단과 관리, 재진단을 통하여 통증을 완화시켜야 한다. 조직에 대한 검사가 시행되었을 때 관리 효과에 대한 결과를 줄 수 있기 때문이다. 모든 에스테티션이 해부학적인 깊은 공부를 할 필요는 없다. 그러나 딥티슈마사지를 위해서는 반드시 임상 근육학을 공부해야 한다.

한국형 마사지-경락마사지

●

한국형 미용경락 마사지에 대해서도 새로운 접근이 필요하다. 현재 한국에서 스탠다드하게 진행되는 경락마사지는 경혈 자극과는 관계없이 괄사를 사용하여 근육을 마사하거나 강한 스트로킹 중심의 마사지다. 이러한 마사지에 길들여져 있는 고객들이 찾아올 때, 난감하지 않을 수가 없다. 실제로 경락마사지는 강하고 깊이감이 있는 마사지를 긴 시간 진행하고 있기 때문에 심장에 부담을 주고 혈류를 강하게 증가시키는 문제 때문에 스탠다드하게 관리할 수 없는 부분이 있다. 2~3시간 동안 수평으로 누워 시종일관 강한 마사지를 하면서 침투력이 강한 아로마 등을 사용하면 고객의 몸에 심각한 부담을 줄 수 있고 현기증이나 구토, 심지어는 졸도까지 하게 만드는 경우가 있기 때문이다. 거기에 무분별하게 복합 물리요법을 적용하여 하이드로테라피 등의 열관리를 시간의 지침을 따르지 않고 시행한다면 매우 위험하다.

수평으로 누워 강하고 깊은 마사지를 받는 것은 최대 60분이 넘어서는 안 된다. 60분도 상당히 긴 시간이다. 동양권의 마사지 중에서도 유독 한국형 경락마사지가 시간이 아주 길고 강하다. 예로부터 마사지를 즐겨 받고, 습식 마사지에 길들여져 있는 고객들이면서, 시간에 대해 무감각하기 때문에 수정하기 어려운 부분이기는 하나 반드시 수정해야 할 부분이다. 마사지에 대한 강도나 깊이에 대해 사전에 반드시 소통이 되어야 하며 마사지 시간에 따른 제품의 사용도 매우 중요하다. 장시간 깊고 강한 마사지를 시행하면서 침투력이 뛰어난 아로마 에센셜 오일을 사용한다면 매우 위험할 수 있다. 뿐만 아니라 병합하여 사용하는 하이드로테라피나 다양한 기기, 랩핑 등을 고려한다면 마사지 시간이 60분을 초과할 경우 심장에 심각한 부담을 줄 수 있다.

스파에서의 경락마사지가 스탠다드 프로그램으로 인식되기 어려운 이유가 경락이라는 모호한 명칭으로 통일감이 없는 강한 마사지가 성행하고 있기 때문이다. 경락의 개념으로 본다면 상체 하체로 나누어서 관리할 수 없는 것이 원칙인 만큼, 경락마사지를 12경락의 흐름으로 나누어 관리한다면 경락마사지 역시 딥티슈마사지와 마찬가지로 고객이 문제를 제기하는 경락학적인 접근이 반드시 필요하다. 명확하게 assessment(진단)를 적용하여 고객이 필요로 하는 경락을 관리해야 하므로, 상당히 어드밴스된 테라피로 분류할 수 있다. 따라서 스탠다드하게 프로토콜을 가지고 전신 관리를 할 수 없는 관리로 분류해야 한다는 생각이다.

결국 클리니컬 마사지 범주에 들어가는 딥티슈마사지나 경락마사지는 일반적인 에스테티션이 시행하는 테라피가 아니라 전문 마사지테라피스트가 시행해야 하는 전문 관리로, 일반적으로 시간 대비 가격이 형성되는 것도 바람직하지 않다고 보여진다. 진단-관리-재진단을 통한 고객과의 소통이 반드시 필요한 여러가지 클리니컬 마사지는 경력자들의 고급 테라피로 많은 임상과 해부생리학적 학습이 필요한 테라피이다. 경락이라 통칭되는 한국형 마사지도 수준별로 그 명명을 다시 하고 보급하는 것이 시급하다. 개인적으로 경락마사지를 시행하는 스파에서 '코리언 에너자이징 테크닉'이라는 용어로 통일해 사용하는 것이 좋겠다는 생각이다. 한국형 마사지는 경락이론에 근거한 경락관리라기보다 강한 순환 촉진 마사지로 분류하여 프로그램을 편성하는 것이 좋을 듯하다. 한국에서만 받아볼 수 있는 특수한 마사지라는 점에서도 그렇다. 경락학적으로 지식이 풍부하고 경혈과 락맥을 모두 알고 고객의 몸상태를 읽어낼 수 있는 전문가는 경락마사지를 클리니컬 마사지로 분류하여 관리하는 것이 옳다고 본다. 딥티슈와 마찬가지로 표준화하여 전신적인 관리를 하기 어려운 진단 과정이 꼭 필요하기 때문이다.

마사지 문화를 바꾸어야 한다
●

마사지 문화를 바꾸어야 한다는 사실은 한 집 걸러 하나가 스파이고 에스테틱일 뿐만이 아니라 마사지테라피를 융합한 다양한 테라피 센터가 속속 생기고 있기 때문이다. 대국민적 홍보가 되어 있고 마사지가 대중화되어 있는 반면 건전한 마사지 문화의 확립이 필요하다는 데에 의견을 같이 하리라 본다.

우선 목적, 시간, 제품에 따라 가격이 결정되어야 한다.
마사지의 목적과 강도에 따라 마사지 시간을 결정하고 시간에 입각한 관리를 하는 것은 매우 중요하다. 지금 시행하고 있는 옥외가격표는 마사지 프로그램의 시간과 종류 그리고 가격이 일목요연하게 정리되어 있어야 할 것이다. 가까운 일본이나 홍콩의 경우 옥외가격표는 정보를 알아보기 쉽게 표기되어 있다. 작업의 시간은 전문업종의 중요한 기준이 되고 목적에 따른 마사지 역시 그 목적에 따라 효과 효능에 대한 가격이 책정 되는 것이 당연하다. 사용되는 제품의 수준과 종류에 따라서도 가격이 달라져야 한다. 예를 들어 호텔스파의 경우 일반 식물성 오일을 사용하는 것과 아로마 에센셜오일을 사용하는 것이 가격이 다르고, 소비자가 그 제품의 가치와 기술력의 차이를 인지하는 것이 당연하다고 생각한다.

자격증제도가 획일화되어 있고 의료법 때문에 제도권 하에서 마사지를 마사지라 부르지 못하는 것이 현실이다. 이러한 현실 속에서도 모든 사람이 마사지를 받으려면 스파나 에스테틱을 찾는 것을 당연시 여기고 있기 때문에, 태국의 타이마사지처럼 마사지를 표준화시킬 필요가 있다. 또한 마사지테라피와 전문가의 역량이 매우 중요한 클리니컬 마사지가 따라 구분되어, 소비자에게 혼란을 주지 않도록 해야 할 것이다.

한국형 프로그램, 경락마사지의 재조명

경락마사지는 전문가만이 할 수 있는 특수 케어 분야 테라피로 규정되어야 한다.

●

재교육 아카데미를 오래 운영하다 보면 현재의 에스테틱 트렌드를 정확히 읽어낼 수가 있다. 좀더 정확히 말하면 트렌드보다는 아카데미 교육 현실이 조금 뒤진다고 볼 수 있다. 언제나 트렌드를 먼저 읽어 교육을 진행하는 편인데 주로 문의하는 내용은 현재 극심하게 유행하고 있거나 그 2~3년 뒤의 것들을 문의하기 때문이다. 교육에 있어서만큼은 언제나 10년은 앞서왔다는 자부심을 갖는 필자로서는 이미 2008년경부터 현격히 줄어든 경락이라는 미용과목의 수요를 감지하고 있었다. 당시 의료법 때문에 경락마사지에 대한 단속이 강화되면서 원장들 스스로가 경락을 고객에게 권하지 못하고 움츠러든 이유도 물론 있을 터이나 더 중요한 이유가 있다고 본다. 그것은 바로 모호한 프로토콜에 대한 고객의 불신, 과도한 마사지에 대한 후유증, 기대만큼 좋은 결과가 나오지 않는 과장된 효과의 테라피에 대한 실망 등이다. 게다가 세계화 추세에 맞추어 스파 프로그램도 글로벌화되어 정보가 공유되고 다양한 테라피가 소개되면서 고객도 변하고 있는 것이다.

대체로 경락마사지를 좋아하는 고객들은 마사지를 오래 받아서 침습적 상태가 되었거나 기왕에 돈을 내는데, 길고 강하게 받는 것이 이득이라고 생각하는 소비자들이다. 즉, old 소비자들이다. 요즈음의 고객들은 아픈 것이 싫고, 턱없이 시간이 긴 것이 싫고, 원하는 결과가 나오지 않는 것에 대해 불만족한다. 더 중요한 사실은 메디컬 케어에 매우 익숙한 고객층이어서 에스테틱과 메디컬 서비스를 스스로 융합적으로 이용하는 것에 매우 개방적인 고객들이다.

트렌디 마케팅에서 스마트한 소비자의 지갑을 열기 위해서는 우리가 판매하는 상품이 다음의 4가지 요소를 가져야 한다.

> 1. 효과가 있을 것
> 2. 시간이 많이 걸리지 않을 것
> 3. 안전할 것
> 4. 공유 가능할 것

위의 3가지 요소만 놓고 보더라도 그 동안 경락마사지에 대한 고객의 기대와 그 효과는 괴리감이 있다고 보아야 할 것이다. 소비자가 외면한다면 반드시 점검이 필요한 프로그램임에도, 오랫동안 대중적으로 유행하다가 소멸의 길로 들어서고 있다는 것은 매

박정현의
뷰티바이블

우 안타까운 일이 아닐 수 없다.

앞서 언급한 대로 경락마사지는 스파의 대중적인 순환마사지 프로그램 한가운데 자리하고 있을 수 없는 특수 프로그램으로서 클리니컬 마사지의 영역으로 구분되어야 한다는 것이 나의 생각이다. 인체 내부, 기의 흐름을 좋게 하고 다양한 병증을 침이나 뜸 대신에 깊이감 있게 관리함은 물론 한국형 딥티슈마사지 영역으로 구분하여 장인정신을 가지고 특수 테라피 분야를 발전하고 계승시켜야 할 것이다.

우리나라의 경락마사지는 실제로 생년월일에 따른 오행을 바탕으로 타고난 체질과 성품, 오장육부의 건강상태를 미리 살펴 그에 맞는 관리를 하는 것이 좋다고 보여지나 일반인들이 접근하기에 너무 어렵고 실제로 고객과의 상담을 진행할 때 나이 어린 테라피스트들이 해낼 수 있는 영역이 아니다. 하여 심오한 경락의 학술적 가치를 살리지 못하고 그저 센 마사지로 대체해버린 결과를 초래했던 것이다.

경락 마사지를 동양의 컬러테라피와 융합하여 다양한 프로그램을 만들어볼 수도 있겠고 테크닉을 특화하여 트렌디하게 만들어볼 수도 있겠으나 일단 이론이 바탕이 되지 못한다면 그 또한 의미가 없을 것으로 보여진다. 나는 아카데미에서 중의사인 윤원경 부원장과 함께 오래 전부터 경락마사지를 클리니컬테라피로 규정하고 그에 맞는 체질별 증상별 임상 설문지를 만들었다. 고객이 설문지를 작성하고 나면 그에 따른 관련 경락을 집중적으로 관리하여 혈점을 누르고 중점 마사지를 한 뒤 나머지 부위는 순환마사지로 마무리하는 새로운 개념의 오리엔탈 에너자이징 테라피를 구상해왔다.

인체의 오장을 생리 병리현상에 대한 개념과 연결하여 이론체계를 구성하고, 인체 상응부위에 나타나는 증상으로 인체의 생리기능과 병리변화를 이해하고 상호작용과 그 기능을 이해하는 학문을 장상학설이라 한다. 경락을 이해하기 위해서는 장상학설에 근거한 여러 증상에 대해 설문하여 직접적으로 해당 경락을 자극하거나 마사지하여 기능이 좋아지도록 도와주는 것이 클리니컬 마사지로서의 순기능을 다하는 것이라 생각한다.

　일단 설문지는 최대한 한의학적 느낌이 나지 않도록 만들었고 그에 따라 표준적 관리를 하는 것을 목표로 한다. 이러한 관리는 심도 있게 경락을 공부하지 않은 테라피스트라 해도 일종의 표준화된 프로토콜을 통하여 고객에게 맞춤관리를 할 수 있도록 해준다.

경락마사지를 위한 장상학설에 입각한 설문지
(코몽드 아카데미 부원장, 중의사 윤원경)

1　장소와 상관없이 소리에 잘 놀란다.
2　기억은 안 나지만 잠잘 때 꿈을 꾼 것 같은 느낌이 있다.
3　가끔 호흡이 곤란할 때가 있다.
4　왼쪽 가슴 부위(심장)에 조이는 통증 같은 것이 있다
5　불면증이 있다.
6　혈액순환 문제로 손발이 차다고 생각한다.
7　최근에 건망증이 생긴 것 같다.
8　얼굴에 열이 잘 오른다.
9　기분 조절이 잘 안 된다.
10　어지럼증이 있다.
11　아랫배에 가스가 차고 아프다.

1 감기에 잘 걸린다.
2 편도가 잘 붓고 인후가 약해서 목이 아픈 경우가 자주 있다.
3 비염이나 축농증이 있다.
4 피곤하면 목소리가 잠기거나 변한다.
5 매운 음식을 좋아한다. 싫어한다
6 땀이 잘 나는 편이거나 땀이 나지 않는다.
7 몸에, 특히 등에 여드름이나 좁쌀 같은 트러블이 있다.
8 아토피나 특정 피부질환이 있다.
9 쉽게 우울해지는 경향이 있다.
10 드라마나 영화를 보면 감동해서 잘 운다.
11 알러지 체질이다.
12 변비나 설사가 반복된다.
13 밖에서는 화장실을 잘 못 간다.

1 음식을 먹으면 소화가 잘 안 된다.
2 자면서 침을 흘리는 경우가 있다.
3 생각이 많고 여러 가지 걱정이 많다.
4 조금만 움직여도 쉽게 피곤하다.
5 잠을 많이 자야 피로가 풀리는 것 같다.

6 집에 있거나 편한 장소에서는 누워있는 것을 좋아한다.
7 집중력이 좋지 않다.
8 손과 발에 땀이 잘 난다.
9 밥 먹고 난 후 트림을 잘 한다
10 윗배를 만지면 불룩한 느낌이다.
11 저녁에 먹으면 아침에 얼굴이 잘 붓는다.
12 단 음식을 좋아한다. 단 음식을 싫어한다.
13 입에서 단내가 나거나 입 냄새가 나는 것 같다.
14 칫솔질할 때 구토감이 있을 때가 있다.
15 나는 (국물을. 건더기)를 좋아한다.

1 예민해서 스트레스를 쉽게 받는다.
2 눈이 피곤해서 뻑뻑하거나 충혈이 자주 된다.
3 안구건조증이 있다.
4 바람을 맞으면 눈물이 나온다
5 생리통이 있다.
6 생리 주기가 (길어지거나. 짧아지거나) 한다.
7 생리혈에 덩어리가 섞여있다.
8 사지가 뻣뻣하고 무기력감을 느낄 때가 있다.
9 손톱, 발톱에 윤기가 없고 잘 부서지거나 갈라진다.
10 기름진 음식을 먹으면 소화가 잘 안 되는 것 같다.
11 신맛 나는 음식이 극도로 좋다. 너무 싫다
12 가끔 손발이 떨리기도 한다.

13 오래 피곤하고 피로감이 풀리지 않는다.

1 허리가 자주 아프다
2 다리가 잘 붓는다.
3 무릎이 시리거나 아프다.
4 계단을 올라가는 것이 힘들다.
5 찬 것을 먹으면 속이 불편하다.
6 귀가 잘 안 들린다.
7 목소리가 큰 편이다.
8 머리카락이 잘 빠진다.
9 자다가 소변 때문에 깬 적이 있거나, 화장실을 자주 간다.
10 요실금이 있다.
11 손이 부어서 주먹을 쥐기가 어렵다.
12 공포영화를 못 본다. 잘 본다.
13 배가 차다. 이가 시리다.
14 방광염을 앓은 적이 있다.

◈ A가 다수일 경우

심장과 소장 기능이 약해져 있다.
수소음 심경. 수 태양 소장경은 팔에 흐르는 경락으로 팔과 상체 위주로 관리한다.

＊ 수소음 심경은 겨드랑이에서 시작되어 새끼 손가락 안쪽으로 내려간다. 시작점은 극천혈이고 마지막은 소충에서 끝난다.

1) 극천-심경의 시작점이며 액와 중간에 있어서 액와 동맥을 피해서 자극한다. 가슴과 옆구리가 아프고 결리거나 팔다리가 차거나 아프며 가슴이 답답하고 숨이 찬 증상이다. 늑간신경통에도 효과..
2) 소해-팔을 구부렸을 때 팔 안쪽 주름과 척골 사이의 중점. 머리가 아프고 어지럽거나 실없이 웃거나 간질, 정신분열 등에 적용.
3) 신문-손목라인 척측으로 척측 완요근 굴근의 요측 오목한 지점. 건망증과 불면증, 놀람증, 가슴 통증, 두통, 토혈, 신경쇠약 등에 적용.
4) 소충-5지 손톱 안쪽 0.1촌. 손바닥에 열이 날 때 가슴이 답답할 때, 심장통증, 풍습성 심장병에 적용.

* 수 태양 삼초경은 손끝에서 시작해서 귀 앞에서 끝난다.
1) 소택-5지 손톱 옆 0.1촌. 목이 부었을 때, 열날 때, 혼미, 두통, 가슴에 멍울 있을 때, 산후 젖이 안 나올 때 적용.
2) 후계-주먹을 쥐었을 때 5지장 관절 후 척측. 허리 아플 때, 반신불수, 정신병, 목이 부어 아플 때 적용.
3) 양곡-손등 횡문단(손목 주름)에서 척골 돌기 앞 오목 부위. 목이 부었을 때, 치통, 열날 때, 손목 아플 때 적용.
4) 천종-견갑골 극하연의 중앙. 기침, 가슴에 멍울이 있을 때, 견주염에 적용.
5) 권료-눈 끝 분에서 아래로 내려가 권골하연 오목한 지점. 치통, 얼굴이 부었을 때, 구안와사, 안면신경 마비에 적용.
6) 청궁-귀병 앞에 하악골 과상돌기 후연으로 입 벌리면 오목한 곳. 귀가 잘 안 들리고 치통, 각종 정신병, 귀에서 소리 날 때 적용.

　수궐음 심포경과 수소양 삼초경은 팔에 지나가는 라인이고 심경과 연관이 있으므로 A가 많이 나왔을 때 같이 자극하면 된다.

✱ 수궐음 심포경은 가슴에서 시작하여 3지 손가락 끝에서 끝난다.

1) 천지-제4늑간 유두외측 1촌. 기침, 가슴 답답할 때, 임파 결핵, 가슴 안에 멍울 생겼을 때 적용.

2) 곡택-팔꿈치라인 중 상완 이두근건의 척측. 가슴이 아플 때, 가슴이 답답할 때 위 아플 때, 구토, 설사, 놀랄 때 적용.

3) 내관-손목라인 위로 2촌, 두근 사이. 가슴 답답할 때, 어지러울 때, 차멀미, 배 멀미 구토할 때, 딸꾹질, 임신해서 구역질 날 때, 명치끝 아플 때, 팔이 저리고 아플 때. 심장이 빨리 뛰거나 느리게 뛸 때, 메스꺼울 때, 위통에 적용.

4) 로궁-2, 3 장골지간, 주먹 쥐었을 때 3지 끝. 가슴 답답하고 아플 때, 중풍, 혼미 정신병, 입 냄새, 손바닥 습진에 적용.

5) 중충-3지 끝 중앙. 정신병, 열병, 소아 야체, 중서(더위 먹었을 때, 심통, 혼궐에 적용).

✱ 수소양삼초경은 4지 말단에서 시작해서 어깨를 타고 올라가 눈썹에서 끝난다.

1) 관충-4지 손가락 척측 손톱 옆으로 0.1촌. 혼미, 정신병, 이명, 이롱(청각 상실)에 적용.

2) 양지- 손목라인에서 총신근건의 척측의 오목 지점. 목이 부었을 때, 손목이 시리고 아플 때. 당뇨병에 적용.

3) 지구- 손목라인에서 위로 3촌. 요골과 척골 사이. 변비, 귀에서 소리가 나고 잘 안 들릴 때, 열이 날 때 적용.

4) 예풍- 유양돌기 전하방 이수 하연 오목한 곳과 평행. 볼이 부었을 때, 이명, 이롱, 안면신경 마비, 이하선염에 적용.

5) 이문- 귀 앞쪽 절흔 부위 전방으로 입을 열면 오목하게 들어간 곳. 이명. 이롱, 치통에 적용.

6) 사죽공-눈썹 끝 오목한 곳. 두통. 치통, 눈꺼풀이 떨릴 때, 정신병, 안면신경 마비에 적용.

◆ B가 다수일 경우

폐와 대장의 기능이 약해진 것으로 수태음 폐경과 수양명 대장경이 팔을 지나가므로 팔과 등을 관리하여 호흡과 장의 기능을 향상시켜준다.

✽ 수소음 폐경은 흉부에서 시작해 엄지 손가락으로 나간다.
1) 중부- 정중앙선에서 옆으로 6촌. 제 1늑간과 평행. 기침, 가래, 숨을 잘 못 쉬고, 가슴, 어깨, 등이 아플 때 적용.
2) 척택-안쪽 팔꿈치라인 중 상완 이두근의 요측면. 폐와 관련된 병, 목이 아플 때, 기침, 각혈, 코 막힘, 어린이가 풍을 일으킬 때, 열날 때 적용.
3) 열결-요골경돌상방 손목에서 위로 1.5촌. 폐와 관련된 병, 얼굴과 뒷목이 뻣뻣할 때. 구안와사에 적용.
4) 어제-제일 장골 중심 손바닥과 손등 경계선. 폐와 관련된 병, 열날 때, 목이 쉬었을 때 적용.
5) 소상-엄지 요측으로 손톱 옆 0.1촌. 목이 부었을 때, 코피 날 때, 열이 날 때, 쓰러졌을 때, 정신병에 적용.

✽ 수양명 대장경은 2지 손끝에서 시작하여 팔을 타고 얼굴 콧망울 옆에서 끝난다.
1) 상양-2지 요측으로 손톱 옆 0.1촌. 열날 때, 혼미, 목이 붓고 아플 때, 치통, 녹내장에 적용. 귀에서 소리날 때, 잘 안 들릴 때, 손이 마비 시에 적용.
2) 합곡-손등 제 1, 2장골간. 2장골중점(임산부는 자극하면 안 됨). 두통, 눈이 충혈되고 부을 때, 치통, 복통, 코피, 설사, 변비, 폐경, 열이 날 때, 땀이 많을 때, 또는 땀이 없을 때, 코피 날 때, 구안와사에 적용.
3) 곡지-팔을 90도 직각으로 굽혔을 때 주횡문외단과 팔꿈치 뼈 연선의 중점. 목이 붓고 아플 때, 고혈압, 열날 때, 팔 못 쓸 때, 배가 아프고 토하고 설사할 때, 피부병, 두

통, 어지러울 때, 반신불수에 적용.

4) 견우-팔을 들었을 때 어깨에 생기는 두 오목한 지점 중 앞쪽 오목 지점. 반신불수, 치통, 견주염, 상지 마비, 고혈압, 다한증에 적용.

5) 영향-코 중점 옆으로 0.5촌. 코 막힐 때, 코피 날 때, 얼굴 가려울 때, 구안와사에 적용.

◆ C가 다수일 경우

소화기인 비장과 위장의 기능이 약해져 있으므로 다리 위주의 관리와 등의 유혈을 관리하면 효과적이다. 임상 결과, 고객의 80% 이상이 소화기가 약한 것으로 판단되므로 다리를 시작으로 등을 반드시 풀어서 장기의 기능을 도와준다.

* 족태음 비경은 엄지 발가락에서 시작하여 복부로 와서 옆구리에서 끝난다.

1) 은백-엄지 발톱 안쪽 옆 0.1촌. 혈변, 혈뇨를 볼 때, 폭설, 폭토, 기침, 월경과다, 다몽, 정신병에 적용.

2) 공손-제1중족골 기저부의 전하연 발등과 바닥의 경계선. 위통, 소화불량, 잠 잘 안 올 때, 가슴이 아플 때, 생리불순, 위유동감약(위산 분비 억제)에 적용.

3) 삼음교-안쪽 복사뼈 중점에서 위로 3촌 경골내측면 후연(임산부 금침). 설사(장명), 수종, 유뇨 불임, 생리불순, 근육동통, 잠 잘 못 잘 때, 꿈 많을 때, 고혈압, 다리 아플 때 적용.

4) 음릉천-경골내측과 하연 오목 지점. 배가 거북할 때, 설사, 부종, 황달, 요실금, 소변불리, 무릎 시리고 아플 때 적용.

5) 혈해-슬개골 위 2촌. 생리불순, 생리통, 무릎 아플 때 적용.

6) 대횡-배꼽 옆 4촌. 복통, 변비, 설사에 적용.

7) 대포-액와 정중선상 제6늑간 사이. 기천, 흉늑통, 전신 동통, 사지무력에 적용.

* 족양명 위경은 눈동자 바로 밑에서 시작하여 2지 발톱 옆에서 끝난다.
   1) 승읍-눈동자 바로 밑 안하 하연 오목한 곳. 눈이 붉어지고 아프며 시력이 떨어진다. 야맹증, 녹내장, 눈꺼풀이 떨릴 때 자극하면 효과적이다.
   2) 지창-입술 옆 0.4촌. 면탄, 유연(침 흘리는 이)에 적용.
   3) 협차-하악각전상방횡지 오목 지점 교근의 융기점. 치통, 하악관절통, 면탄, 삼차신경통에 적용.
   4) 하관-권골궁 하연 하악골 과상돌출 앞, 절흔지간 오목 지점(입을 열면 구멍이 생기고 닫으면 폐쇄됨). 치통, 귀 아프고 소리 날 때, 구안와사, 족근통에 적용.
   5) 천추-배꼽 옆 2촌. 변비, 설사, 이질, 생리불순, 장명에 적용.
   6) 독비-슬개골하연 장경인대 외측 오목 지점. 슬관절염, 하지마비, 굴신불리에 적용.
   7) 족삼리-독비혈 아래 3촌 경골전척외 1횡지. 위유동 수축력을 높여주고 유문경련 해결. 위통, 구토, 설사, 변비, 부종, 유옹, 정신병(혼미), 하지불수, 건강혈에 적용.
   8) 상거허-족삼리혈 아래 3촌. 변비, 허리 아플 때, 복통, 장명에 적용.
   9) 내정-발등 2, 3지간 봉문단. 발등 붓고 아플 때, 코피, 이빨 아플 때 적용.
   10) 여태-2지 발톱 옆 0.1촌. 얼굴 부었을 때, 정신병, 치통, 코피, 열날 때, 다몽, 전광에 적용.

◉ D가 다수일 경우

간장과 담낭의 기능이 약해진 것이다.
스트레스가 많은 요즘은 우리 몸의 측면을 지나가는 담경을 관리하면 피로감이 빨리 풀린다.
관리를 시작할 때 고객을 측면으로 눕혀 늑골 펌핑을 해주면 부드럽게 시작할 수 있다.

* 족소양 담경은 눈동자 외측에서 시작하여 아래로 내려가 4지 발가락 외측에서 끝난다.
   1) 동자료-눈 외측 0.5촌. 두통, 눈 아플 때, 녹내장에 적용.

2) 청회-귓병, 간절흔전, 하악골상과 돌출후면(입 벌리면 구멍 생김). 구안와사, 귀가 잘 안 들릴 때 적용.

3) 풍지-흉쇄유돌근과 승모근 사이 오목 지점. 머리, 목, 귀, 눈, 코, 열병, 중풍, 정신병, 감기, 고혈압, 실면증에 적용.

4) 견정-대추혈과 견봉연선의 중점(임산부는 지압하면 안 됨). 머리, 뒷목 뻣뻣할 때, 팔을 잘못 썼을 때, 가슴에 담 있을 때 적용.

5) 환도-대퇴골 대전자고점과 저관열공 연성의 처. 허리 아플 때, 다리 마비 시 적용.

6) 양릉천-비골소두 전하방 오목 지점. 협통, 구고, 구토, 황달에 적용.

7) 족규음-4지 발톱외측 0.1촌. 정신병, 눈병, 귀병, 열병, 불면, 늑통, 구역, 생리불순에 적용.

* 족궐음 간경은 엄지의 바깥쪽에서 시작하여 위로 올라가 간장 부위에 도달한다.

1) 대돈-엄지 바깥 발톱 0.1 촌. 정신병, 열병, 생리불순, 폐경, 붕류에 적용.

2) 행간-발등1, 2지 사이 봉문단. 두통, 옆구리 통, 정신병, 구와에 적용.

3) 태충-발등1, 2지 중족골 결합부 지간 오목 지점. 두통, 어지럼증, 눈 아플 때, 구역, 소아경풍 부과병(생리불순, 폐경), 유뇨, 산기, 붕류, 정신병, 불면증, 혼미에 적용.

4) 곡천-무릎을 구부렸을 때 슬관절 내측 횡문 두상방 오목 지점. 무릎 붓고 아플 때 적용.

5) 장문-제11늑골단 하연. 배가 그득하고 불편할 때, 설사, 늑통에 적용.

6) 기문-유두직하 제6늑간극. 흉늑장통, 구토, 유옹에 적용.

◆ E가 다수일 경우

신장과 방광 기능이 약해진 증상이다.

신장은 한의학적으로 인체의 근본으로 보는 장기인데 신장의 기능이 약해지면 종종 붓고 모든 기능이 약해지는 증상을 갖게 된다. 또한 방광경은 얼굴에서 시작하여 사람의 뒷면 전체를 지나가는 경락이다. 모든 장기를 아우름으로써 우리 몸의 순환을 돕는 적극적인 라인으로 볼 수 있다. 등과 다리에서는 특히 뒷부분을 중점적으로 관리하는 것이 효과적이다.

* 족소음신경은 발바닥에서 시작하여 쇄골까지 올라오는 경락이다.
  1) 용천-발바닥 전 처, 발 구부렸을 때 오목 지점. 전광, 혼궐, 두통, 어지러움, 불면, 목이 부었을 때, 변비, 소변불리, 소아경풍(경기)에 적용.
  2) 연곡-주상골 돌기하연 오목 지점. 발기불전, 생리불순, 냉대하, 당뇨병, 인후종통, 설사에 적용.
  3) 태계-내과복사뼈와 아킬레스건 사이 오목 지점. 생리불순, 냉 발뒤꿈치 통, 양위, 당뇨병, 변비, 각혈, 치통, 불면, 이명, 이롱에 적용.
  4) 조해-내측복사뼈 하연 오목 지점. 불면, 인후건통, 변비, 소변빈삭, 음정, 냉, 생리불순에 적용.
  5) 석관-배꼽 위 3촌, 배꼽 옆 0.5촌. 구토, 복통, 변비, 불임에 적용.
  6) 유부-쇄골하연 전정중선 옆 2촌. 기침, 가래, 구토, 흉통에 적용.

* 족태양 방광경은 인체에서 가장 긴 라인으로 눈 내측에서 시작하여 등을 지나 다리 뒷면을 타고 5지 발가락에서 끝난다.
  1) 청명-눈 안쪽 0.1촌. 근시, 원시, 색명, 야맹에 적용.
  2) 찬죽-눈썹 머리 오목 지점. 근시, 원시, 야맹증, 눈꺼풀이 떨릴 때, 눈꺼풀이 내려앉을 때 적용.
  3) 천주-후발제 정중직상 0.5촌 옆으로 1.3촌 흉쇄유돌근 외면 오목 지점. 중풍, 정신병, 어깨 아플 때, 열병에 적용.
  4) 폐유, 심유, 격유, 간유, 담유, 비유, 위유, 신유, 대장유 유혈(장기의 반사구)은 기립근 라인이므로 압을 주어 천천히 여러 번 스트로킹한다.

5) 승부-엉덩이 라인 중앙. 치질, 둔부동통에 적용.

6) 위중-오금라인 중앙. 허리와 등이 단단해지며 아플 때, 뒷다리동통에 적용.

7) 승산-비복근 양 근 사이 오목 지점의 끝단. 치질, 변비, 허리동통에 적용.

8) 곤륜-바깥 복사뼈와 아킬레스건 사이 오목 지점(임산부는 자극하면 안 됨). 두통, 요통, 뒷목 뻣뻣하고 어지러울 때, 현훈, 정신병, 실면, 요슬산연(허리가 시리고 아픔)에 적용.

9) 지음-5지 발톱 옆 0.1촌(임산부는 자극하지 않음). 두통, 코피, 난산, 태위불정(태아가 거꾸로 들어선 경우)에 적용.

● TIP ●

장상학설 설문지에 따른 에너자이징 관리 프로그램 예시 및 주요 혈점

핵심 경락의 주요 혈점을 엄지 혹은 팔꿈치 등으로 천천히 3초 이상 누른다. 근조직이나 근막 점검 후, 혈점을 연결하는 경락 라인은 괄사나 손바닥 혹은 너클을 사용하여 딥티슈로 스트로킹한다. 주요 라인을 제외한 다른 부분은 순환마사지로 부드럽게 마무리하여 클리니컬마사지의 효능을 극대화한다.

BeautyBible 06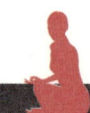

마사지는 과학이다, 리포사지

리포사지(lypossage)는 전 세계 40여개 국과 미국 52개 주에서 사랑받는 안티셀룰라이트 보디컨투어링 시스템이다. 리포사지와의 첫 만남은 한마디로 표현하면 "스파크"였다. 내가 만들고 싶었던 내 머릿속의 테크닉이 내 앞에 있었던 것이다. 역시, 마사지는 과학이다.

●

인간의 수명이 길어지고 건강한 삶을 오랫동안 영위하는 것이 인생 최대의 목표가 된 지금 에스테틱과 스파의 CS(고객만족) 프로그램은 과연 무엇인가. 그것은 건강과 아름다움의 두 가지 화두를 조화롭게 결합하여 에스테틱의 가장 중요한 목표인 유지maintenance를 이뤄내는 것이리라. 1998년부터인가 나는 서양의 셀룰라이트 관리와 동양의 경락마사지를 적절히 조합한 만족스럽고 과학적인 체형관리에 깊은 관심을 가져왔다. 셀룰라이트란 원래 진피층 결합조직의 문제로 깊은 근육관리나 지압 등으로 해결할 수가 없고, 오히려 때로는 압력이 강한 관리로 인해 림프체계의 스트레스를 유발하여 셀룰라이트 해소에 도움이 되지 않는 경우가 많기 때문이다. 하지만 관리를 받는 고객의 입장에서는 어느 정도 깊은 압력에 의한 통증해소 없이 마사지를 즐길 수가 없다. 게다가 눈에 바로 나타나는 사이즈 감소나 부종완화를 원하는 성급한 현대인들에게 림프 드레니지나 각종 기기관리가 100% 만족을 선사하기란 쉽지 않은 일이다. 에스테틱&스파가 가지고 있는 한계가 바로 고객에게 즉각적으로 만족감을 선사해야 한다는 매우 주관적

박정현의
뷰티바이블

이고 비과학적인 인식에 있다.

대부분의 근육마사지는 결국 평소의 2~3배 이상의 혈류를 증가시켜 심장에 부담을 주면서도 반대로 조직에서 정맥으로의 재흡수는 그 속도를 맞추지 못하기 때문에 조직에서의 과부하, 즉 부종edema이 발생하게 된다. 병증 때문이든 압력이 강한 마사지 때문이든 강력한 통증이나 충격 때문이든 부종이 온다는 것은 결국 한 가지 부정적인 결과를 초래하는데, 그것은 바로 세포의 산화이다. 테라피스트들은 이 점에 입각하여 고객의 몸에 스트레스를 주지 않는 한도 내에서 모든 매뉴얼 테크닉을 수행해야 한다. 스트레스를 준다는 것은 그것이 정신적이든 육체적이든 간에 결국 부정적인 결과를 초래하기 때문이다. 따라서 두 가지 욕구를 모두 충족시키는 관리 프로그램에는 어떤 것이 있을까 많은 고민을 했지만, 언제나 결론은 '적절한 압력의 적절한 마사지'였다. 이 적절한 압력의 적절한 마사지라는 것이 너무도 모호하고 주관적이며 과학적이지 못하여 테라피스트들에게 명확한 표준체계protocol을 선사하지 못하는 것이 늘 답답했다.

MLD(수기 림프 드레니지)가 좋고 효과적인 것은 잘 알고 있으나, 하나의 프로그램으로 우리나라 스파에서 판매하기에 그다지 적절한 상품이 아니다. 왜냐하면 우리나라는 마사지의 즐거움을 주로 통증관리에서 찾고 있기 때문이다. 통증관리가 된다는 경락마사지의 경우, 사실 눈에 보이지 않는 기와 혈의 흐름으로만 효과를 주장하기에 역부족임을 우리는 잘 알고 있다.

나는 2000년도부터 프랑스 LPG사의 엔더몰로지를 체형관리에 적극적으로 활용해 왔다. 이유는 단 하나였다. 사람의 손을 대체할 수 있는 유일한 기기이며, 물리적으로 자극을 해야 효과가 있는 셀룰라이트 해소에 효과가 입증된 기기이기 때문이다. 셀룰라이트의 특성상 고질적으로 섬유화된fibrous 셀룰라이트를 제외하고는 적절한 물리적 스킨롤링이 가장 효과적이라는 것쯤은 이제는 누구나 알고 있다. 지금으로부터 10년 전만 해도 우리나라의 에스테틱&스파에서는 전신관리를 할 때 체계적인 프로토콜을 찾기 어려웠고, 전신을 스킨롤링으로 마사지한다는 것 자체도 생소했다.

에스테틱은 고객에게 관리받은 효과를 반드시 선사해야 할 뿐만 아니라 그 유지가 핵심이기 때문에 지속적이고 장기적이며 적절한 관리가 프로그램의 핵심요소key module가 되어야 한다. 스킨롤링이라는 테크닉은 여러 가지 매뉴얼 테크닉 중의 하나일 뿐이다. 이러한 스킨롤링을 기본으로 하여 근육과 근막층을 석션하여 굴러가는 엔더몰로지는 체형관리(보디 컨투어링)에서 혁신적인 시스템으로 자리를 잡았다. 단점이 있다면 비용의 문제와, 손 느낌을 사랑하는 고객에게 안티 셀룰라이트 관리를 해야 하는 경우엔 마땅한 테크닉이 없다는 것이었다. 일반적인 습식 마사지로는 셀룰라이트 관리가 어렵고 그렇다고 스킨롤링만 할 수도 없고……. 고객이 만족할 만한 과학적인 테크닉이 필요했다.

리포사지는 손으로 LPG 엔더몰로지의 효과를 낼 수 있도록 만들어진 보디컨투어링 테크닉임은 물론 그 이론적 체계가 매우 과학적이어서 찬사를 보낼 만하다. 에스테티션이나 테라피스트가 고객에게 효과를 보여줄 수 있을 뿐만 아니라 만족감에서도 근육 마사지와 비교하여 손색이 없도록 구성되어 있다. 더구나 2010년 이후의 웰니스 화두인 키네틱(운동성) 테라피이다. 마치 트레이너가 고객을 운동 지도 하듯이, 슬리밍 시장에서도 뷰티 트레이너로서 고객을 압도할 수 있는 프로그램이다.

지금은 에스테틱의 본고장인 프랑스에서도 에스테틱의 스타일이 변화하고 있다. 마사지테라피로 우회하고, 동양의 경락마사지에도 깊은 관심을 가져 혈점을 공부하고 기에 대해 많은 관심을 보인다. 우리는 이미 오래 전부터 해왔던 일이나, 우리가 해온 세월에 비해 테크닉을 체계화시키고 결과를 도출하여 임상을 내고 그것을 프로토콜로 만들어내는 능력이 취약하다. 또한 모든 관리에서 고객에게 효과를 선사하는 것에 매우 게

으른 것도 사실이다. 오랫동안 현장 실무자들에게 비만을 강의하면서 기기를 합법적으로 쓰지 못하는 우리나라 현실의 한계에 부딪치고 답답했던 것도 사실이다. 실제로 체형관리를 하는 오너형 테라피스트에게 단순히 테크닉을 교육하는 것으로는 실용학문을 가르치는 사람으로서 만족을 이끌어내지 못한다. 그들이 원하는 것은 고객만족을 통한 매출의 증대이다. 고객만족을 위한 교육은 고객을 창출하기 위한 마케팅부터 고객상담과 판매까지를 책임지는 프로그램이다.

리포사지의 창시자 Charlse W. Wiltsie Ⅲ세는 마케팅과 프로그램을 접목하여 완벽한 체형관리 프로그램을 개발하여 국제적으로 통용될 수 있게 만들었다. 100명의 여성을 대상으로 임상을 하여 결과를 도출했고 체계화시켰다. 어찌 보면 그도 필자처럼 비싼 기기의 도움을 받지 않고 테라피스트가 간편하게 프로그램을 판매하고 결과를 도출할 수 있는 테크닉 개발에 대한 고민을 했을 것이다. 리포사지는 테크닉 측면에서 보면 근막체계를 관리하고 지방세포에 산소를 공급하여 지방분해를 촉진하고 림프 드레니지의 작용을 돕는다. 혈류를 증가시키더라도 재흡수를 돕는 림프체계의 운동을 촉진하는 작용을 하므로 순환이 좋아지면서도, 심장에 부담을 주지 않고 적절한 압력과 다이내믹한 테크닉으로 고객을 지루하지 않게 한다. 세일즈 포인트 역시 부분별로 존zone 1, 2, 3으로 나누어 진행하고, 얼굴의 경우 일반적인 축소 테크닉이 아닌 집중적인 설골근과 이복근 관리를 통해 이중턱을 확실히 관리하여 25분 만에 V라인을 만들어준다.

경험이 많은 테라피스트라면 고유의 다양한 테크닉을 구사할 수 있다. 그러나 고객이 눈으로 결과를 직접 확인할 수 있는 관리는 별로 많지 않다. 그에 반해 리포사지(림프, 리피드, 마사지의 합성어)의 매력은 테라피스트가 테라피를 수행할 뿐만 아니라 바로 판매의 클로징을 할 수 있다는 점이며, 테라피스트를 넘어 트레이너로 접근할 수 있다는 점이다.

내가 운영하는 에스테틱에서는 고객들이 리포사지를 즐기는 모습이 일상이다. 글로벌 시대의 SNS도 한몫을 하여 스마트폰으로 검색해서 외국 스파의 리포사지 가격까지 알고 찾아온다. 동영상 마케팅은 더 큰 밴드웨건을 형성해준다. 글로벌 프로그램의 큰 장점이 아닐 수 없다.

살아 있지 않은 단순한 테크닉을 교육하는 시대는 지나갔다. 고객만족을 이루면서 관리자도 만족할 수 있는 경제성이 높은 프로그램은 흔치 않다. 테라피스트라면 이론적으로는 림프와 근막층에 대한 이해가 필요하다. 전문적인 고객응대와 판매 스킬이 필요하며 에스테틱&스파의 특성인 유지관리에 대한 마인드가 필요하다. 현란한 테크닉을 구사하는 것은 자기만족이다. 고객만족 부분에서 에스테티션은 관리를 잘 받아서 기분 좋은 것보다 개개인이 원하는 결과를 만들어내는 데 더 무게를 두어야 한다. 리포사지는 그런 의미에서 볼 때 바쁜 현대인들을 위한 결과지향적 프로그램이자 전 세계적으로 각광받는 글로벌 스파 프로그램으로 손색이 없다.

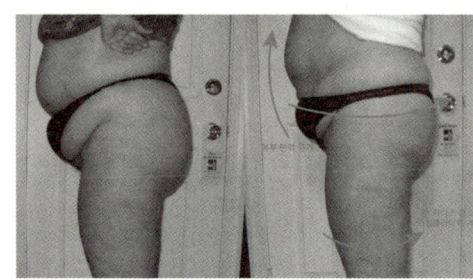 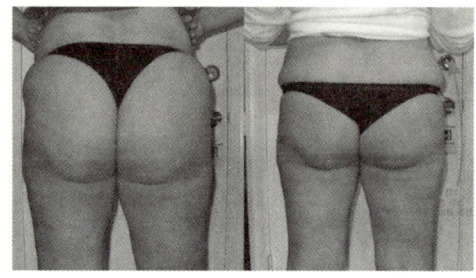

자료 13 리포사지 임상

CHAPTER 8

발상의 전환이
기회를 가져온다

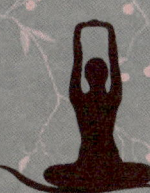

에스테틱이나 스파는 장기에 비유하면 '허파'와 같은 존재이다.
내 고달픈 삶이 숨쉴 수 있는 곳……

BeautyBible 01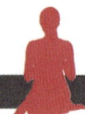

새롭게 태어나는 기분, 릴랙싱 왁싱

아주 오래된 의식, 제모

14세 프랑스 소녀가 생애 최초의 왁싱을 경험한 후 만족스런 미소를 띠며 상기된 얼굴로 하던 말이 기억에 남아있다. "무척 두려웠는데 진짜 기분이 좋았어요. 언제 다시 오나요?"

●

제모의 역사는 수세기를 거슬러 올라간다. 고대문화에서는 제모가 단지 미용 차원에서의 행위가 아니라 종교적·사회적 의식으로서의 의미도 지니고 있었다. 어떤 민족에게는 다모증이란 신에 대한 정면도전이며 불경스런 일이어서 이집트 성직자들은 스스로 제모를 했다고 한다. 동양의 많은 민족들 역시 다모증은 품위를 떨어뜨리는 것이었다. 별다른 제모의 방법이 없었던 고대에는 그 방법이 꽤 위험했는데 최초의 제모제 중 하나로 알려진 것이 석회와 웅황을 전분과 섞은 물질인데, 놀랍게도 현대에도 할렘가의 여성들이 종종 이 방법을 쓴다고 한다.

왁스의 경우는 동양권에서 그 유래를 찾을 수 있지만, 그리스 로마인들도 왁스를 사용했다고 한다. 왁스의 기본 성분은 설탕, 꿀, 송진, 진흙 등 끈적이는 모든 것이었다고 한다. 중세시대에는 황화비소와 석회를 사용했다. 이렇게 오랜 시간이 지나서 19세기에 와서야 밀랍을 기초 성분으로 하는 첫 왁스가 등장했다.

박정현의
뷰티바이블

제모에 대한 조금 색다른 접근

제모란 영구적·일시적 제모를 포함한 모든 행위를 말하지만, 에스테틱에서는 주로 왁스로 하는 제모를 주로 말하여 통상적으로 왁싱이란 말을 쓰고 있다. 에스테티션의 영역 중 가장 널리 사용되는 제모의 방법인 왁싱을 에스테틱 스파의 관리 프로그램의 하나로 확고히 할 수 있도록 조금 색다른 접근을 해보도록 하겠다.

동양인이든 서양인이든 근본적으로 털에 대한 수치심을 가지고 있는데, 이것은 아마도 위에 언급한 대로 종교적인 의미에서 이어져온 정신적인 문제라고 할 수 있겠다. 외국인들이 제모를 많이 하기 때문에 외국인들은 제모에 대해 매우 산뜻한 생각을 갖고 있으리라 생각하면 오산이다. 외국인들조차도 제모는 정말 치러내기 힘든 과정이며, 대부분의 여성들이 에스테틱 스파의 의례적이고 딱딱한 제모의식에 불만을 가지고 있다.

외국에서 제모란 말 그대로 털을 뽑아주고 피부를 매끄럽게 만들어주는 엄연한 관리임에도 그렇게 우아한 관리가 되지 못하고 있는 것이 사실이며, 약 20~30분 정도의 짧은 시간에 빠르게 일어나야만 하는, 최소한의 서비스도 가미되지 않은 비인간적인 프로그램이다. 제모는 우리나라에서도 역시 서비스가 제공되지 않은 관리이기는 마찬가지이면서 대부분의 에스테틱&스파가 간과하고 넘어가는 프로그램이다. 또한 짐짓 귀찮은 프로그램으로 여기며, 가격도 사실 너무 비싸게 책정되어 있다.

왁싱 프로그램의 품질은 고객과의 첫 스킨십에서 결정된다. 비키니 왁싱처럼 까다로운 부위를 왁싱할때는 가릴 곳을 미리 잘 가려주는 드레이핑에 신경 쓰고 부끄러움을 느끼지 않게끔 배려한다. 얼굴은 표정관리를 잘해야 하며 전문가의 자세로 신속하고 매끄럽게 진행한다. 아플 것이라는 고객의 긴장감을 부드럽게 이완시키면서 피부를 소독하고 파우더링을 하는 과정에서 부드러운 손길로 긴장을 풀어주어 고객에게 안도감을 심어 주어야 하는 책임이 있다. 마치 깨끗이 왁싱을 하고 아기처럼 새롭게 태어나는 기분을 주는 것, 이것이 왁싱이 갖는 매력이기 때문이다.

왁싱을 끝내고 나면 잔여 왁스를 닦아내는데, 이때 전체적으로 다리에 오일을 도포하고 부드러운 릴랙싱 마사지와 발 지압을 해준다면 왁싱을 받는 동안의 긴장감을 완벽히 풀어주고 나아가 만족감까지도 얻어낼 수 있다. 전신제모의 경우에는 간단한 딥 프레스로 전신을 편안히 해주고 몸을 릴랙스한 다음 시작해 보라. 고객이 왁싱 도중 잠이 드는 경우까지도 보게 된다.

우리나라 고객들은 대부분 왁싱을 하고 싶어도 말로 잘 표현을 못하고 눈치만 보는 경우가 많기 때문에 메뉴판에 왁싱 프로그램을 명시하고 특히 성수기인 봄 여름철에는 친절한 안내를 여기저기 해두는 것이 좋겠다. 고객이 말을 하기 전에 왁싱 주기에 따라 프로그램을 미리 알리고 주기적으로 진행하는 것도 좋은 방법이다. 계절적으로 왁싱에 대한 욕구가 많은데 전문 왁싱 프로그램을 몰라서 고민하는 여성들도 꽤 많다. 실제로 고객에게 제모를 권해보면 대부분의 고객들이 마다하지 않는다. 규격화된 프로그램에 색다른 서비스를 가미해 에스테티션이 먼저 권한다면 거절할 고객은 하나도 없을 것이다. 마사지가 함께 하는 부드러운 왁싱, 비수기에 에스테틱 스파의 고객유치 프로그램으로 손색이 없을 것이다.

◆ **브라질리언 왁싱**

최근 젊은 여성들 사이에서 브라질리언 왁싱이 대유행이다. 브라질 여성들이 워낙 노출이 심한 의상을 잘 입어서 유행되었다고 한다. 우리나라 여성들이 대중적으로 좋아할 수 있는 왁싱이라고는 생각도 못했는데 여름이면 그 수요가 가히 폭발적이다. 내가 싫어하고 불편한 프로그램이라 해서 피하고 안 한다면 우리의 평생 가망고객인 젊은 고객들 가까이 갈 수 있는 기회가 그만큼 멀어지는 것이다. 에스테틱 스파의 문화 코드도 젊은 여성들에 맞춰 빨리 바뀌어야 할 것 같다. 요즈음은 심심치 않게 남성고객에게서도 문의전화가 많이 오고 심지어 남녀 커플로 왁싱을 받기를 원하는 시대가 되었다.

하지만 브라질리언 왁싱의 본연의 목적은 위생이다. 옷을 많이 입지 않던 원시시대에는 체모가 중요한 역할을 하지만 옷을 겹겹이 입는 현대사회에서의 체모는 오히려 위생에 도움이 되지 않는다는 점이 중요하다. 이점에 입각하여 에스테틱에서 왁싱 프로그램을 활성화시킬 필요가 있다. 팔이나 다리 겨드랑이 등은 집에서도 면도기를 사용하여 얼마든지 할 수 있지만 intimate한 부위의 제모는 반드시 전문가의 도움을 받아야 한다.

특히 결혼을 앞둔 신부들에게, 출산을 앞둔 산모들에게, 휴가철 바캉스 떠나기 전에 필수적으로 판매할 수 있는 품목으로 고객이 찾기 전에 먼저 고객에게 권하여 판매를 유도한다.

◆ all nude

치구를 포함하는 체모를 회음부와 항문 부위까지 제거하는 것을 말한다. 브라질리언 왁싱의 고급단계이다. 위에서 언급한 바와 같이 체모가 꼭 필요하다는 조건은 현대사회에서는 그다지 통하지 않는 말인 것 같다. 원시시대에는 옷을 벗고 다니기 때문에 방어 차원에서 체모가 반드시 필요하겠지만 속옷부터 팬티 스타킹, 스키니 바지까지 겹겹이 옷을 끼어 입는 요즈음은 오히려 체모가 습하게 만들고 세균감염의 원인이 될 수 있다. 회음부 체모 왁싱을 하고 나서 모든 여성이 만족을 하고 재구매가 되는 것은 자명하고, 위생적으로도 매우 중요한 프로그램이므로 반드시 에스테티션이 익히고 기술을 숙달하여 intimate관리를 하는 것이 당연하다고 본다. 웨딩케어의 서비스관리로, 혹은 바캉스 이벤트로 활용하기 좋은 아이템이다.

만일 all nude가 부담스럽다고 생각하거나 브라질리언 왁싱을 처음 접하는 고객들에겐 퓨빅왁싱을 한다. 퓨빅왁싱은 앞쪽에 조금 남겨두고 모양을 만드는 것인데, 재미로라도 다양한 모양을 만들어보는 연습을 해보는 것이 좋겠다.

왁싱은 전문기술의 범주에도 넣을 수 없는 에스테틱의 기본 케어이다. 에스테티션이라면 돈이 되지 않는 프로그램이라 할지라도 고객이 원한다면 해주어야하는 것이 당연하다. 전 생애를 통하여 심신을 우리에게 맡기고 있는 고객들에 대한 예의이기 때문이다.

차라리 벗어라! 기능성 파운데이션

기능성 파운데이션, 알고 입자

바람과 함께 사라지다의 여주인공 비비안 리가 시녀로 하여금 뒤에서 코르셋을 조이며 숨막히는 고통을 참아내던 장면을 기억하는가. 속옷이 여성의 체형을 완성한다는 것, 동서고금을 막론하고 변하지 않는 진리이다.

'차라리 벗어라!'

내가 처음 기능성 파운데이션을 접하게 되었을 때 선배 한 분이 권해주신 책 제목이다. 이 책 한 권이 속옷에 대한 기존관념을 완전히 깨고 내 머릿속에 새로운 개념의 파운데이션을 자리하게 했다. 속옷에 관한 한 바이블로 여겨지는 이 책은 실제로 속옷에 대한 모든 기존의 생각을 뒤엎는 단순하고도 명쾌한 책이다. 속옷을 제대로 입지 못할 바에는 차라리 입지 말라는 얘기다.

기능성 속옷이라는 말은 이제 웬만한 여성이면 누구나 머릿속에 실루엣을 그려볼 정도로 많이 보급이 되었다. 하지만 기능성 속옷을 왜 입어야 하며 어떤 효과가 있는지에 대해서는 정확히 알려지지 않은 채 오히려 비싼 가격과 일부 문제 있는 판매 방식 때문에 오히려 부정적인 측면이 많이 부각되어 있는 것이 현실이다. 이에 내가 직접 체험하고 믿고 있는 속옷 이야기를 풀어보도록 하겠다.

기능성 파운데이션, 입는 화장품

기능성 화장품과 마찬가지로 기능성 파운데이션은 속옷을 입어서 체형 보정의 효과가 있는 속옷류를 총칭한다. 일반적으로 패션을 강조한 현대의 란제리와 확연히 구분되는 것은 이 속옷의 목적이 체형보정에 있고 그를 위해 디자인되어 있어서 개인이 원하는 방식과 취향 대로 입는 것이 아니라 정해진 공식 대로 입었을 때 원하는 효과를 볼 수 있다는 점이다. 속옷을 입을 때 감성적인 효과나 시각적인 효과에 역점을 두는 경우에 란제리가 훨씬 우위에 있다. 하지만 기능적인 면을 십분 이해하고 개선의 목적으로 기능성 파운데이션을 입으면 좋은 화장품을 장기간 사용했을 때 노화가 늦추어지는 것처럼, 몸의 노화를 막고 완벽한 몸의 비율proportion을 만들 수 있다.

이런 점에서 기능성 파운데이션은 몸매가 만들어지기 시작하는 16~22세 사이에 입어 몸매를 만져주고 지방의 하중을 막아 탄력 있는 몸매를 유지할 수 있도록 하는 것이 바람직하다.

미래는 기능성 섬유의 시대

기능성 속옷의 진화는 곧 섬유의 진화이다. 내가 십오 년 전부터 입고 판매하고 있는 기능성 속옷 브랜드 엘레모아는 발전섬유power plant fiber로 속옷을 만드는데 성공하여 속옷을 입는 것만으로도 적혈구의 상태가 좋아지는 임상실험 결과를 가지고 있다. 고가의 기능성 속옷들은 섬유 그 자체도 고기능성을 자랑한다.

발전섬유에 사용된 토르말린은 양극과 음극의 전극을 가진 것으로 알려져 있으며, 보통 작게 부수면 토르말린이 지닌 전극이 다른 토르말린과 달라붙어 전류가 흐르지 않게 된다. 따라서 토르마린 가루에 합성수지 도료와 분산제를 배합하여 토르말린 입자

하나하나에 막을 형성시킴으로써 토르말린끼리 서로 달라붙지 않도록 특허 기술을 보유하고 있다. 입는 것만으로도 음이온이 지속적으로 방사되어 적혈구에까지 영향을 미친다는 사실은, 향후 속옷 시장의 판도 변화가 예상되는 부분이다.

파운데이션의 기원

'바람과 함께 사라지다'의 비비안 리를 기억하는 우리 모두는 그녀가 잘록한 허리를 만들기 위해 코르셋을 조여가며 피나는 노력을 하던 장면을 잊을 수가 없다. 잘록한 허리를 강조하기 위해 퍼진 치마를 입었고 그 허리를 위해 코르셋과 패치코트의 끈을 잡아당겨야 하는 시녀의 노력이 필요했다. 속옷은 이렇게 여성의 몸매를 만들어내기 위해 존재하던 훨씬 전부터 수치심을 가리기 위한 목적으로 만들어졌다. 하지만 중세 이후부터는 신분의 차이와 계층의 다양화와 함께 속옷의 가지 수도 늘어났다. 즉 신분이 높을수록 속옷의 가지 수가 많고 여성의 치마 속이 복잡했다는 얘기다.

브래지어와 거들이 코르셋의 자리를 메워 간편하고 보편적인 속옷이 등장했지만, 따지고 보면 여성의 아름다운 몸매를 표현하는 데 17세기 유럽 귀족사회 귀부인들이 벌인 실루엣 전쟁의 핵심이었던 코르셋만 한 속옷이 없다고 본다. 바로 이 코르셋이 여성의 실루엣을 강조하기 위한 기능성 파운데이션의 원조가 아닌가 생각한다. 이후 18세기경 '드로즈'라는 가랑이 팬티가 등장했는데 아마도 이것은 성의식의 변화와도 무관하지 않다고 본다.

프랑스 혁명 이후에는 승마가 성행하고 여성의 활동성이 강조되어 모든 속옷이 짧아지고 간편해지기 시작했으며 색과 무늬가 도입되었다고 한다. 여성성이 빠른 속도로 개방되어 가는 것이었다. 여성의 지위가 상승하고 신개념의 페미니즘이 도래하면서 여성의 속옷은 갈수록 대담해지고 패션화되어 갔고, 이제는 안방에 앉아 속옷 패션쇼를 전혀 낯가림 없이 볼 수 있게 되었다. 이렇게 속옷은 그 역사와 함께 여성의 가장 중요한 부분이 되었다.

여성의 몸, 그대로 사랑하자

여성은 자신의 신체를 사랑하고 가꾸어야 한다. 어릴 때부터 남성들은 그렇게 길러져서 자신의 중요 부분을 매우 사랑하며 자랑스러워한다. 매우 철학적으로 접근하는 것 같지만 '시몬 드 보봐르'의 말처럼 여성은 여성으로 태어나는 것이 아니라 여성으로 길러지는 것이 문제라고 본다.

여성은 태어나면서부터 상대적으로 지배적인 남성에 밀려 수치심을 가지고 자라는데, 아이러니컬하게도 속옷은 이러한 여성의 수치심을 가려주면서 묘한 가치를 이끌어내는 존재이다. 함부로 만지거나 볼 수 없는 절대 성역이면서도 그 안을 들여다보고 싶은 욕구를 느끼게 하는 것이다.

여성들은 체격이 작든 크든, 가슴이 크든 작든 여성이기 때문에 아름답다. 단, 고유의 아름다움을 지닌 자신을 인식하지 못하는 여성을 보면 가장 안타깝다. 여성으로 태어나 가슴이 있다면 그것은 남성이 가지지 않은 것이므로 더욱 가치가 있고, 잘록한 허리는 남성의 건장한 허리와는 달리 애처로움과 당당함이 함께 공존하는 신체 부위이다. 아름다운 히프는 성적인 매력뿐만이 아니라 건강한 생명의 탄생을 엿보게 한다. 여성의 신체는 아름답게 가꾸어야 할 대상이지 함부로 다루어져도 되는 대상이 아니다. 이는 외적인 아름다움에만 치중하여 내적인 것을 가꾸지 않는 문제와는 차원이 다르다. 아름답게 가꾸어진 몸매는 그 자체로 아름다울 수 있음을 인정해야 한다는 얘기다.

아담과 이브가 수치심을 느껴 나뭇잎으로 중요 부분을 가리게 된 그 순간부터 속옷이 생겨난 것으로 볼 수도 있다. 하지만 속옷은 이제 아름다움을 지키고 인체공학적인 디자인으로 부족한 곳을 보정하는 생리학적·의학적 기능까지도 할 수 있게 되었다.

기능성 파운데이션이 왜 체형을 보정하는가

사람들의 체형은 그들이 어떤 생산활동을 하느냐에 따라 변해간다. 앉아서 사무만 보는 여성과 항상 서 있어야 하는 학교 선생님, 팔을 많이 사용해서 노동을 해야 하는 여성들, 이러한 생산활동의 특성은 장기화되면 될수록 신체의 특정부위를 주로 사용하여 근육이 발달하거나 퇴화하고 지방이 굳어져 특이한 형태로 신체가 발달한다. 나 역시 대한민국의 자랑스러운 아줌마의 한 사람으로서 점차 굵어지는 팔뚝과 두둑해지는 아랫배를 피할 길이 없다. 팔이 굵어지면서 등의 어깨 부분이 두둑해져 견갑골이 말 그대로 골이 보이지 않고, 아치형으로 약간 들어가야 할 등허리는 꼿꼿해서 항상 통증이 있다. 나는 오래전 기능성 파운데이션을 경험하면서 평소 나의 자세가 얼마나 잘못되어 있는지 깨닫게 되었다. 올인원이나 웨이스트니퍼 같은 생소한 속옷을 불편하고 사치 정도로 여겼던 당시, 사면이 거울로 둘러싸인 피팅룸의 거울 앞에서 전문가에 의해 변모되는 내 모습은 가히 충격적이었다. 출산을 경험하고 탄력을 잃기 시작하던 30대 중반의 여성이 속옷 하나로 완전히 달라지는 순간이었다.

기능성 파운데이션을 입고 나서 겉옷을 입었을 때는 더욱 놀라웠다. 등이 펴지고 자세가 달라지면서 키도 한층 커 보이고 자신감이 있어 보였다. 놀랍게도 속옷 하나로 우리의 체형이 훨씬 돋보일 수 있다는 사실은 경험해 보지 못한 사람은 알 수가 없다. 단지 아름다운 속옷을 입었을 때의 만족감이 아니라 기능적인 측면이 강조된 가치를 느낄 수 있다. 실제로 몇 년간 체형보정 파운데이션으로 신체 사이즈의 놀라운 변화를 체험한 나는 누구에게나 기능성 파운데이션을 자신 있게 추천하고 있다.

파운데이션의 종류별 체형보정 효과

◆ 쇼츠(팬티)

히프를 둥글게 감싸주고 살을 누르지 않는 것을 선택한다. 삼각팬티가 유행하면서 여성들의 히프에 문제가 생겼다. 꼭 끼는 바지를 입었을 때 히프가 팬티라인 때문에 미워지고 보기 싫은 선들이 생기게 된다. 복부 부분도 고무줄이 강하지 않는 자연스런 쇼츠를 입어야 한다.

◆ 브래지어

등과 옆구리의 군살과 복부 상단의 살을 모은다. 가슴은 유일하게 근육이 없는 신체부위이다. 유선과 지방을 피부가 감싸고 받치고 있기 때문에 지방의 변칙이동이 제일 많이 일어나는 부위이다. 가슴이 큰 여성은 대개 어깨가 굽어 있고 큰 가슴을 제대로 받쳐주지 못하는 속옷 때문에 가슴이 처져 있다. 살집이 있으면서도 가슴이 평평한 여성은 잘못된 브래지어의 착용으로 겨드랑이 부분과 복부 상단까지 살이 퍼져 있는 경우가 대부분이다.

여성의 뒷모습을 바라보면 브래지어의 언더버스트 라인이 일자로 깨끗하게 만들어져 있는 경우가 별로 없이 위로 올라가 있거나 어깨끈이 내려와 있는 경우가 많다. 제대로 된 브래지어를 착용하려면 딱 맞는 언더버스트 사이즈가 중요하다. 언더버스트가 맞지 않으면 브래지어가 위로 쏠려서 가슴의 지방이 눌리고 아래로 이동하게 된다. 어릴 때부터 바르지 않은 브래지어 사이즈와 컵 모양으로 지방을 변칙 이동시키면 그것이 굳어져 퍼지고 미운 가슴이 되는 것이다. 브래지어의 컵 역시 가슴을 전체적으로 감싸 안는 풀컵이 가장 바람직하다.

기능성 파운데이션의 브래지어를 입을 때 몸을 앞으로 숙여 등과 옆구리의 살들을 다 모아 컵 안에 넣으면 의외로 확 커지는 가슴을 볼 수 있는데, 이것이 바로 변칙 이동된 지방들 때문에 일어나는 현상이다. 제대로 된 브래지어를 착용하면 6개월 이내에 컵 사이즈를 2~3단계로 키울 수가 있다.

◆ 웨이스트니퍼(척추교정 효과와 잘록한 허리 만들기)

웨이스트니퍼는 아마도 코르셋의 변형된 모습이라고 본다. 제대로 브래지어를 착용한 뒤에 후크가 여러 개 달린 니퍼를 착용하는데, 언더버스트에 맞추어 착용한다. 여성의 잘록한 허리를 강조하고 언더버스트를 또 한 번 눌러주어 완벽한 가슴라인과 허리곡선을 만든다. 등허리 부분의 군살은 둔부로 내린다. 이렇게 착용하고 나면 저절로 등이 펴지고 등허리가 아치형이 되어 허리의 만성통증에도 효과가 있다. 단, 웨이스트니퍼를 지나치게 꽉 조이는 경우 소화기능에 이상을 초래하므로 적당한 조임을 선택하는 것이 좋다.

◆ 롱 거들(인체공학적 재단과 봉제가 중요함)

거들은 처진 히프를 올려주고 허벅지를 탄력있게 만들어주는 기능을 하면서 복부가 나오는 것을 방지한다. 거들이 너무 사이즈가 작으면 역시 아래위로 지방이 눌려 오히려 몸매를 망치게 되므로 입었을 때 허리나 다리 부위에 살이 튀어나오지 않는 사이즈를 선택해야 한다. 특히 림프절 부분을 강하게 누르거나 하면 오히려 혈액순환이 안 되고 노폐물이 정체되어 문제를 일으키므로 인체공학적 디자인이 필수이다.

품질이 좋은 롱 거들은 복부와 히프 아래 부분을 제외한 다른 부위는 매우 탄성이 뛰어나고 전혀 조임을 느끼지 못한다. 우리나라는 성장기에 있는 여학생들조차도 전체적으로 짜임 조직이 같고 데니어(실의 굵기) 수가 같은 답답한 거들을 잘못 입어 오히려 허리와 허벅지 쪽의 지방들이 변칙적으로 고정되어 버리는 경우가 허다한데 정말 안타까운 일이다.

◆ 쇼트거들

개인적으로 팬티형 거들은 굳이 필요한 종류는 아니라고 보지만 복부가 많이 나오고 히프 아래가 많이 처진 경우는 입어주는 것이 좋다. 역시 너무 꽉 조이는 것은 피하며 입을 때 림프절 부분을 조이지 않는 것을 선택해야 한다.

◆ **올인원(보디슈트)**

보디슈트 혹은 올인원이라고 하는 하나로 된 파운데이션은 기능성 속옷에서 감성적 터치라는 생각이 든다. 체형보정 기능은 떨어지지만 아웃웨어를 입을 때 부드러운 실루엣을 만들어준다. 젊은 여성보다는 신체 곡선이 울퉁불퉁한 나이든 여성들에게 좋고 부담이 덜하다.

기능성 파운데이션이 갖추어야 할 조건

●

기능성 파운데이션의 생명은 인체공학적인 디자인과 섬유의 종류, 봉제와 커팅에 있다. 시중에 많이 나와 있는 기능성 속옷들은 통신판매 등으로도 많이 팔리는데 정말 위험한 일이 아닐 수 없다. 기능성 파운데이션을 판매하는 사람은 반드시 피팅룸을 갖추고 다양한 사이즈를 선택할 수 있도록 해야 하는데, 이러한 전문성을 무시하고 무작위로 판매하는 것은 이미 기능성 파운데이션으로서 가치가 없는 것이다. 제대로 입었을 때는 기능적이지만 그렇지 못하면 오히려 몸매를 망칠 수 있기 때문에 카운슬링이 필요하고, 이러한 카운슬링은 고객의 몸을 관리하는 에스테티션과 테라피스트들에게 가장 잘 맞는 일이라고 생각한다.

　기능성 파운데이션의 인체공학적인 디자인은 입었을 때 확연히 구분이 된다. 입었을 때 어느 한 곳도 눌리고 불편한 곳이 없어야 하며, 약 30분이 지나서도 전혀 불편함을 느끼지 않아야 한다. 기능성 파운데이션을 흔히 맞춤 속옷이라 하는데, 이는 실제로 맞추기 때문이 아니라 입었을 때 나한테 딱 맞아야 한다는 의미이다.

기능성 파운데이션의 소재는 발한 기능이 있어야 하고, 겨울철에는 보온기능, 여름철에는 보냉기능이 있어야 한다. 특성상 면으로 만들 수 없기 때문에 합성섬유이기는 하지만 천연섬유와 같은 기능을 가지고 있어야 한다. 최근에는 탄성이 뛰어나면서도 흡습, 방출 기능이 강하고 원적외선까지 방사하는 최신 소재들로 만들고 있기 때문에 입어보면 그 차이를 금방 느낄 수가 있다. 또한 봉제와 커팅도 매우 중요하다. 입체적인 디자인의 속옷이므로 제대로 된 기능성 파운데이션은 수공으로 만든다. 봉제를 보면 그 가치를 알 수 있고, 입었을 때 눌리는 곳이 없고 몇 년간 입어도 튼튼해야 한다.

에스테틱 숍에서의 체형관리와 기능성 파운데이션의 관계

직·간접적으로 비만관리 혹은 체형관리 등을 접하면서 늘 안타까운 것이 있다. 고객이 비싼 돈과 귀중한 시간을 투자하여 관리를 받고 우리는 힘들게 관리를 해서 몸매를 만들어주었는데 여름만 되면 어김없이 다시 무너진 모습으로 스파를 찾는 고객들을 볼 때이다. 다시 스파를 찾는다는 것은 분명히 고객 자신이 효과를 믿고 있다는 증거이고, 우리 에스테티션들 역시 다시 관리를 하는 것은 몸매관리의 결과를 확신하기 때문이다.

많은 에스테틱 스파들이 여러 가지 종류의 파운데이션을 진열하고 판매하고 있지만 정작 실제 판매량을 묻거나 마케팅과의 연계를 살펴보면 허점이 드러난다. 속옷을 별도의 상품으로 판매하고 있기 때문에 기능성 파운데이션 상품의 효용성을 설명하는 데 힘이 실리지 않아 매출은 부진할 수밖에 없다. 기능성 파운데이션을 판매하기 위해서는 우선 전문가가 되어야 한다. 속옷이든 화장품이든 어떤 무엇이든 목적이 같으면 판매하기가 쉽고 결과도 좋다. 우선 10회, 20회 정도의 강도 높은 체형관리로 지방분해가 성공적으로 된 고객은 피부탄력과 함께 완벽한 프로포션을 만들어주어야 하며, 줄어든 사이즈를 유지하고 몸매를 교정하기 위해서는 반드시 체형관리의 마지막 단계에서 기능성 파운데이션을 입어보게 하여 달라진 몸매를 확인시켜 주어야 한다.

물론 연령과 생활습관에 따라 적절히 권해주어야 한다. 예를 들어 장시간 비행을 해야 하는 승무원이나 오래 서있어야 하는 직업을 가진 여성들에게는 웨이스트니퍼를, 앉아서 오래 근무하는 여성들에게는 올인원 타입이 적당하다. 특히 마치 현대병처럼 가슴 때문에 고민하는 많은 여성들에게 성형수술 이외의 방법으로 가장 바람직한 것이 바로 기능성 속옷의 착용이기 때문에 상품의 가치를 더 쉽게 알릴 수가 있다.

기능성 속옷 판매의 반대 극복

기능성 속옷을 내가 입는다고 가정했을 때 느껴지는 반대 이유는 무엇인가. 몇 가지 현실적인 문제를 감안할 때 고객들이 느끼는 몇몇 문제를 극복할 수 있는 지혜로운 반대 극복 질문서를 만들어보자. 그리하여 판매도 증진시키고 고객만족도 이끌어낼 수 있도록 함께 노력해 보자.

◆ 기능성 속옷은 너무 비싸다

기능성 속옷은 주로 100% 수입 완제품이다. 일부 국산제품도 있지만 주로 수입제품이며 그 대상국이 일본이다. 먼저 우리나라는 아직까지 가공기술이 뛰어나지 못해 수입제품을 만나게 되는 것이다. 일본의 경우 몇 백 개의 속옷업체들이 여러 가지 판매방식으로 경쟁을 하고 있으나 현지 가격 역시 고가인 편이다. 일반적인 면이나 나일론이 아닌 특수 처리된 합성섬유인 오페론 섬유, 백급 사처럼 원적외선이 방출되고 사계절 무리 없이 입을 수 있는 특성을 갖추고 있는 신소재들일 경우 가격이 고가이다. 하지만 기능성 파운데이션의 수명이 4~5년 이상 되므로 매년 속옷을 구입하기 위해 드는 비용을 생각하면 그렇게 비싼 것은 아니다. 하루빨리 우리 기술로 질 좋은 제품을 선보여 합리적인 가격이 형성되기를 바라는 바이다.

◆ 체형보정은 거짓말이다

놀랍게도 고객들을 만나보면 대다수의 여성이 기능성 파운데이션을 한두 개쯤은 가지고 있으나, 착용을 하지 않거나 옷장 속에 넣어두는 경우가 다반사이다. 속옷을 제대로 착용한 여성은 거의 만족을 하며 특히 가슴 사이즈나 허리 군살 등의 보정효과에 100% 만족하는 것을 볼 수 있다. 유행하는 아이템으로 군림하는 속옷이 아니라 매일매일 입어주어야 하는 힘겨운 상대인 만큼 이것을 판매하고 관리하는 사람은 이론과 실제에 해박해야 하고, 브래지어 사이즈 등을 지속적으로 관리해서 최대의 효과를 이끌어내야 한다. 즉 어떤 상품을 어떤 사람에게 구입했느냐가 효과를 판가름하는 것이다.

◆ 누구나 효과를 보지 못한다

사실은 누구에게나 효과적인 상품은 없다. 기능성 파운데이션의 경우 체형보정, 그중에서도 대부분 가슴 사이즈를 늘리는 목적으로 착용한다. 등이나 복부, 가슴, 등에 전혀 살이 없고 깡마른 여성은 그다지 효과를 보지 못한다. 왜냐하면 가슴으로 이동시킬 최소한의 지방이 필요하기 때문이다.

◆ 세트 구성이 너무 많아서 부담스럽다

이것은 사실이다. 아무리 기능이 좋아 구입을 결심해도 고객에게 불필요한 여러 가지 상품을 권한다면 부담이 될 수밖에 없다. 속옷을 판매하기에 앞서 고객의 정확한 요구를 파악해서 그에 맞는 것을 권하도록 한다. 예를 들어 20세 정도의 어린 아가씨가 가슴 사이즈 확대를 위해 속옷을 구입하고자 할 때는 쇼츠, 롱 브래지어, 웨이스트니퍼, 롱 거들만 추천하면 완벽하다. 또한 그 고객의 목적이 체형보정인지 실루엣에 중점을 두는지 잘 파악하여 전문가로서 조정을 해줄 수 있어야 하며, 이러한 차별성이 고객에게 신뢰를 불러일으킨다.

◆ 답답해서 입을 수가 없다

처음 30분간은 답답하다. 하지만 입을수록 속옷에 내가 맞추어지는 느낌이 들며, 또 좋은 상품은 잘 때조차도 벗지 않게 된다. 역시 전문가적 자질과 상품 선별력이 필요한 부분이다.

이밖에도 기능성 파운데이션을 부담스럽다고 여길 많은 문제들이 있지만, 기능성 파운데이션을 화장품이나 마사지처럼 우리가 갖추어야 할 좋은 상품으로 생각할 필요가 있다. 나에게 확신이 있다면 상대를 설득할 수 있는데, 그 확신은 경험에서 나온다. 내가 답답하거나 싫어서 못 입는 속옷을 고객에게 판매할 수는 없다. 고객의 만족을 이끌어내면서 체형관리 결과를 한 차원 높이 끌어올리려면 좋은 상품을 선별해 낼 수 있는 전문지식과 경험이 필수적이다.

기능성 파운데이션, 종류도 다양하고 가격도 천차만별이다. 과연 내가 선택한 상품은 믿을 만한 것인가? 이런 점에서 전문가로서의 도전의식이 필요하다. 기능성 파운데이션의 최적의 판매처는 바로 에스테틱&스파이기 때문이다.

● TIP ●

하체 체형관리의 완성과 유지

압박스타킹 메디컬 스타킹 등으로 이름지어진 전문 스타킹은 이제 소비자들도 중요하게 인식하고 있는 속옷이다. 압박스타킹을 착용하는 것은 정체되어있는 림프의 흐름을 좋게하고 하향하는 중력에 반하여 하체 부종을 예방할 수 있는 가장 좋은 방법이다. 하체관리라는 것이 원래 부종을 예방 완화하고 유지하는 개념의 관리이기 때문에 압박스타킹을 별도 판매하여 효과를 지속시키고 하체부종형 고객의 삶의 질을 높여주는 것도 좋은 방법이 될 수 있다. 원래 림프부종을 해결하는 방법은 마사지, 스킨케어, 스트레칭 등의 복합물리요법인데, 이 복합물리요법의 완성이 압박스타킹을 착용하는 것이라고 본다. 정맥류가 보이고 부종이 심한 경우 반드시 권해야 하므로 에스테틱에서 판매하는 것도 좋은 방법이 될 것이다.

BeautyBible 03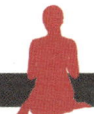

향수 이야기-
향, 또 하나의 나

시각, 후각, 미각, 촉각 그리고 후각

프루스트는 인간이 살아가는 매 순간이 냄새와 맛에 저장된다고 했다. 시각, 청각과 달리 후각과 미각은 화학작용을 일으키는 감각이다. 시력을 포함한 모든 감각은 세월과 함께 퇴화하지만 후각세포는 24일 주기로 다시 만들어지기 때문에 키플링은 "후각은 시각, 청각보다 훨씬 더 깊이 심금을 울린다"고 말했다
—셀리아 리틀턴 '지상의 향수 천상의 향기'

●

이 모든 것 중에 후각은 향이라는 신비한 무형의 존재를 유형으로 인식하는 상상력의 감각이다. 향으로 인식된 이미지는 아주 오랫동안 여운을 남긴다. 때로는 시력이 없는 사람이 감각적으로 이미지를 형상화할 수 있는 수단이 되기도 하고 영원히 기억되는 이미지가 되기도 한다.

 향수가 특정인만의 전유품이 아닌 요즘, 향수에 대한 지식은 이제 상식이라 할 수 있다. 향은 후각을 통해 들어오지만 연상 작용을 통해 상상의 여러 가지 옷을 입히는 신비한 존재로, 누구에게나 기분 좋은 꿈을 꾸게 한다. 화장품에 향을 넣는 이유 중 하나가 바로 여성들에게 꿈을 심어주기 위함이 아닐까 생각한다. 수많은 향fragrance 중에 특히 향수perfume는 여러 가지 향을 조합하여 독특한 향의 컬러를 만들어내는 것으로, 한 가지 향이 주는 느낌보다 훨씬 강하고 독특하게 우리의 정신을 지배한다.

향수를 사랑하는 사람은 매우 감각적이며 특히 미식가가 많다고 한다. 미각과 후각이 일맥상통하기 때문이다. 아로마테라피를 논하지 않더라도 향기가 주는 정신적 치유효과와 기억, 연상작용 등은 경험해 본 사람은 누구나 알고 있을 것이다. 사람에게는 향기가 부여하는 또 하나의 나identity가 존재하고 있음을……

향을 특별히 사랑하는 나는 여성들에게 고유의 향을 부여해 주고 싶은 욕망을 갖고 있다. 에스테티션들이 미의 창조자로서 고객들에게 향기를 부여할 수 있기를 바란다. 사람을 함부로 평가하고 규정짓는다는 것이 어불성설이기는 하나 사람을 깊이 바라볼 수 있는 통찰력을 지니게 되면 그 사람에게 어울리는 빛의 파장과 향기까지도 창조해 낼 수 있는 심미안이 생길 수 있다고 믿는다. 세상의 빛과 향기에는 분명히 에너지가 존재하고 있기 때문이다. 인간이 만들어낸 향수는 그러한 의미에서 사치스런 기호품이라기보다는 우리의 생활에 에너지를 부여할 수 있는 것으로, 알면 알수록 재미있는 대상이다.

향수는 마법의 물

향수의 기원은 역시 종교적 의식에서 출발한다. 고대 사람들은 신과 교감하기 위해 몸을 깨끗이 씻고 향나무 같은 향기가 나는 것들을 태우고 즙을 내어 몸에 바르고 의식을 치렀다. 이러한 종교의식은 몸을 깨끗이 하고 정신을 아름답게 하기 위한 것이다. 향수는 그 후 이집트 문명권을 거쳐 그리스 로마 등지로 퍼져나가면서 귀족들의 기호품이 되고 화폐 대용으로 쓰일 만큼 귀하고 비싼 물건이 되었다. 근대적 의미에서 최초의 향수는 헝가리 왕비인 엘리자베스를 위해 만들어진 '헝가리 워터'로, 최초의 알코올 향수이기도 하다. 이 헝가리 워터를 사용한 엘리자베스는 70세가 넘은 고령에도 결혼을 할 수 있었다고 하니, 향수란 가히 향기를 부여받은 인간이 나이와 외모의 한계를 극복할 수 있게 해주는 마법의 물인 것이다.

성격마다 향수도 다 다르다?

●

향수에 특별한 관심을 갖고 있는 나는 사람을 보면 향의 이미지를 떠오른다. 외모가 아닌 내면의 성격이 느껴지는 사람의 경우 그에게 걸맞은 향이 생각나고, 그 향과 동떨어진 향을 풍길 때는 왠지 몸에 맞지 않는 옷을 입었다는 느낌을 받는다. 그것은 바로 향에도 성격이 있기 때문이고 놀랍게도 설문조사를 해보면 거의 100% 들어맞는 것을 확인할 수 있다. 그것은 향수를 만드는 조향사들이 단순하게 향을 조합하는 것이 아니고 개성과 인간미를 생각하여 산고를 겪으며 만들어내는 작업을 하기 때문이리라. 인도의 차크라가 7가지 에너지를 색으로 표현한 것이라면, 향의 종류는 육감의 에너지로 표현할 수 있다고 본다.

유명한 조향사들은 새로운 향수를 만들 때 누군가를 떠올리며 만든다고 한다. 어떤 사람을 떠올리고 그 사람을 가장 빛나게 할 수 있는 향을 거듭 조합하여 탄생되는 향수들이 세계적인 브랜드가 되는 것이다. 나는 아주 오래 전 프랑스 시몬말레사의 사장에게서 아주 귀한 선물을 받은 적이 있는데, 눈부시게 푸른 코발트색 향수병에 들어있는, 족히 1,000㎖는 되는 오 드 퍼퓸eau de perfume이었다. 그 선물은 조향사였던 그분이 자신의 인형같이 어여쁜 아내를 위해 특별히 만든 세상에 하나밖에 없는 향수였는데, 특별히 나에게 한 병을 선물하며 유일무이함을 강조했던 선물이었다. 그 향수를 가진 사람은 세상에서 그 부인과 필자뿐이어서 지금까지 잘 간직하고 있기는 하지만, 향에서 느껴지는 이미지는 전혀 필자와 맞지 않아 한 번도 사용한 적이 없다. 자신의 아내를 위해 만든 향이었으니 성격과 분위기가 전혀 다른 나에게는 당연히 맞지 않을 수밖에 없다.

이렇게 향수는 성격과 이미지를 고려하여 향을 선택했을 때 가장 잘 맞을 수 있고, 남들이 향을 칭찬해 준다면 본인에게 잘 맞는 것으로 보면 된다. 자신과 맞지 않는 향을 썼을 경우에는 자신이 하루 종일 향을 느껴서 오히려 머리가 아플 수가 있다. 만일 자신의 향수를 잘 느끼지 못한다면 그 향수는 나에게 잘 맞는 향이라고 보면 된다. 향수 선택에 실수가 없으려면 우선 향의 종류와 성격에 대하여 알아야 하고, 자신의 체취와 맞는지 직접 경험하여 선택해야 한다.

   요즘 젊은이들 사이에는 좋은 사람에게 향수를 선물하는 것이 유행인데, 이럴 때 선물 받는 사람의 이미지와 동떨어진 향수를 선물해서 난감한 일이 생기기도 한다. 이런 실수를 하지 않기 위해서는 향수를 잘 알고 선택해야 한다.

재미난 향수 이야기-향수와 내 체취가 주는 숨겨진 매력

중뇌에 해당하는 변연계는 감성을 관장하는데, 후각으로 들어온 향기는 바로 이 변연계에 작용하여 기억장치에 저장되고 감성을 관장하게 된다.

   향이란 워낙 후각을 통해 정신을 지배할 수 있는 능력을 지니고 있어서 한번 기억에 남으면 좀처럼 잊히지 않는 장점이 있다. 나의 경우 10년 전부터 한 가지 향수를 써오고 있는데, 향수를 뿌리지 않으면 마치 양치질을 안 한 것처럼 하루 종일 마음이 불편하다. 여행갈 때 꼭 챙기는 품목 1호일 정도로 내겐 향수가 필수품이 되었다.

   사람은 누구나 독특한 체취를 지니고 있다. 그런데 특이한 것은 사람은 자신의 체취를 전혀 느끼지 못한다는 사실이다. 자신의 체취를 느끼지 못하기 때문에 본인이 다른 사람에게 어떤 느낌을 주는지를 전혀 모른다는 사실은 매우 불행한 일이 아닐 수 없다. 아무리 깨끗이 몸을 씻고 깨끗한 옷을 입어도 2~3시간 만 지나면 자연스럽게 체취를 풍기게 되는데, 주로 피지분비에서 오는 산화된 향으로 지성피부를 가진 사람일수록 체취가 강하다. 때로는 옆에 있을 수 없을 정도로 독특하고 강한 체취가 나는 사람이 있다. 다른 사람의 체취는 싫은데 나는 괜찮겠지 하는 생각은 오산이다. 이러한 사람의 체취에 따라 향수는 향이 변질되고, 똑같은 향수라 해도 뿌리는 사람에 따라 각기 다른 묘한 향을 만들어내는데 이것이 바로 향수의 숨겨진 매력이다.

　나는 아이가 어릴 적부터 직장생활을 했기 때문에 아이가 늘 엄마를 그리워했다. 가끔 서류를 가지러 집에 들를 때면 아이를 잠시 집 밖으로 내보내야 했는데, 잠깐 들어갔다 나왔는데도 귀신같이 아이가 엄마 냄새를 알아채고 울어댄다는 것이다. 물론 아이가 엄마의 체취를 가장 잘 아는 것이지만 그것은 아이의 머릿속에 기억된 엄마의 향기 때문이 아닌가 생각한다. 우리 아이는 지금도 엄마가 향수를 뿌리면 금세 기분이 좋아져서 '엄마 냄새' 하며 미소 짓는다.

향에도 순서가 있다

향수를 뿌렸을 때 가장 먼저 코를 찌르는 향이 톱 노트, 20~30분 정도 지난 뒤 풍기는 향이 미들노트, 그리고 마지막 잔향이 베이스노트라는 것쯤은 누구나 잘 알고 있다. 단지 이 베이스노트가 개인의 고유한 체취와 섞여서 만들어내는 독특한 향이 마지막을 장식한다는 사실이 중요하다. 그래서 똑같은 향수를 사용하는 두 사람이 전혀 다른 느낌을 주게 되는 것이다. 향수의 베이스노트와 체취가 섞여 만들어내는 독특한 향은 체취처럼 자신이 느끼지 못한다. 자신이 뿌린 향수의 향을 자신이 강하게 느낀다면 그 향수는 본인에게 맞지 않는 것이다

　향수를 선택할 때 고려해야 할 사항 중의 하나는 자신의 성격과 체취이다. 사람과 이미지에 따라 써야 할 향수가 따로 있는 것이다. 때로는 보이시한 여성이 여성미와 섹시함을 나타내기 위해 오리엔탈 계열의 향수를 사용하기도 하지만 그리 맞는 향은 아니라고 본다.

　따라서 향수는 자신을 잘 알고 자신감을 갖고 있는 사람이 사용했을 때 더욱 빛을 발하게 된다. 평소에는 전혀 사용하지 않던 향수를 특별한 날 사용하면 더 큰 실수를 하게 된다. 평소 아침에 샤워하듯이 사용해야 하는 것이 향수이고, 향은 한 가지일 때 더욱 기

억에 남는다. 간혹 여성들이 기분에 따라 여러 가지 향수를 사용하는 경우가 있는데, 이것은 이미지메이킹뿐만 아니라 정서면에서도 별로 바람직하지 않다. 향수는 후각으로 입는 정신적인 옷처럼 늘 한결같은 것이 좋고 그것이 나를 기억하게 하는 방법이다.

내 향기를 전달하려면

나는 상업광고를 참 좋아한다. 광고를 아주 유심히 보는 편인데 광고 카피에서 마케팅의 힌트를 많이 얻기 때문이다. 외국 향수 광고를 보면 정말 여성의 심리와 인간의 감정을 잘 표현하는 경우가 많은데, 결코 사치스럽지 않게 본능적으로 접근을 한다. 그것은 향수가 갖는 향기가 사치스러운 것이 아니고 인간의 캐릭터를 결정하는 중요한 부분을 차지하고, 인간의 콤플렉스를 극복하는 중요한 요소가 될 수 있다는 것을 보여준다. 아주 프레시하고 달콤한 프루티 향이 나는 향수 광고에서 데이트를 앞두고 설레는 모습으로 향수병을 향해 "너도 처음이니? 나도 처음이야." 하고 얘기할 때 느껴지는 기분은, 수줍고 상큼한 과일 향과 꽃 향이 어우러진 느낌이 들게 해준다.

향수를 지나치게 사용할 경우 상대방의 머리를 아프게 하지만 적절히 사용했을 경우에는 아주 긍정적인 효과가 있다. 향수를 적절히 사용한다는 것은 향수를 알아야만 가능하다. 톱노트가 강한 시트러스 계열의 향을 사용하면 얼마 지나지 않아 향이 사라지므로, 오전에 한 번, 오후에 한 번 사용하는 것이 좋다. 반면에 베이스노트가 강한 향수는 하루에 한 번만 사용하는 것이 좋다. 너무 여러 번 사용하면 옆 사람 머리를 아프게 할 수 있다.

영화처럼 향수를 뿌려보자

어느 프랑스 영화에서 여 주인공이 사랑하는 연인과 데이트를 하러 나가기 직전에 극도로 흥분해서 어쩔 줄 모르다가 오 드 투알렛eau de toilette을 공중에 분사하고 몸을 날리는 장면이 있었는데, 정말 인상적이어서 나도 가끔 활용하는 방법이다. 향수를 바로 뿌렸을 때 향이 너무 강해 상대방에게 불쾌한 느낌을 주지 않으려고 공중에 분사하고 내 몸을 그 밑으로 날리는 것이다. 또한 향은 밑에서 위로 올라오는 특성이 있으니 치맛단 밑이나 무릎 뒤쪽에 뿌려주면 성공적이다. 퍼퓸perfume(향료 15~30%)의 경우는 맥박이 뛰는 곳 뒤쪽이나 손목 안쪽에 살짝 찍어두면 되고, 오 드 투알렛eau de toilette(향료 알코올 대비 6~8%)의 경우는 옷 안감이나 머리카락 안쪽으로 뿌려주어도 좋다.

향수를 특별히 싫어하는 사람은 없지만 향수를 과감하게 사용하지 못하는 사람은 의외로 아주 많다. 그것은 향수를 사치성 기호품이라고 생각하는 문화에서 비롯되었다고 볼 수 있다. 향기 마케팅이 성행하는 요즘, 어디에 가나 뒤섞인 향기뿐인데도 정작 자기 자신에게 향기를 부여하는 것에는 익숙하지 못한 것이 조금 안타깝다. 향수를 사용하는 것은 이성의 시선을 끌거나 특별한 목적을 위해서가 아니라 향기를 통해 나 자신을 마케팅하는 것이다.

향과 친해지는 일이 누구보다 쉬운 우리 에스테티션들은 이미 절반은 아로마테라피스트가 아닌가. 향으로 많은 것을 치유할 수 있다는 확신을 갖고 있는데 향수랑 친해지지 않을 이유가 없다. 내 몸에서 나의 체취와 어우러져 개성 만점의 향을 풍긴다면 나의 가치를 한껏 높일 수 있으며, 다른 사람보다 더 큰 에너지를 가질 수 있는 것이다. 아름답고 개성 있는 향은 타인의 후각을 즐겁게 하고 나를 확실히 기억시킬 수 있기 때문이다.

● TIP ●

에스테틱 스파에서 향기의 의미

에스테틱에서의 향기란 컬러만큼이나 중요하다. 시각으로 결정되는 컬러마케팅은 마음에 저장되고, 후각으로 만들어지는 향기마케팅은 뇌에 저장된다. 향기마케팅을 하는 것은 그래서 매우 중요하다. 오래도록 기억되는 에스테틱이 되려면 향초이든, 아로마 에센셜 오일이든 일정한 향기가 있어야 한다. 아로마 디퓨져로 베이스노트가 강한 향을 지속적으로 피운다면 심신의 안정과 함께 다시 찾고 싶은 매장이 될 것이다.

TIP

향! 적어도 이 정도는 알아두자

스파이시(Spicy)
현대에 와서 많이 사용되는 향으로 톡 쏘는 느낌의 싱싱한 향이다. 스파이시한 향은 유니섹스 모드와 잘 어울리며 남녀공용 향수로 많이 개발되기도 하지만, 오리엔탈 계열의 향으로 시작해서 스파이시한 향으로 가는 향이 만들어지기도 한다.

오리엔탈(Oriental)
서양인들이 동양을 신비한 세계로 동경하여 붙인 이름으로, 대표적인 것으로 사향을 들 수 있고 섹시함을 강조하는 향수에 많이 쓰이는 향이다. 서양인들이 가장 선호하는 향이기도 하다.

플로럴(Floral)
거의 모든 사람들이 좋아하는 대중적인 향으로 여러 가지 꽃 향을 말하는데, 달콤한 향은 플로럴 프루티, 상큼한 향은 플로럴 프레시로 분류된다. 성격이 다정하며 가정적이고 여성스러운 분위기의 여성에게 잘 맞는 향이다.

플로럴 알데히드(Floral Aldehyde)
합성향료로 파우더리한 톱노트와 우디한(woody) 베이스노트가 매력적인 향으로, 주로 지성적인 여성이 섹시함을 강조하고 싶을 때 사용하면 성공적인 향이다.

시프레(Chypre)
아주 깊은 숲속에서 느낄 수 있는 신비스러운 향을 말한다. 신비스러우면서도 성숙한 여성을 위한 향이다. 활동적이며 자의식이 강한 여성에게 잘 맞는 향이다.

우디 시트러스(Woody Citrus)
시트러스의 상쾌함에 우디의 따뜻함이 결합된 향으로 대표적인 남성 향수이다. 남성적이면서도 따뜻한 인간미를 지닌 남성이 사용하면 아주 훌륭하다.

이 밖에도 기본 향에서 파생되는 여러 계열의 향이 있고, 이 세상에 인간이 존재하는 한 향은 계속 만들어질 것이다. 향을 알고 나면 이미지와 매치시키는 작업이 필요한데, 이때에 바로 사람을 꿰뚫어 볼 수 있는 심미안이 필요한 것 같다. 상대방이 알아차리지 못하도록 나름대로 향기를 부여하는 연습을 하다 보면 어느새 조향사 못지않은 향기 부여 능력을 갖게 될 수 있다고 본다.

박정현 원장의
희망 메시지

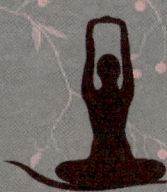

나는 고객과 함께 살아왔고, 지금도 살고 있고, 고객과 함께 늙어갈 것이다.
그것이 에스테틱에 몸담고 있는 나에겐 너무나도 소중한 스토리이자 가치다.

BeautyBible 01

브랜드 가치를 높여주는 트렌디 마케팅 4S

2014년, 소비자는 어떻게 바뀌었는가. 고객이 더 이상 그냥 고객이 아닌 시대이다. 이미 오래 전 미래학자 A.Toffler는 권력이동이라는 책에서 이제 더 이상 권력은 제조사나 위정자에게 있지 않고 소비자에게로 이동하였다고 했다. 온라인이 활성화되면서, 특히 양방향 소통이 가능해지면서 이 사실은 우리에게 정말 크게 다가온다.

　SNS 양방향 소통의 시대인 지금은 소비자가 권력을 가진 왕일 뿐만이 아니라 그 소비자들이 공유하고 있는 경험들이 브랜드의 핵심가치로 떠오르기 시작했다. 이제 모든 브랜드는 브랜드를 가진 자가 주인이 아니라 소비자가 주인공이 되어 경험을 공유하며 스토리를 만들어가는 시대이다.

　이 모든 것을 하나하나 풀어 트렌디 마케팅에 대한 insight를 나누고 싶다. 이 시대에 살아남을 100년의 브랜드를 만들 것인가, 한두 해 장사를 하고 말 것인가를 결정하는 것은 바로 우리 자신인 것이다. 오늘도 나는 SNS를 통해 고객을 매일 만나고 있고 고객을 통해 마케팅을 배우고 있다. 이제 내가 마케팅을 하는 것이 아니라 고객이 마케팅을 해주고 있는 것이다.

　내가 생각하는 트렌디 마케팅의 네가지 S를 공유하도록 하겠다.

박정현의
뷰티바이블

1. Simple

브랜드를 경험으로 인식하는 고객들에게 기억에 남아 선점할 수 있는 첫 번째 키워드는 simple이다. 가장 단순한 것이 가장 훌륭하다. 단순하다는 것은 브랜드 가치의 차원에서 본다면 기억하기 쉽고 이해하기 쉽다는 뜻이다. 규모가 작은 에스테틱이든 규모가 큰 스파이든 고객은 브랜드를 통하여 내가 찾을 수 있는 가치를 빠르고 쉽게 받아들이게 되어 있다. 마케팅은 고객이 물건을 사기까지의 모든 행위이다. 그렇다면 간단하고 쉬운 길이 있는데 멀고 복잡한 길을 돌아갈 고객이 어디 있겠는가.

쉽고 간편하고 스토리 속으로 폭 빠질 수 있는 "가치" 그것이 현대 "spa"의 가치이다. 스파를 생각하면 "relax" "healing" "massage" "touch" 같은 가장 본능적인 스토리가 떠오르기 때문에 그에 비해 조금 더 복잡한 에스테틱보다 스파를 선호하는 고객들의 성향을 이해해야 한다.

스파는 이미 힐링의 단계를 지나 스토리를 입은 브랜드가 되었다.

보여지는 모든 것을 쉽고 쿨하게 만들어야만 먼저 기억하고 오래 기억하고 그리고 공유sharing가치를 갖는다. 주변에 잘되고 있는 브랜드를 보면 대부분 매우 기억하기 쉽고 편안한 상호와 브랜드 히스토리를 가지고 있다. 물론 겉에서 보여지는 것 말고도 실제 콘텐츠가 그만큼 쉽고 편안해야 하는 것은 물론이다. 스마트한 고객들은 브랜드에서 느껴지는 진정성이 없다면 바로 외면하기 때문이다.

2. Special

특별하다는 것은 unique하다는 의미일 것이다. 스마트한 고객들은 모든 가치를 비교할 수 없는 특별함에 둔다. 그 특별함이 경험을 만들고 경험을 공유하게 하는 것이다. 예를 들어 고객이 전혀 기대하지 않았던 특별한 서비스는 luxury한 것과는 조금 다르다. 관리 후에 나오는 차 한잔도 과일 한 접시도 특별할 수 있다. 1회만 관리받고 나가는 고객들에게 웃으며 무료 이용할 수 있는 서비스 쿠폰을 준다면 그 또한 특별할 것이다. 인력이 많이 투입되지 않는 한도 내에서 다양한 서비스를 개발하여 고객에게 미안한 마음, 혹은 특별하게 고마운 마음을 들게 하는 스마트한 서비스는 고객이 경험을 공유할 수 있게 만드는 힘이 된다.

3. Smart

똑똑하고 참신하다는 것은 앞에 소개한 simple, special한 장점을 다 지니고 있다는 것이다. 스마트한 고객은 스마트폰을 통하여 다양한 콘텐츠를 검색하고 비교한다. 방문하기까지 시간을 많이 투자하지도 않는다. 그냥 무엇을 어떻게 해야 좋은 브랜드를 만나는지 알고 있다. 스마트폰의 기능은 한계가 없는 것 같다. 스마트폰을 원격시스템처럼 이용해 모든 가사 일을 처리할 수 있을 뿐만 아니라 다양한 어플들로 매우 쉽게 정보를 탐색하고 실행한다. 가장 대표적인 것이 향후 모든 직업의 가치를 뒤바꾸어버릴 3D프린터이다. 집에 앉아서 원하는 상품의 조건을 입력하면 프린트되어 나오는 3D프린터가 속속 개발되고 있다. 왜 이런 프린터가 개발이 될까. 그것은 스마트한 고객들이 가장 중요하게 여기는 것이 "시간"이기 때문이다. 시간을 절약해야 삶의 질을 높일 수 있기 때문이다. 이런 시대에 살고 있는 우리들은 고객들이 우리에게 원하는 것이 무엇인지 알아야 한다. 그렇다면 스마트한 프로그램은 과연 무엇일까? 물론 쉽고 시간이 많이 걸리지 않으며 결과가 확실한 프로그램이다.

　스마트한 고객들에게 "결과"를 선사하지 못한다면 그 브랜드는 가치를 획득하지 못한다. 스마트한 고객들이 중요하게 여기는 또 한 가지는 "안전"에 대한 생각이다. 신뢰할 수 있는 것에 대한 욕구는 브랜드의 검증으로 이어지고 브랜드의 검증은 "경험 공유"를 통해서만 이루어진다.

4. Sharing

마지막 네 번째 가치인 sharing으로 오기 위해 위의 세 가지가 매우 중요했다. SNS시대, 더 이상 숨길 비밀이 없는 시대, 비밀을 가진다는 것이 무의미한 공유의 가치를 이해하고 체득해야만 스마트한 고객들을 이해하고 100년의 브랜드를 가질 수 있을 것이다.

경험의 공유는 단순한 공유 이상의 가치가 있다. 바로 브랜드의 "진정성"으로 이어지기 때문이다. 동서고금을 막론하고 브랜드의 진정성이 브랜드의 핵심가치인 점을 생각해볼 때 진정성을 어떻게 고객에게 전달하느냐는 브랜드의 성공과 직결되는 문제이다.

개인 블로거들이 자신의 블로그에 경험을 공유하는 후기 형식의 체험기를 보고 고객이 신뢰를 갖는다는 사실은 어찌 보면 모객이 굉장히 쉬울 것 같지만 그만큼 어렵다는 것을 알아야 한다. 고객이 경험을 나누고자 할 때 진정성을 볼 수 없다면 실패를 지나 회복할 수 없는 브랜드 가치의 하락으로 이어지기 때문이다.

자신이 고객을 고를 수 없다고 생각하는 사람들이 많다. 그러나 실상은 우리의 홍보방식이 고객을 선별하여 부른다. 스마트한 고객이 지갑을 여는 조건을 100% 이해하고 있다면 고객관리와 홍보의 방향을 정할 수 있을 뿐만이 아니라, 고객과 모든 정보를 공유하고 공개하는 순간 진정성이 확립되는 것이다.

BeautyBible 02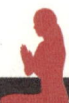

뷰티, 동서양 의료과학과 만나다

Massage shop, Beauty salon & Spa

마사지란 용어에 대한 국내의 논란과 상관없이, 세계적인 언어로 정리하도록 하겠다. 마사지란 과연 무엇인가. 마사지는 터치로 보내는 언어이다. Touch는 영어로 '만지다' 라는 뜻이 있지만 '감동하다'의 의미도 있다. 상대에게 애정을 갖는 경우 우리는 상대방을 자연스럽게 허그하거나 만지게 된다. 즉 사랑으로 터치하는 것이다. 그래서 마사지는 힐링이다.

Beauty Salon이라는 언어는 꽤 오랫동안 에스테틱을 대변하던 언어이다. Salon은 불어로 사교의 의미, 모임의 의미가 있기 때문에 뷰티살롱은 여성들이 모여 소통하는 문화공간의 의미를 가지고 있다.

그렇다면 스파는 과연 무엇인가. 스파는 story다. 스파에는 마사지 이외에도 아름다운 음악, 향기, 데코레이션, 음식, 이 모든 요소들이 어우러져 아름다운 스토리를 만든다. 힐링과 스토리의 차이는 무엇일까. 스토리는 우리가 살아내는 것이고 우리의 인생

박정현의
뷰티바이블

이고 삶이라는 점이 다르다.

'clinispa', 차세대 안티에이징의 새로운 물결-통합의학 속의 에스테틱&스파

유럽의 한적한 전원의 성 같은 주택, 철저한 개인 맞춤식 의료 및 뷰티서비스 즉 'care'의 개념을 넘어서 'cure'의 의미를 갖는 신개념 차세대 뷰티 에스테틱&스파의 모습이다.

클리닉 사이언스(의료과학)와 뷰티가 만나고 스파의 휴식이 더해진 최고급 맞춤 클리니스파가 유럽에 등장했다. 의사가 의료서비스와 에스테틱 스파를 융합하고 스파 푸드가 제공된다. 한 번에 단 서너 명의 고객만 수용하고 반나절 큐어가 진행되는 4일 코스가 2,100euro이다. 우리나라 돈으로 300만 원이 넘는 돈이다. 비싸다면 비싸고 싸다면 싼 금액이다. 메디컬 에스테틱과 크게 다르지 않아 보이지만 눈에 띄는 것은 침술, 지압 등 동양의학을 접목하고, 동양의학 전문 의료진이 상주한다는 것이다. 이 모습은 현대의학이 할 수 없는 대체의학을 받아들였다는 것이다. 바로 통합의학의 시대이다.

한국의 시장은 어떨까. 통합의학의 물결은 이미 시작되었고 가까운 "차움"의 시스템만 보아도 이미 답이 나와있다.

내가 지속적으로 외쳐대고 있는 "생애관리"는 이런 대자본이나 전문 자본들 사이에서 내 사업을 유지하고 고객을 유지할 수 있는 유일한 방법이 될 것이다.

내가 기대하는 소규모 에스테틱의 미래 모습은 지역의 의료서비스(개원의)와 융합하여 대자본이 하고 있는 집약적 클리니스파의 형태를 함께 해나가는 것이다. 대체의학과 현대의학과 에스테틱의 서비스가 조화롭게 움직여줄 수 있도록 하려면 각자 영역의 전문성 확보는 그래서 매우 중요하다.

에스테틱&스파의 뷰티테라피스트라면 고객이 나를 만난 그 시점부터 고객과 함께 나이들며 고객의 살아가는 시기마다 필요한 Beauty & Health Management를 해줄 수 있어야 한다고 생각한다.

진정으로 교육받은 사람이란, 자기 마음속의 여러가지 능력을 자유자재로 능숙하게 조절함으로써 주위 사람들과 협조하며 자기 목표를 달성해 나가는 사람을 말한다. 교육이란 인간 내부에 원래 갖춰진 능력과 재능을 끌어내어 확장한다는 의미이다.
－나폴레온 힐

Irresistible Trendy wave

향후 오래도록 프리랜서의 시대가 올 것이다. 아마도 이런 프리랜서 시대에는 그들을 뒷받침해줄 헤드헌터 마케터들의 시대가 함께 올 것이다.

자신이 콘텐츠가 되는 시대, 소규모 사업장의 가치가 극대화되고 진정한 맞춤 서비스가 이루어지는 시대, 조직의 생리도 많이 바뀌고 변화가 있을 것이다. 진정한 협업과 융합이 요구되는 시대를 준비하는 것이 성공하는 길이다. 실력이 없다면 살아남기 힘든 시대다. 진정으로 원하는 것이 있다면 희생할 것들을 과감히 희생하고 준비해야 한다. 우리 뷰티 업종 역시 제도가 바뀌기를 기다리기보다는 제도를 바꿀 수 있는 연대된 힘을 발휘하는 것이 더 옳은 일일 것이다.

Begin with the end in mind

스티븐 코비의 '성공하는 사람들의 7가지 습관'을 보면, '끝을 정하고 가라Begin with the end in mind'가 있다. 그의 책 중에서 내가 가장 좋아하는 부분이다.

 끝을 정하고 시작하면 신념이 절로 생기고 다듬어지고 정교해지며 일관성이 있다. 에스테틱&스파의 최종 목표는 well ageing이다. 우리가 가고 있는 길이 최종 목표가 아니라면 시도 때도 없이 닥쳐오는 난관에 절망하고 낙심하면서 이 일을 지속하기가 어려울 것이다.

 우리는 고객과 함께 웃고, 울고, 행복하면서 인생을 살아가는 것이고, 그것이 바로 나를 브랜딩하는 스토리텔링이다. 이런 삶이야말로 일이 곧 나이고 내가 곧 일이며 그것이 바로 인생인 가장 이상적인 삶이 될 것이다. 고객의 삶의 질을 높이면서 나도 함께 성장해 가는 것이다.

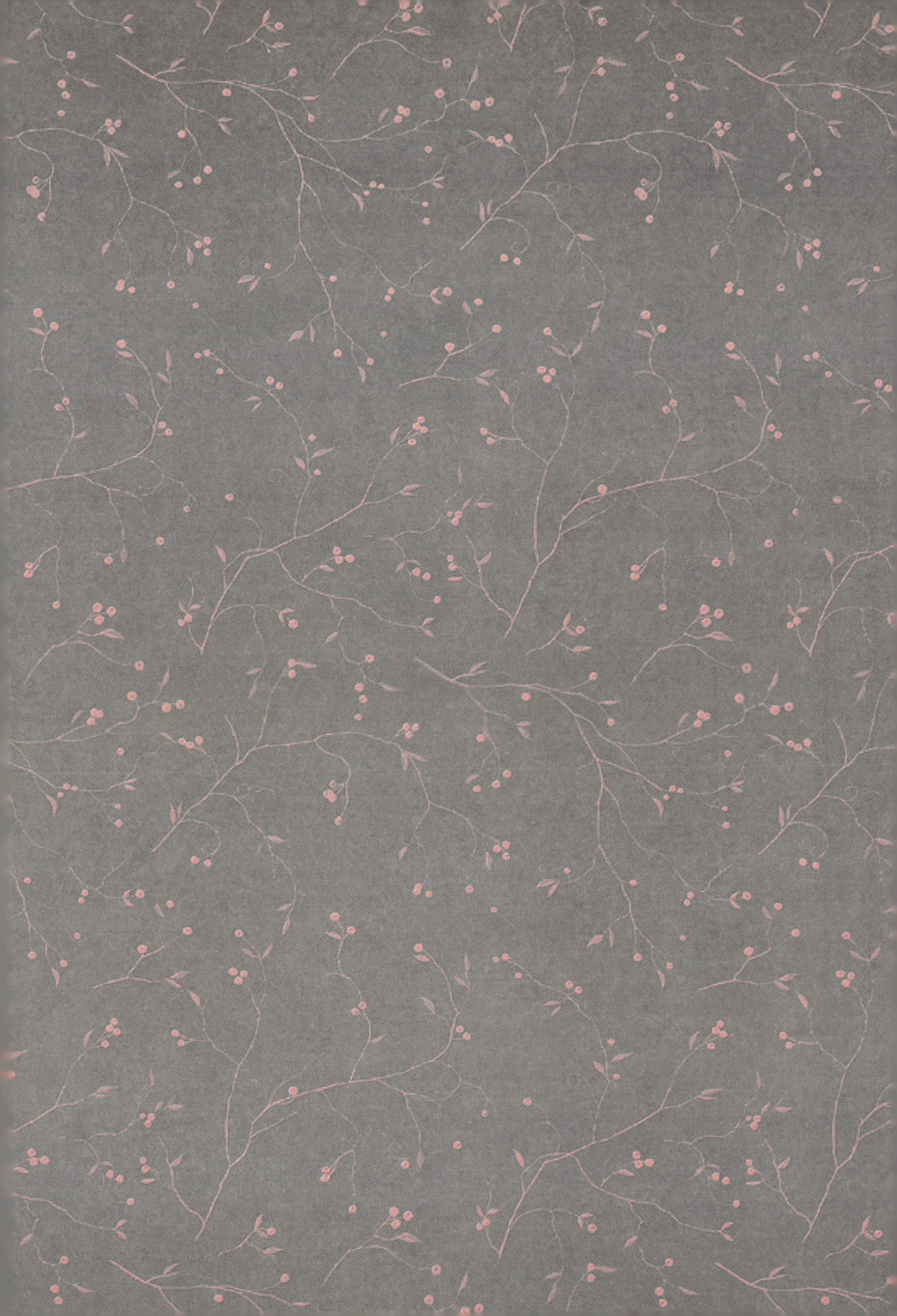

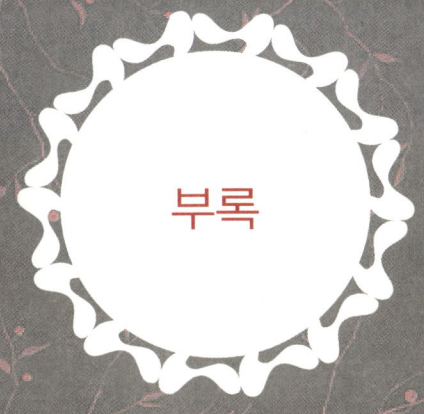

부록

스마트한 상담을 위한 SAQ (자가 설문지) 모음

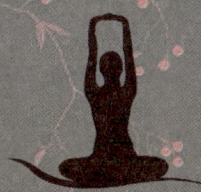

질문을 하면 답이 나오고, 생각이 자극되며, 정보를 얻을 수 있다.
질문은 대화의 방향을 만들어내며, 상대를 귀기울이게 해 마음을 열게 하고,
내 의견을 받아들이게 해준다.

1 내게 맞는 향수 고르기 설문지

재미있는 향수 고르기 설문지를 소개하고자 한다. 향수 론칭을 위해 만들어진 너무나 프랑스적인 설문지이지만 제법 정확해서 향수 선택에 많은 도움이 된다. 되도록 직역을 하려고 노력했다. 고객이 매장을 방문했을 때 설문지 작성을 유도해서 성격도 파악하고 향수 선택도 해줄 수 있는 흥미로운 이벤트가 될 것이다.

*주의점: 문제를 읽고 바로 떠오르는 답을 선택할 것. 절대 결과를 먼저 읽지 말 것.

1 만일 당신이 향수의 이름을 짓는다면?
   ⓐ 아침의 장미   ⓑ 시라쿠스의 밤   ⓒ 쇼크의 파도

2 당신이 특별히 끌리는 남성은?
   ⓐ 먼 곳에서 온 것 같은 이방인의 냄새를 풍기는 사람
   ⓑ 한번쯤 돌아보게 하는 미남
   ⓒ 당신보다 몇 살쯤 나이가 들어 보이는 안정적인 남자

3 당신에게 마술 지팡이가 있다면?
   ⓐ 표범으로 변하고 싶다.
   ⓑ 암사슴으로 변하고 싶다.
   ⓒ 천상의 새로 변하고 싶다.

4 당신은 어떤 연애편지를 받고 싶은가?

ⓐ 당신을 둘러싸고 있는 모든 것으로부터 데려오고 싶소. 당신과 눈이 마주친 순간부터 온통 당신 생각뿐이라오.

ⓑ 지금은 새벽 6시. 풀잎에 젖은 새벽의 향기가 좋구려. 세상에는 오직 당신과 나 둘만이 존재하고 나는 당신의 입술에 입맞춤하오. 지금 이 순간이 내 인생의 가장 아름다운 순간인 것 같소.

ⓒ 당신은 낮, 나는 밤이오. 당신이 없다면 지구는 존재하지 않을 것이오. 내게 지금이 아니라면 결코 당신을 소유할 수 없을 것만 같소.

5 당신이 꽃다발을 들고 친구 집을 방문한다면?

ⓐ 한 송이 꽃　　ⓑ 가슴 가득한 꽃다발　　ⓒ 뭔가 특별한 꽃

6 서기 2040년에는?

ⓐ 남자가 출산을 할 것이다.

ⓑ 여성이 법을 제정한다.

ⓒ 인간이 정신 차리고 보다 얌전해질 것이다.

7 당신이 사랑의 식사를 준비한다면?

ⓐ 눈과 눈을 마주 보고 먹는 캐비아

ⓑ 손을 맞잡고 먹는 훈제연어

ⓒ 코를 맞대고 먹는 생선초밥

8 향수라는 것은?

ⓐ 살짝 느낌만　　ⓑ 지나가면 알아차릴 정도　　ⓒ 은밀하게 느껴져야

9 당신 앞의 길을 선택한다면?
ⓐ 태양은 가득히   ⓑ 비단과 향료로 가득한 집   ⓒ 꽃이 만발한 길

10 다락방 구석에서 발견한 옛 보물상자에서 무엇을 발견하고 싶은가?
ⓐ 당신 할머니의 옛날 연애편지
ⓑ 추억의 향기가 밴 손수건
ⓒ 할아버지의 여행수첩

〈결과 판독〉

ⓐ가 다수인 당신: 꽃의 여신 플로럴 타입
당신은 꽃의 여신, 로맨틱한 당신은 사랑을 믿지요. 사랑이 영원하지 않다는 것을 알면서도 말이에요. 미래를 설계하는 것을 즐기지만 모험과 실패를 두려워합니다. 지나친 것을 거부하고 시골 전원의 한적함을 사랑합니다. 봄과 여름은 당신의 계절이군요. 태양이 가득할 때 당신은 더욱 빛나고 당신의 가족에 둘러싸여 있을 때 행복을 느끼는 여성스러움을 지니고 있답니다.

ⓑ가 다수인 당신: 오리엔탈 타입
당신은 관능미 가득한 성숙한 여성입니다. 여행을 즐기는 당신은 갑자기 지구 어느 곳이나 여행하고 싶어 합니다. 인생의 욕심이 많군요. 어릴 적 당신은 유혹을 좋아하는 사랑스런 소녀였겠군요. 활달하고 명랑한 당신은 화가 나도 오래가지 못하는 소박한 성격입니다. 당신은 가끔 기분전환을 위해 이리저리 쏘다니는 사랑스런 여인입니다.

ⓒ가 다수인 당신: 푸르고 신선한 시프레 타입

뒤돌아보지 마세요. 누군가 당신을 주시하고 있습니다. 놀랄 일도 아니지요. 당신은 새로운 것과 놀라운 일을 즐기고 당신이 원하는 일은 결국 다 해내고 맙니다. 당신은 당신의 고유성을 지키면서 끊임없이 변화를 추구합니다. 당신은 소유자이지만 그것은 당신의 내면의 약한 점을 숨기고자 할 때 더욱 강해집니다. 불을 좋아하는 당신, 그러나 때로는 상처받기도 하지요.

ⓐ, ⓑ, ⓒ타입에 맞는 테라피와 관리 주기를 만들어 상담하면 첫 방문 고객에게 아주 좋은 어프로치 자료가 될 것이다.

2 첫 방문 고객을 위한 스타일 조사 설문지

스타일 조사 후 그에 맞는 아로마향이나 관리 프로그램을 대입하여 사용하면 좋다.

해당되는 문장에 √ 표시 해주세요

_____ 나는 아름다움과 체형관리를 위해서 과감히 투자하는 편이다.
_____ 새로운 아이디어가 많다.
_____ 아름다워지기 위한 성형 수술도 두려움이 없다.
_____ 결과 지향적이다
_____ 하고 싶은 것이 있으면 꼭 해야 한다.
_____ 먹을 것이나 물건을 사기전에 고민 없이 잘 결정한다.
_____ 나는 더욱 아름다워지기 위하여 투자할 것이 많다.
_____ 목표 달성을 위하여 거침없이 노력한다.
_____ 타인과 경쟁을 즐기며 생각을 거침없이 말하는 편이다.
_____ 음식점, 쇼핑, 피부관리 등 여가생활을 혼자서도 잘 다닌다.
_____ 사고 싶은 것이나 결정한 일을 바로 행동하는 편이다.
_____ 다이어트를 위하여 식단 조절을 잘 한다.
_____ 나는 다이어트를 계획하면 끝까지 잘 성공한다.
_____ 맡은 일에 대해서는 책임감이 강하다.
_____ 반복되는 음식, 운동 또는 일에 싫증을 잘 낸다.

_____ 모든 사람에게 상냥하게 대한다.
_____ 정해진 규율을 중시한다.
_____ 사람과의 약속을 중요하게 생각한다.
_____ 주변과 함께 기뻐하고 슬퍼하며 공감대 형성을 잘한다.
_____ 사람들을 잘 이끌어가는 리더이다.
_____ 갈등이 생기면 중재 역할을 잘하는 편이다.
_____ 상대방이 하고 싶은 것을 먼저 잘 배려한다.
_____ 다양한 지식과 지도 할 수 있는 능력이 있다.
_____ 즐겁게 생활하며 사람과의 갈등을 싫어한다.
_____ 상대방이 원하는 것을 잘 파악하는 편이다.
_____ 부정적이지 않으나 다소 소극적이다.
_____ 주관적인 생각과 행동 보다는 다수의 의견을 따르는 편이다.
_____ 단체를 중시하는 협동심이 있다.
_____ 상대방에 대한 이해와 배려심이 많다.
_____ 몸매관리를 위해서 힘들어도 장기적인 다이어트를 할 수 있다.

해당되는 문장에 √ 표시 해주세요

_____ 매사에 활기차다.

_____ 화장품 구입 할때 광고나 제품 용기, 향 등에 더 관심이 있다.

_____ 모든 일에 에너지가 넘친다.

_____ 가끔은 헤어스타일 또는 메이크업 등 외모를 혁신적으로 바꾼다.

_____ 대화를 통해 남을 잘 이해시키는 편이다.

_____ 남들보다는 먼저 자발적으로 행동한다.

_____ 충동적으로 화장품이나 피부관리를 구매하는 경향이 있다.

_____ 걱정 없이 사는 것처럼 보인다는 말을 듣는다.

_____ 사람들과 어울리기 좋아한다

_____ 외향적이며 매력적이다

_____ 사람들과 대화를 잘 하는 편이다.

_____ 상대방에게 옳은 말을 잘한다.

_____ 유머 감각이 있다

_____ 단순하지 않은 다양성을 좋아한다.

_____ 호기심이 많은 편이다.

_____ 다양한 지식을 가지고 있으며 보수적이다.

_____ 정해진 규칙은 잘 지키는 편이다.

_____ 속마음을 잘 감추는 편이다.

_____ 상대방과 타협을 잘하는 편이다.

_____ 상품 구입 전 수 많은 고민을 하며 높은 효과를 기대한다

_____ 목표 달성을 위한 모든 가능성을 열어둔다.

_____ 결심을 했어도 행동하기 전에 많은 고민이 생긴다.

_____ 정리 정돈을 좋아하며 잘 하는 편이다.

_____ 일을 하기 전 생각과 행동을 잘 정리한다.

_____ 칼로리가 높거나 건강을 해치는 음식은 자제하는 편이다.

_____ 순서를 가지고 체계적으로 행동하는 편이다.

_____ 가끔 몽상을 가지고 위대한 꿈을 펼 때가 있다

_____ 일관적이고 정확하게 일하며 실수를 잘 하지 않는다.

_____ 소속 집단이나 상사에 대한 충성심이 강하다.

_____ 나는 완벽주의이다.

〈결과 판독〉

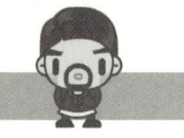
1. 사장형

한 집단을 지배하기 선호한다, 결과지향적이고 많은 가능성을 열어두며 새롭고 위험한 도전을 즐긴다.
목표를 빠르게 설정하고 목표 달성을 위해 열심히 노력한다.
자주 리더로 선출되며 다른 사람들이 만든 규칙에 맞서거나 자신의 길을 개척하는 것을 좋아한다.
개인의 관심에서 전략적 우위를 생각하고, 경쟁에서 이기는데 역점을 둔다.
책임감이 강하고 말과 행동이 일치한다. 오랫동안 일을 열심히 하고 사람들은 이 유형에게
추진력이 강하고 좋은 리더의 자질이 있으며 단정적이고 거리낌 없다고 말한다.

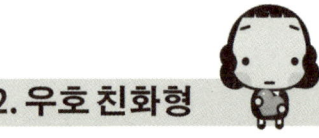
2. 우호 친화형

모든 사람들에게 호감을 준다. 자기 분야의 전문가이며, 그 때문에 사람들이 많은 조언을 구한다.
다른 사람들을 잘 도와주며 때로는 결점이라고 할 만큼 상대방을 배려한다. 그리고 솔직하고 정직하다.
주위에 있는 모든 사람들에게 편안함을 느끼게 해주며 사람들을 좋아한다.
다른 사람들과 대화할 때는 대체적으로 잘 나서지 않는다. 과시하는 것을 싫어하기 때문에 가끔 감화력이 없는 사람으로 간주되기도 한다. 이 유형의 팀 리더는 같은 유형의 팀원들과 한번에 조금씩 움직여 결국 산을 움직일 수 도 있다.

3. 사교형

중요한 사람들과의 관계성이 좋다. 언제 어디서든 어떤 사람이던지 모든 주제에 관해서 이야기 하기를 좋아한다.
생기있고 활력이 넘친다. 자발적이며 모든 일을 재미있게 하려고 노력한다. 의사소통을 잘하고 설득력이 있으며
가끔 화려한 자신의 경험담으로 사람들을 즐겁게 한다. 다양성을 좋아하고 호기심이 많으며 때로는 충동적이다.
한가지 일에 얽매이는 것을 싫어하며 프로젝트를 시작한 후에는 흥미를 잃어버린다. 친화력이 좋으며 사람들에게
쉽게 신뢰받고 주목의 대상이 되는 것을 즐거워 한다. 타인에게 성공한 사람처럼 보인다.
사교성이 좋아서 사람들과 소통을 잘하며 새로운 일에 도전하기를 좋아한다. 가끔은 동정심이 많다.

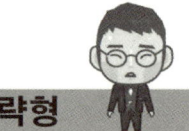
4. 분석전략형

철저하고 근면 성실하게 일하는 전략가이다. 분석 전문가이고 문제 해결사이기도 하다.
규칙을 따르고 천천히 충분한 생각을 하며 주변의 모든 것과 사람들에게 질문하고 평가한다.
잘못되는 것과 실수하는 것을 싫어하며 체계적이고 계산된 일을 좋아한다. 그리고 의사표현이 분명하고 능숙하다.
프로젝트에 중요한 전략적 행동에 초점을 맞추며 일을 마칠 때까지 포기하지 않는다. 완벽주의 경향이 있으며 최선의 노력을 다하기에 믿어도 좋다. 다른 사람의 의견을 신중하게 받아들이며 항상 공정한 판단을 한다.
업무 추진에 빈틈이 없고 실행력이 좋다.

3 스트레스 강도(코티졸 지수) 설문지

1 아침에 일어나기가 너무 힘들다.
2 새벽까지 잠을 못 이루고 깊은 잠을 못 잔다.
3 아침에 일어나면 부어 있다.
4 귀가 잘 들리지 않고 이명이 있다.
5 부쩍 근육통이 있고 머리가 띵하다.
6 수시로 가슴이 답답하다.
7 사람들의 말에 집중할 수가 없다.
8 자꾸 단 것이 먹고 싶다.
9 물보다는 커피를 즐겨 마신다.
10 체중이 갑자기 늘었다.
11 아무것도 아닌 일에 화가 난다.
12 건망증이 너무 심해졌다.
13 코를 곤다.
14 자주 체하거나 위경련이 난다.
15 한 가지 일을 하다가 마무리 하지 않고 다른 일을 한다.
16 갑자기 뾰루지가 많이 생기고 피지 분비가 많다.

〈결과 판독〉

C형 (Cortisol형): 해당사항이 10개 이상인 경우, 스트레스 강도 매우 높음.
D형 (Dangerous형): 8개 이상인 경우, 스트레스 강도 중증도 이상, 위험 수위
A형 (attention형): 3~8개인 경우, 스트레스가 있는 편, 주의를 요함.
R형 (Relaxed형): 3개 미만인 경우, 스트레스로부터 비교적 안전함.

설문에 따른 유형에 부합하는 테라피와 테라피 주기 등을 만들어 둔다.

4 비만, 체형 관리 시 체질감별을 위한 설문지

효과적인 관리를 위한 질문서입니다. 다음 질문에 O, X로 답해주시기 바랍니다.

1 만성질환이 있다.
2 설사를 자주 한다.
3 아랫배가 차다.
4 허리와 무릎이 시리다.
5 소변을 시원하게 보지 못하거나 자주 본다.
6 얼굴과 사지가 차고 붓기도 한다.
7 자극적이거나 찬 음식을 좋아한다.
8 술을 자주 마신다.
9 생리통이 있다.
10 2~3개월 동안 생리를 안 할 때가 자주 있다.
11 생리가 불규칙하고 생리양이 적다.
12 추위를 많이 탄다.
13 손발이 자주 저리다.
14 쉽게 피로해서 누워 있기를 좋아한다.
15 땀을 많이 흘린다.
16 많이 움직이면 쉽게 숨이 찬다.

1 나는 배고프지 않아도 습관적으로 먹는다.
2 식후에 자주 눕거나 휴식을 취한다.
3 밥 먹은 후 어느 정도 시간이 흐르면 배고픔을 느낀다.
  배가 고프면 손이 떨리고 어지럽다.
4 간식을 자주 많이 먹는다.
5 변비가 심한 편이다.
6 소변을 시원하게 본다.
7 입 냄새가 느껴진다.
8 식후 소화가 잘 된다.
9 식후 트림이 난다.
10 생리 주기가 앞당겨지고 양이 많다.
11 생리가 한 달에 두 번 올 때도 있다.

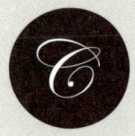

1 몸이 자주 무겁다.
2 쉽게 피로감을 느낀다.
3 다리가 잘 붓는다.
4 가슴이 답답하다.
5 식후에 배가 더부룩하다.
6 엎드려서 잘 때 침을 흘린 적이 있다.

7 매운 음식을 좋아한다.

8 커피나 차를 자주 먹는다.

9 사우나에서 땀 빼는 것을 좋아한다.

10 설사를 자주 한다.

11 생리 후 분비물에서 냄새가 난다.

1 기름진 음식을 좋아한다.

2 술을 자주 마신다.

3 하루에 한 끼 이상 굶는다.

4 폭식을 한다.

5 사우나에 들어가는 것을 좋아한다.

6 몸이 무겁고 아래로 처지는 느낌이 난다.

7 쉽게 피곤하다.

8 입이 항상 마른다.

9 두통이나 어지럼증이 있다.

10 가슴이 답답한 증상이 있다.

11 누워 있는 것을 좋아한다.

12 생리를 1개월 이상 건너뛴 적이 있다.

13 분비물이 노란색에 가깝다.

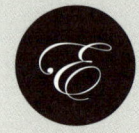

1 나는 성격이 급한 편이다.
    예민한 편이다.
    느긋한 편이다.
2 화가 나면 먹을 것으로 풀 때가 많다.
3 나는 밥을 빨리 먹는 편이다.
4 가슴이 답답하고 숨이 차다.
5 양 옆구리가 당기면서 아플 때가 있다.
6 마음이 항상 조급하다.
7 마음이 자주 혼란스럽다.
8 기억력이 감퇴되는 것 같다.
9 변비가 있다.
10 생리가 늦게 온다.
11 생리기간이 짧다.
12 쉽게 화를 낸다.
13 편두통이 있다.
14 한숨을 잘 쉰다.
15 옛날 생각을 자주 한다.
16 집안에 걱정거리와 근심이 있다.
     개인적으로 신경 쓰는 일이 있다.

박정현의
뷰티바이블

1 나는 아침을 먹지 않는다.
2 나는 저녁 식사를 늦게 한다.
3 나는 밤에 물을 많이 마신다.
4 나는 과일을 먹어야 하루를 마감한다.
5 나는 야채를 매일 먹는다.
6 나는 고기가 좋다.
7 나는 밥을 한 공기 이상 먹어야 포만감이 있다.
8 나는 회식 자리가 자주 있는 편이다.
9 나는 아침에 머리가 맑지 못해서 공복에 커피를 마신다.
10 나는 밀크커피를 하루에 두 잔 이상 마신다.
11 나는 사탕이나 초콜릿을 즐겨 먹는다.
12 나는 누워서 TV를 본다.
13 나는 불규칙적인 일을 한다.
14 나는 후식을 먹어야 직성이 풀린다.
15 나는 다른 사람보다 밥 먹는 속도가 빠르다.
16 나는 하루에 10분이라도 걷는다.
17 나는 정해진 운동을 정기적으로 하는 편이다.
18 나는 운동 후에는 꼭 잠을 자야 한다.
19 나는 낮잠을 자지 않으면 피곤해서 살 수가 없다.
20 나는 허리가 구부정하다.
21 나는 겨드랑이 부분에 자극을 주면 아프다.
22 나는 수영복을 입으면 다리와 몸통 사이(서혜부) 라인이 지저분하다.

23 나는 다리 안쪽 살끼리 붙어서 쓸린다.
24 나는 다리가 늘 무겁고 저녁에는 탱탱 붓는다.
25 나는 늘 앉아 있다.
26 나는 늘 서 있어야 하는 직업이다.
27 나는 늘 숨이 가쁘고 머리가 띵하다.
28 나는 호흡을 하면 색색 소리가 나고 가슴이 답답하다.
29 나는 천장을 보고 오래 누워 있기가 힘들다.
30 나는 과식을 하면 갈비뼈가 아프다.
31 나는 늘 등이 아프다. (오른쪽, 왼쪽, 위아래)
32 나는 꼬리뼈 부근이 부어 있고 아프다.
33 나는 몸 구석구석 착색이 많이 되어 있다.
34 나는 생수를 마신다.
35 나는 생수를 하루에 1리터 이상 마신다.
36 나는 음료수나 차를 하루에 2~3잔 이상 마신다.
37 나는 물보다는 커피를 많이 마신다.
38 나는 물을 거의 마시지 않는다.
39 나는 운동을 해도 땀이 안 난다.
40 나는 아침에 일어나면 붓는다.

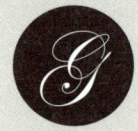

1 나는 어릴 때부터 통통했다.
2 나는 어릴 때부터 말랐다.
3 나는 사춘기 때부터 하체가 뚱뚱해졌다.
4 나는 어렸을 때 키가 컸는데 어느 순간부터 자라지 않았다.

5 나는 아무리 많이 먹어도 살이 찌지 않았는데 갑자기 살이 쪘다.
6 나는 최근 2~3년간 5kg 이상 쪘다.
7 나는 체중의 변화가 거의 없다.
8 나는 임신기간에 20kg 이상 살이 쪘다.
9 출산 후에 체중이 빠지지 않았다.
10 나는 운동을 전혀 하지 않는다.

1 나는 비만관리를 받은 경험이 있다.
2 나는 관리를 받으면 살이 잘 빠진다.
3 나는 경락을 받으면 너무 아프고 지친다.
4 나는 다이어트 약을 복용한 경험이 있다.
5 나는 스트레스를 받으면 먹어야 한다.
6 나는 식이요법을 실천하는 편이다.
7 나는 식사를 규칙적으로 하는 편이다.
8 나는 요요를 경험한 일이 있다.
9 나는 원푸드 다이어트를 자주 한다. / 원푸드 다이어트를 한 적이 있다.
10 나는 영양제나 보충용 식품을 꼭 먹는다. / 전혀 먹지 않는다.
11 나는 중국 음식이나 이탈리아 음식이 좋다.
12 나는 늘 음식을 남게 시킨다.
13 나는 음식이 남는 꼴을 보지 못한다.
14 나는 굶는 것이 정말 힘들다.
15 나는 다리나 발은 차가운 게 좋다.
16 나는 발이 차면 잠을 못 잔다.

〈결과 판독〉

A부터 E까지 각 파트의 질문에 O가 과반수 이상 나온 경우, 그 체질을 본인의 체질로 봅니다. 각각의 체질에 맞는 테라피와 관리주기를 만들어 설문과 함께 제시하면 좋은 어프로치 자료가 됩니다.

A. 비신양허(만성질환형 비만)

아주 오랫동안 비장과 신장이 차가워져서 생겨난 유형이므로, 가장 먼저 등 관리가 필요하며 꼭 허리와 복부를 중심으로 관리를 해준다. 몸에 물과 기가 흐르지 못하기에 따뜻한 음식류를 권하고, 굵은 소금을 따뜻하게 해서 허리와 복부에 매번 놓아둔다(10분 이내).

   설탕과 기름진 음식은 좋지 않고 절대 폭식하지 말아야 하며, 아이스크림, 녹차, 커피, 밀가루 음식(피자, 라면, 우동, 케이크)을 피해야 한다. 밤 12시 이전에 꼭 잠자리에 든다. 음식은 적은 양을 자주 먹고, 짧은 거리를 천천히 산책하는 것이 좋다.

   노란색 보석(캣츠아이, 옐로 사파이어)이나 흑진주가 좋다. 검은 음식(검은깨, 검은콩, 검은쌀)이 좋고, 야채도 꼭 익혀 한식 위주의 나물 반찬으로 만들어 먹는 것이 좋다.

B. 위열체비(소화기능 항진성 비만)

위에 열이 생기고 비장 기능이 정체된 유형으로, 열이 나는 음식(고기류 중 닭고기, 개고기, 토끼)을 삼가는 것이 좋다. 돼지고기에 녹차가루를 뿌리면 열을 크게 내리는 작용이 있어 좋다. 기름진 음식을 삼가고 밀가루 음식처럼 찬 음식을 섭취하도록 한다.

   러닝머신, 근육운동, 수영 등 열을 발산할 수 있는 운동이 좋고, 화를 자주 내지 않도록 하며, 시원한 색깔의 옷을 입는 것도 좋다(사파이어, 옥, 에메랄드 보석 착용). 하지만 아랫부분(하반신)은 차갑게 하지 말아야 한다.

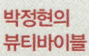

C. 비허불운(소화기능 저하성 비만)

비장이 약하여 활동을 잘 하지 못하는 유형이므로, 특히 복부를 따뜻하게 해야 하고 에어컨을 오래 쐬거나, 찬 음료를 과하게 먹으면 안 된다. 쉽게 피곤을 느끼는 유형이므로 30분 이내의 요가, 산보, 명상 같이 천천히 하는 운동(유산소 운동)이 좋으며, 특히 밀가루 음식은 금해야 할 음식이다. 밀가루 음식이 비장의 기능을 차게 만들어 신체 기능을 저하시키므로 따뜻한 음식이 좋고, 닭고기나 개고기, 오리고기, 감자 등이 좋다.

차갑고 물이 많은 과일(배, 수박, 참외, 오이)은 좋지 않고, 건조한 음식이 몸에 편하며 귤껍질을 다린 차나 꿀차 등을 마셔 몸을 따듯하게 해준다. 보석으로는 금, 엘로우 사파이어, 캣츠아이 등이 좋으며, 복부를 꼭 따뜻하게 해준다.

D. 담습옹조(단기 진행성 비만)

담과 습이 몰려 있는 유형으로 기름진 음식이 좋지 않다. 특히 술을 삼가야 한다. 머리가 무겁고 어지러우며 쉽게 피곤을 느끼므로 습을 빼는 생강차나 결명자차를 마시게 해서 변을 잘 나가게 한다. 열을 내주는 음식이 좋다. 복부 마사지와 다리 관리가 가장 필요하며, 따뜻한 물을 자주 마시는 것이 좋다.

E. 기체혈어(기운의 흐름 장애형 비만)

기가 몰려 있고 어혈이 많이 있는 유형이므로 피와 기가 잘 돌게 하는 것이 좋다. 야채즙이나 쓴 맛이 나는 나물 반찬(취나물, 상추, 달래, 냉이, 깻잎)을 권한다. 어혈이 많으면 쉽게 화가 나고 답답한 느낌이 나므로 석션으로 상체(복부, 등)를 집중적으로 관리해야 하고 귤차, 무우씨 같은 것을 마셔(또는 부항) 기가 모인 것을 풀어준다.

유산소 운동과 무산소 운동을 번갈아 할 것을 권유해 온몸의 혈액순환이 잘 돌게 하는 것도 좋은 방법이다. 붉은색과 노란색 계통의 보석이 좋으며, 화가 많이 나는 경우는 푸른색 보석을 권한다. 생리가 불규칙적이고 덩어리가 많으므로 아랫배를 항상 따뜻하게 관리하도록 한다.

5 히포크라테스 형태학에 따른 설문지

체형에 해당하는 부분을 **동그라미** 해주세요

체형	전체적으로 큰 체형	건장한 체격, 두꺼운 허벅지	균형잡힌 역삼각형	마르고 긴 체형
근육	거의 없음	크고 단단함, 잘 발달됨	보기 좋을 정도로 발달	힘줄이 많고 야위며 긴장됨
얼굴형	동그라미형	육각형의 타원형(계란형) 광대뼈 발달	사각형	역삼각형
입술	두꺼움	넓음	통통함	얇은편
피부	창백함	붉그스름한 흰색	노르스름한 색	창백한 노란색
어깨	좁고 처짐	넓고 약간 처짐	넓고 바르다	좁고 작으며 긴장되어 늘 등과 어깨가 아픔
가슴	발달되어 있으나 탄력없음	둥글고 잘 발달됨	평균 크기	작음
성격	생기가 없으며 피로를 잘 느낌, 온순한편	활발하고 사교적이며 느긋함	급하고 화를 잘내지만 절제력이 있다	내성적이고 사람들과 어울리지 않음. 체력이 약하다
갯수	A _____	B _____	C _____	D _____

박정현의 뷰티바이블

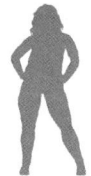

A. 림파틱
림프 순환 지배형

- 림프순환 기능 저하로 부종이 생기기 쉬움
- 무릎 아래쪽부터 발목까지도 많이 부어있는 편
- 신진대사 기능이 저하되기 쉬움
- 호르몬의 문제로 감상선, 췌장 활동 저하
- 부종형 셀룰라이트의 생성 쉬움

Ex) 추천 관리

FACE: 노폐물 배출과 영양공급을 위한 관리
(디톡스 케어, 리포사지 3존)

BODY 관리: 독소배출, 림프순환을 위한 관리
(리포사지 1,2존, 전신 스웨디쉬, 딸라소 랩핑, 하이드로테라피)

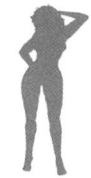

B. 쌍권
정, 동맥 순환 지배형

- 동맥에 비하여 정맥 순환이 저하되어 노폐물 운반 속도가 느림
- 독소배출이 안되어 조금만 먹어도 살이 찌는 듯이 보임
- 정맥류가 보이며 발목은 날씬한 경우가 많지만 점차 굵어짐
- 표피가 얇으며 건조와 트러블이 잘 나타남
- 혈관이 잘 올라오며 셀룰라이트 생성이 쉬움

Ex) 추천 관리

FACE: 민감성피부의 수분 공급을 위한 관리
(리포사지 3존, 보습 케어)

BODY: 하체 관리(정맥순환, 안티 셀룰라이트 관리)
(리포사지 1존, 밴디지 요법, 하체 에너자이징)

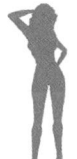

C. 빌리오스
담즙 기관 지배형

- 전반적으로 지방보다는 근육이 많고 건장해 보이는 체형
- 표면적으로는 건강한 체형이지만 피하지방이 많이 생기거나 여드름이 나타나기도 함 (피지 생성이 잘됨)
- 식욕이 왕성하며 복부 팽창감이나 변비가 잘 생김

Ex) 추천 관리

FACE: 피지조절을 위한 밸런싱 관리
(핌플 클린 케어, 에너자이징)

BODY 관리: 안티 스트레스 관리
(리포사지 1,2존, 전신 에너자이징)

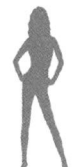

D. 너버스
신경계 지배형

- 신경이 예민하고 근육이 긴장되기 쉬운 체형
- 어깨가 좁고 가슴이 덜 발달한 경우가 많음
- 아드레날린 호르몬의 영향으로 마른 체형이 많음
- 위가 작고 소화기능이 떨어짐 (위염, 경련이 생길 우려 높음)

Ex) 추천 관리

FACE: 노화 예방 관리
(안티에이징 케어, 리포사지 3존)

BODY 관리: 피로 회복, 릴렉싱 관리
(리포사지 2존, 전신 스웨디쉬, 등 에너자이징)

6 피부관리를 위한 설문지

고객님의 피부에 있어 가장 고민되는 문제는 무엇입니까?
1) 피지   2) 여드름   3) 성인 여드름   4) 색소침착, 잡티   5) 임신성 기미
6) 홍반   7) 예민
8) 기타:_____

A. 피지 양에 대한 질문

1 아침에 일어나면 피부 상태는?
① 번들거린다.   ② 보통이다.   ③ 당긴다.

2 세안을 한 후 피부 상태는?
① 당긴다.   ② 보통이다.   ③ 촉촉하다.

3 아침에 사용하는 세안제와 방법은?
① 비누   ② 폼클렌징   ③ 물   ④ 클렌징밀크   ⑤ 클렌징오일

4 오후의 피부 상태는?
① 번들거려 피지 제거를 해야 한다.
② 화장이 지속되지 않아 고쳐야 한다.

③ 그대로다.
④ 당긴다.

5 저녁 세안 방법은?
① 클렌징과 비누
② 클렌징과 폼클렌징
③ 클렌징
④ 클렌징 티슈
⑤ 기타

6 아침과 저녁 사용하는 제품과 순서를 적어주세요.
예) 비누 세안→토너→아이크림→수분로션→선크림→파운데이션→파우더→색조 화장
아침:
저녁:

B. 수분도 체크

1 피부결에 대한 질문
① 부드럽다.   ② 거칠다.   ③ 매끄럽다.

2 로션이나 크림을 바른 후의 피부 상태는?
① 촉촉하다.   ② 당긴다.   ③ 번들거리면서 당긴다.
④ 속 피부가 당기는 느낌이다.

3 하루에 마시는 물(순수한 물만)의 양은?

① 2컵 이하　② 잘 모르겠다.　③ 3컵 이상　④ 5컵 이상

4 차나 커피 등을 마시는 정도는?

① 한두 잔 정도　② 여러 잔을 수시로　③ 마시지 않는다.

5 사우나나 찜질방을 다니는 횟수는?

① 주 1회　② 주 1회 이상　③ 한 달에 한 번　④ 자주 가지 않는다.

6 화장을 했을 때 피부 상태는?

① 화장이 촉촉하게 잘 먹는다.
② 화장이 들뜨고 일어난다.
③ 화장을 해도, 오후에는 화장이 지워진다.

7 장마철 피부 상태는?

① 당긴다.　② 촉촉하고 좋다.　③ 번들거린다.

8 자외선을 받으면?

① 잡티가 잘 생긴다.　② 붉어진다.　③ 가렵다.　④ 아무렇지도 않다.

9 파우더를 사용하고 나서 피부 느낌은?

① 매트하고 좋다.　② 잘 모르겠다.　③ 입 주위와 눈 주위가 당긴다.

C. 예민도 체크(O, X로 표시)

1 금속이나 액세서리에 민감하다.
2 조금만 자극이 있어도 부풀어 오른다.
3 생리 중에 피부가 가렵다.
4 자외선을 받으면 간지럽다.
5 자외선을 받으면 붉어진다.
6 물리적인 자극에 약하다.
7 상처가 나면 아물지 않고 오래가며 흉터가 오래 남는다.
8 스크럽이나 딥클렌징을 하면 따갑다.
9 맵고 짠 음식을 잘 먹는다.
10 목욕이나 샤워 후에 피부가 가렵다.

D. 스킨케어 히스토리

1 피부관리를 받은 적이 있다.
   1-1. O인 경우만 답하시오.
   ① 최근   ② 오래 전   ③ 계속 정기적으로 받고 있다.

2 피부과 치료를 받은 적이 있는가?
   2-1. O인 경우만 답하시오.
   ① 피부과에 정기적으로 다닌다.
   ② 피부과에서 레이저 박피를 한 적이 있다(종류를 쓰시오).
   ③ 화학적 박피를 한 적이 있다.

④ 박피를 자주 하는 편이다.
⑤ 여드름 치료를 받은 적이 있다.
⑥ 여드름용 레이저를 한 적이 있다(종류를 쓰시오).
⑦ 여드름 치료약(이소트레티노인 제제)을 복용한 적이 있다.
　　있다면 언제 몇 번?

3　피부관리실에 다닌 적이 있다.
4　정기적으로 피부관리와 마사지를 받는다.
5　집에서 정기적으로 딥클렌징을 한다.
6　AHA 과일산 성분이 들어 있는 제품을 사용한 적이 있다.
7　화장품을 바꾸면 피부가 반응을 한다(가렵거나 부풀어 오르거나 부종).
8　자외선 차단제를 평소에 철저히 바른다.
9　특정한 성분에 알레르기가 있다(종류를 쓰시오).

E 습관, 스트레스 강도

1　아침식사는?
　　① 안 먹는다.　　② 빵　　③ 밥　　④ 선식, 우유 등 유동식

2　저녁식사 시간은 ＿＿ 시경이다.
3　음료수나 밀크커피를 마신다. 마신다면 하루에 몇 번?
4　과자나 초콜릿 등을 자주 먹는 편이다.
5　회식이나 술자리가 자주 있는 편이다.
6　담배를 핀다.

7 하루 세 끼 중 가장 비중을 많이 차지하는 것은?

8 밥은 쌀밥을 먹는다.

9 다이어트를 해본 적이 있다(있다면 그 종류는?).

10 비만 약을 먹어본 적이 있다(있다면 ① 한약 ② 양약).

11 스트레스가 있다(있다면 ① 약간 ② 늘 조금씩 ③ 심하게).

12 우울할 때 먹는 편이다.

13 자살에 대해 생각해 본 일이 있다.

14 고민이 생겼을 때 친구에게 털어놓는 편이다.

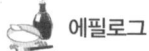 에필로그

뷰티테라피스트, 그들이 세상과 소통하게 해주고 싶었다

Holistic care를 실현하고 있는 우리는 내적인 가치를 만들어내는 사람들이다. 소통도 언제나 일대일, 고객 한 사람과의 소통이며 고독한 작업이다. 우리는 작은 우주에 갇혀서 세상을 가까이 하지 못하는 편이고 그래서 참 힘이 드는 직업이기도 하다. 세상은 너무 빠르게 변해서 고개를 들어 세상을 보니 고객도 예전과는 다르다. 저마다 전문가이고 정보는 너무 많고 기술인인 우리가 직업정신 하나로만 사업을 영위해가기는 힘든 세상이 되었다.

일의 속성상 다른 뷰티 분야에 비해 보여지는 가치가 상대적으로 적은 우리가 사업도 잘하고 고객관리도 잘하면서 세상과 소통하기가 얼마나 힘든 일인지 너무나 잘 알기에 우리가 가진 가치를 좀 더 많은 사람과 나눈다면 얼마나 좋을까 생각했다. 건강한 아름다움의 가치가 얼마나 훌륭하고, 끝없는 숙련의 길을 가는 것이 얼마나 소중한 일이며 이타적인 성향이 없이는 절대로 할수 없는 일이라는 것을 가르쳐주고 싶었다.

프로이드 정신분석학에서는 도덕적으로 완벽함을 추구하는 초자아(super ego)를 이야기한다. 만일 우리가 ego가 강한 사람들이라면 이 직업을 선택하지 않았을 것이다. 이미 에스테틱&스파 뷰티테라피스트라는 자체가 이타적 성향의 사람이라는 의미이다. 그리고 감사하게도 우리가 고객과 함께 살아가고 있는 이 시간들이 바로 우리 삶의 story가 되는 것이다. 이 얼마나 아름다운 직업인가.

지난 몇 년간 뉴로마케팅 CEO 조찬 포럼을 운영하고 컨퍼런스를 주관해왔다. 그 동안 축복처럼 만나게된 멋진 강사분들 그 귀하고 귀한 분들을 얻게 된 것은 나 개인의 기쁨을 떠나 뷰티인 모두에게 멋진 선물이 되었다.

마지막으로 이 귀한 분들께서 내게 전해주신 에스테틱&스파에 대한 희망의 메시지를 독자들에게 선물로 드리면서 뷰티바이블을 마친다.

風來疎竹 風過而竹不留聲, 雁度寒潭 雁去而潭不留影

성긴 대숲에 바람이 불어오되 바람 지나면 대숲은 소리를 머금지 아니하고, 차가운 연못 위로 기러기 날아가되 기러기 지나가면 연못은 그림자를 붙들지 않는다. 모든 것이 머물지 않고 스쳐 지나는 숨가쁜 세상에서도 아름다움은 아름다움입니다. 몸과 마음이 따로가 아니라는 사실을 살다보면 느끼게 되지요 편안한 마음이 건강한 몸을 만들고 아름다운 몸이 아름다운 마음을 만드는 세상에, 밝되 눈부시지 않은 한 가닥 빛이 되기를 비는 마음입니다.

■ **권대욱**_Accor Ambassador Korea Hotel Management CEO, KBS 청춘합창단 단장, '청산은 내게 나 되어 살라하고' 저자

나에게 있어 에스테틱&스파란 유일하게 허락된 재생의 시간입니다. 그 순간만큼은 가슴을 짓누르는 부담도 누군가의 사정도 의무도 책임도 없는 오로지 나만을 위해 존재하는 시간. 어느 순간 '쉬고 싶다, 애썼다, 이만 하자'싶은 때가 오면, 누군가에 의지하지 않고 누군가를 귀찮게 하지도 않으면서도 순식간에 다른 세계로 갈 수 있는 손쉬운 방법. 이렇게 재생된 에너지는 선순환 에너지가 되어 또 다른 이를 위해 기꺼이 발을 내딛게 합니다.

■ **김윤정**_이지노무법인 대표, 노무사

한국뿐만 아니라 중국에서도 경제 수준의 향상과 고령 인구의 증가로 안티에이징의 수요는 급격하게 팽창하고 있습니다. 그 선봉에 에스테틱&스파가 있지만, 업을 이해하고 자존감 높은 전문가는 수요에 비해 많이 부족한 것이 사실입니다. 이 책을 통해 시대적 흐름을 타고, 태풍의 길목에 서 함께 날아 봅시다.

■ **류민희**_성형외과 전문의, 청담 오라클 성형외과 대표원장, 상하이 세인트바움 성형병원 원장, '류민희 원장의 주름성형이야기' 만화 원작자

7살쯤이었다. 배가 너무 아파 엄마를 찾았다. 엄마는 가만히 내 배에 손을 얹고 쓸기 시작하셨다. 잠시 후 기적처럼 배가 나았다. 언제인가 피곤하고 지친 상태에서 만난 테라피스트의 손끝에서 혼이 깃든 것 같은 기적을 느낀 적이 있다. 에스테틱은 자식에 대한 엄마의 사랑 같은 것이다. 사람에 대한 근원적 애정, 바로 그것이 에스테틱이다.
■ **송수용**_DID 마스터, Korea Human Certification Center 대표, 'DID로 세상을 이겨라' 저자

스스로를 채찍질하는, 이른바 '피로사회'다. 비우고 내려놓아야 시지프스의 굴레에서 벗어날 수 있다. 그것이 바로 우리가 오늘도 에스테틱을 찾는 이유다. 비우고 내려놓으며 에스테틱의 미학을 음미한다. 에스테틱은, 스파는, 홀가분한 자유다.
■ **안병민**_[열린;비즈랩] 대표

사람과 사람의 사이가 어느 때보다 가깝지 못한 시대를 우리는 산다. 그러나 에스테틱과 스파는 그 사이를 좁히는 일이다. 사람과 사람을 사랑으로 만나게 하고 사랑을 나누는 사람들이다. 그런 의미에서 에스테티션, 테라피스트들은 또 다른 소통테이너가 아닐까 생각해본다.
■ **오종철**_주)에이트 스프링스 대표, 소통테이너, 개그맨, '온리 원' 저자

정리 컨설팅을 하다 보면 고객의 대부분은 과거에 대한 집착이 많다는 것을 알게 됩니다. 과거의 물건이 많고, 과거의 시간을 잊지 못하고, 과거의 사람에 대한 상처가 가득합니다. 아름다운 인생을 만드는 것도 정리처럼 세 가지를 바꿔야 하기에 비슷하다고 생각합니다. 미래의 아름다움을 만드는데 투자하는 시간, 그걸 더 빛나게 해 줄 사람, 함께할 수 있는 멋진 공간. 에스테틱&스파는 여성의 아름다움 뿐 아니라 꿈꾸는 미래를 만들어주는 곳 입니다. 그곳에서 고객에게 최상의 서비스를 선보이는 여러분들이 있기에 세상은 더 아름다워지는 것 같습니다. 여성의 아름다운 미래를 선도하는 에스테틱&스파의 미래가 박정현 대표님의 '뷰티 바이블'을 통해 더욱 꽃피길 기대해봅니다.

■ **윤선현**_주)베리굿 정리컨설팅 대표, '하루 15분 정리의 힘', '관계정리가 힘이다' 저자

미래는 과학의 발달로 인해서 로봇이 대신할 수 없는 일들이 최고의 직업이라고 생각한다. 그 일 중에 하나가 바로 에스테틱일 것이다. 에스테틱은 땀흘려 일하다 한숨 돌리며 차 한잔을 마실 때의 여유와 충만감을 주는 휴식처같은 안락한 쉼이다. 스트레스를 이겨내려 고통스러이 노력하지 않아도 사뿐히 내려주는 천상의 부드러운 어루만짐이랄까. 그 누구라도 몸과 마음을 녹아내리게 해주는 그런 직업은 분명 신개념의 미래 직업이다. 그래서 에스테틱&스파는 희망과 미래이다.

■ **이영석**_총각네 야채가게 대표, '인생에 변명하지 마라' 저자

감정의 소모, 지식의 소모, 과한 경쟁으로 인한 스트레스, 온통 스트레스인 세상에서 청청 지대 같은 영역이 있다면 그것은 에스테틱을 포함한 스파일 것이다. 여성에게 있어 아름다움은 평생 이루어야 할 숙제일 것이다. 박정현 원장님과의 인연이 10년이 넘었다. 에스테틱, 스파는 내게 휴식처이자 새로운 출발이다. '고맙습니다, 진심으로 고맙습니다'가 절로 나오는 서비스 직업이 얼마나 될까. 언제나 존재의 무게에 대해 버거움을 느낄 때 내게 깃털 같은 가벼움으로 힐링을 주는 사람들, 진정 아름다운 직업이 아닐 수 없다.

■ **이다 도시**_방송인, 숙명여자대학교 불어불문학과 교수

웰빙은 예방과 치유로 지킬 수 있지만 바른 건강은 심신의 바른 생활을 통해서만 얻어질 수 있는 삶의 가치라고 생각된다. 마찬가지로 바른 아름다움은 심신의 바른 아름다움을 지킬때 얻을 수 있는 가치이다. 에스테틱은 이러한 바른 아름다움의 동반자이다.

■ **정관영**_주식회사 디비케이(듀오백) 대표이사

사람을 살리고 치유하며 영혼까지 감동시킬 수 있는 사람이 에스테티션이 아닐까 생각한다. 어떤 마음가짐으로 그들을 대하느냐에 따라 그들에게 아픔을 줄 수도 있고, 세포까지 전해지는 힐링을 줄 수도 있다. 고객에게(To) 전하는 것에서 그치지 않고, 고객을 진심으로 위하는 (For) 마음으로 대했을 때, 어메이징한 에너지 발산이 시작될 것이다. 그 발산은 아름답고 맑은 향기를 뿜어내며 상대를 치유하는 위대한 힘을 가진 것이기에 에스테티션의 마음가짐은 이 사회에 너무나도 큰 가치를 부여하는 역할이다. 이 책의 저자이신 박정현 원장님과 같이 '사랑'의 마음가짐을 가진 에스테티션들이 더욱 많이 생겨나 전보다 더 밝고 어메이징한 세상이 되기를 기도한다.

■ **조성희**_조성희 마인드 스쿨 대표, '어둠의 딸 태양 앞에 서다' 저자

평소 '소통'과 '경청'을 강조하는 저로서는, 에스테틱 스파 업계야 말로 고객의 말뿐이 아닌 몸과 마음의 흐름에 '경청'하고, 나아가 에스테티션의 몸과 마음으로 고객에게 reaction하는 절묘한 '소통'이 어우러진 멋진 분야라는 생각이 들었습니다. 이 책이 에스테티션 여러분들의 한 차원 높은 경청과 소통에 멋진 길잡이가 되기를 믿어 의심치 않습니다.

■ **조우성**_변호사, CDRI 기업분쟁 연구소 소장, '내 얘기를 들어줄 단 한 사람이 있다면' 저자

누구에게나 열정이 있다. 그 열정만큼 어깨를 짓누르는 스트레스가 있는 것도 사실이다. 흔히 연기자나 가수 같은 엔터테이너를 최고의 직업이라고 말한다. 보여지는 것은 화려하고 즐거워 보이고 재능을 활용하는 직업으로 보이지만 매 작품을 할 때마다 창작의 고통은 고스란히 스트레스로 남는다. 에스테틱&스파는 나에게 철저한 힐링 코드이다. 터치 하나로 그 무거운 스트레스를 잠재워버리는 놀라운 능력, 그게 바로 에스테틱&스파의 매력이자 핵심가치인 것 같다. 그래서 언제나 내 공연의 첫 번째 초대 손님은 나의 힐링 파트너, 박정현 원장님이다.

■ **홍지민**_배우, 뮤지컬 배우